Leopold Löwenfeld

Lehrbuch der gesammten Psychotherapie

mit einer einleitenden Darstellung der Haupttatsachen der medizinischen

Psychologie

Leopold Löwenfeld

Lehrbuch der gesammten Psychotherapie
mit einer einleitenden Darstellung der Haupttatsachen der medizinischen Psychologie

ISBN/EAN: 9783742809292

Hergestellt in Europa, USA, Kanada, Australien, Japan

Cover: Foto ©Lupo / pixelio.de

Manufactured and distributed by brebook publishing software (www.brebook.com)

Leopold Löwenfeld

Lehrbuch der gesammten Psychotherapie

LEHRBUCH

DER

GESAMMTEN PSYCHOTHERAPIE

MIT EINER

EINLEITENDEN DARSTELLUNG DER HAUPTTHATSACHEN

DER

MEDICINISCHEN PSYCHOLOGIE

VON

DR. L. LÖWENFELD,
SPECIALARZT FÜR NERVENKRANKHEITEN IN MÜNCHEN.

WIESBADEN.

VERLAG VON J. F. BERGMANN.

1897.

HERRN GENERALARZT A. D.

DR. MORIZ NEUHÖFER

RITTER HOHER ORDEN

ZU SEINEM 50 JÄHRIGEN DOKTORJUBILÄUM

GEWIDMET.

Verehrter Freund und Jubilar!

Du hast in den jüngsten Tagen unter regster Theilnahme aller Dir Näherstehenden Dein 50jähriges Doktorjubiläum gefeiert und blickst nunmehr auf eine nur Wenigen gegönnte Reihe von Jahren zurück, während welcher Du als eine Zierde unseres Standes Deine segensreiche, vom Geiste reinster Humanität erfüllte Thätigkeit der leidenden Menschheit gewidmet hast. Bei mir werden es dagegen demnächst 25 Jahre, dass ich jenen Pfad betreten habe, den man ärztliche Praxis nennt. Die ungezählten Beweise hingebender Freundschaft, mit welchen Du während dieser langen Zeit und schon früher mich überhäuft, das Wohlwollen, mit welchem Du alle meine litterarischen Bestrebungen begleitet hast, sie haben mich ermuthigt, diese Schrift als ein Zeichen meines Dankes und meiner Verehrung Dir zuzueignen.

L. Löwenfeld.

Vorwort.

Die Schriften, welche bisher unter dem Titel „Psychotherapie" dem ärztlichen Publikum angeboten wurden, beschäftigen sich lediglich mit Hypnose und hypnotischer Behandlung. Das Buch, welches ich hiemit der Oeffentlichkeit übergebe, enthält die erste Darstellung des ganzen Gebietes der Psychotherapie. Dass diese einem Bedürfnisse entspricht, dürfte aus meinen Ausführungen im letzten Theile des ersten Abschnittes (p. 8—11) sich ergeben, auf welche hier verwiesen sei. In der Beurtheilung der Arbeit werden voraussichtlich zwei Strömungen sich geltend machen; den einen (den Suggestionsspecialisten insbesonders) wird es vielleicht scheinen, dass ich der Psychotherapie den somatischen Heilverfahren gegenüber zu wenig, den anderen, dass ich derselben zu viel Bedeutung beimesse. Ich selbst kann mir nur das Zeugniss ausstellen, dass ich mich bemüht habe, den Mittelweg einzuhalten und meine eigenen Erfahrungen sowohl als die in der Litteratur enthaltenen Beobachtungen möglichst kritisch zu verwerthen. Auch dürfte zu berücksichtigen sein, dass nur eine Form der Psychotherapie, die hypnotische Behandlung, bisher in der Litteratur eine reichlichere Bearbeitung gefunden hat, die übrigen Formen derselben dagegen sehr vernachlässigt wurden und für manche Theile der Schrift es an verwerthbaren Vorarbeiten überhaupt gänzlich fehlte.

Mit den psychologischen Vorbemerkungen, welche ich dem psychotherapeutischen Theile der Arbeit vorausschickte, habe ich mich keineswegs auf ein Gebiet begeben, welches mir bisher fremd war. Meine Beschäftigung mit Psychologie reicht bis in die ersten Jahre meiner ärztlichen Thätigkeit zurück, und ich habe es früher oft bedauert, dass sich mir keine Gelegenheit zur litterarischen Verwerthung meiner psychologischen Studien bot. Im vorliegenden Falle musste ich aus räumlichen Gründen meine Ausführungen auf das Nöthigste beschränken; ich hoffe jedoch, dass das Gebotene nicht nur eine genügende Grundlage für das Verständniss der Psychotherapie liefern, sondern auch bei manchem Leser ein weitergehendes Interesse für die Seelenkunde erwecken wird.

München, den 3. September 1896.

L. Löwenfeld.

Inhaltsverzeichniss.

Seite

B. Besondere psychotherapeutische Verfahren 118
   I. Psychische Gymnastik 118
  II. Suggestivbehandlung 118
     a) Suggestivbehandlung im Wachzustande 126
     b) Hypnose und hypnotische Suggestivbehandlung . 135
  III. Die Breuer-Freud'sche kathartische Methode . . 162
  IV. Behandlung durch Erregung von Affekten (Emotions-
     therapie) 167
   V. Wunder-, Glaubens- und Gebetkuren 170

V. Abschnitt. Spezielle Psychotherapie 176
  I. Krankheiten des Nervensystems . . . .
    a) Organische Gehirn- und Rückenmarkskrankheiten 176;
    b) Neurasthenie 184; c) Hysterie 187; d) Angstzustände
    (Phobien) und Zwangsvorstellungen 195; e) traumatische
    Neurosen 205; f) Melancholie 209; g) Schlaflosigkeit 212;
    h)Epilepsie,Chorea,lokalisirteMuskelkrämpfe,Stottern214;
    i) Neuralgien und algische Affektionen, Cephalea 217.
  II. Affektionen des Respirationsapparates 221
  III. Affektionen des Cirkulationsapparates 228
  IV. Affektionen des Verdauungsapparates 232
   V. Störungen der sexuellen Funktionen beim Manne 237
  VI. Krankhafte Zustände des weiblichen Sexualapparates . . 242
  VII. Störungen des Harnapparates 245
  VIII. Alkoholismus, Morphinismus 248
  IX. Gelenk- und Muskelkrankheiten 249
   X. Chlorose 251
  XI. Anwendung der Psychotherapie in der Chirurgie, bei Augen-
    und Ohrenkrankheiten und in der Geburtshülfe 252
  XII. Die sogenannte moralische Orthopädie 255
Register 257

I. Abschnitt.

Geschichtliches; gegenwärtiger Stand der Psychotherapie.

Die Psychotherapie ist keine Errungenschaft der Neuzeit. Wenn wir in der Geschichte nach den ersten Anfängen unserer Kunst forschen, so ergiebt sich als unbestreitbare Thatsache, dass unter den verschiedenen derzeit angewandten Heilmethoden die Psychotherapie die älteste ist, dass sie die erste und ursprünglichste Form darstellt, in welcher die praktische Heilkunst geübt wurde. Diese Thatsache kann nicht auffällig erscheinen, wenn wir die Verhältnisse der Menschen in jenen Epochen, von welchen wir die ersten geschichtlichen Ueberlieferungen besitzen, und insbesonders ihre religiösen Anschauungen berücksichtigen. Das Verlangen nach Hilfe in Krankheitsnöthen bestand bei dem Menschen jedenfalls vor der Kenntniss irgend welcher natürlicher Heilmittel und Krankheitsursachen. Es ist daher begreiflich, dass man die Krankheiten auf den Einfluss jener übernatürlichen Gewalten, Götter oder Dämonen, zurückführte, welchen man die Macht über die menschlichen Geschicke, die belebte und unbelebte Natur zuschrieb, und um Heilung zu finden, durch Opfer oder·auf anderem Wege den unglückbringenden Zorn der Götter zu besänftigen, durch Beschwörungen die Dämonen aus dem Körper zu bannen oder deren Einwirkung zu verhindern suchte. Als die Vermittler zwischen Göttern und Menschen wurden die Priester angesehen, welche auch den Dämonen gegenüber eine anderen Sterblichen nicht verliehene Macht besitzen sollten. An diese wandte sich der

Leidende, dem materielle Heilmittel nicht zu Gebote standen, und
so war die älteste Medizin lediglich Priestermedizin, die älteste
Therapie eine Art Vorstellungstherapie. Der Kranke erwartete
von der Intervention des Priesters Hilfe, und der Priester gewährte
diese, indem er durch irgendwelche Maassnahmen (Gebete, Beschwörungen etc.) in dem Kranken den Glauben an bevorstehende
Heilung erweckte [1]), welcher jedenfalls häufig nicht ohne günstige
Wirkung blieb.

Wenn wir von dieser ältesten Periode ausgehen, so können
wir in der Entwicklung der Psychotherapie vier Perioden unterscheiden:

1. Die Periode der rein oder vorwaltend religiösen (priester-
lichen, magischen) Psychotherapie, deren Dauer bei den einzelnen
Kulturvölkern jedenfalls verschieden war und sich nicht näher
bestimmen lässt. Zufällige Erfahrungen und absichtliches Suchen
führte allmählich zur Entdeckung und Anwendung von materiellen
Mitteln, welchen man eine Heilkraft bei bestimmten Leiden zuschrieb (Arzneimitteln, chirurgischen Eingriffen). Die meisten der
in jenen Zeiten innerlich und äusserlich als Arzneimittel gebrauch-
ten Stoffe entbehren jedoch nach unseren jetzigen Kenntnissen
jeder physiologischen Wirksamkeit. Sie konnten daher, sofern
ihre Anwendung überhaupt eine Heilwirkung herbeiführte, nur auf
suggestivem Wege nützen; ihre Verwerthung charakterisirt sich
demnach als Suggestivbehandlung (larvirte Suggestion nach der
derzeitigen Terminologie); neben dieser profanen Psychotherapie
erhielt sich die religiöse nicht nur, sie behauptete in der Praxis
allem Anschein nach längere Zeit entschieden den Vorrang.

2. Periode. Mit der Entwicklung eines selbständigen, vom
Priesterstande unabhängigen Aerztestandes trat die religiöse der

---

1) So verhielt es sich wenigstens bei den Sumeriern, den ältesten Be-
wohnern Babyloniens und Entdeckern der Keilschrift, den alten Indern, Juden
und den Römern der ältesten Zeit; auch in der Therapie der alten Aegypter
spielten Beschwörungen und Zauberformeln eine bedeutende Rolle; durch solche
wurden an sich indifferente Stoffe, wie „die Milch einer Frau, welche geboren
hat" zu Heilmitteln erhoben oder mit magischen Kräften ausgestattet. Besondere Zaubersprüche waren bei der Bereitung aller Medikamente und beim
Einnehmen derselben gebräuchlich. Manche Mittel (Wundermittel) wurden von
den Göttern selbst erfunden erachtet.

profanen Psycho- (resp. Suggestiv-)therapie gegenüber mehr und mehr zurück. ohne jedoch zu verschwinden. Thatsächlich hat sich ja auch und zwar in allen Ländern die religiöse Psychotherapie neben der profanen bis zum heutigen Tage erhalten. Zu der larvirten und unabsichtlichen Suggestivtherapie gesellte sich jedoch mit der Erkenntniss, dass seelische Zustände für die Entstehung und Beseitigung von Krankheiten von Einfluss sind, allmählich eine weitere Form psychischer Therapie, die man als psychische Allgemeinbehandlung bezeichnen kann: Beseitigung von Schädlichkeiten, welche auf die Psyche und dadurch auf den Körper ungünstig einwirken, Herbeiführung eines der Genesung förderlichen Gemüthszustandes, Zerstreuungen.

Diese Form psychischer Therapie wurde schon von hervorragenden Aerzten des griechisch-römischen Alterthums geübt, wie aus einer Reihe von Andeutungen in ihren Schriften hervorgeht. Hippokrates, Aretaeus und Galenus erklären die Freude als ein die Genesung in vielen Fällen förderliches Mittel. Erasistratus erkannte aus dem Pulse die psychische Natur des Leidens des kranken Königssohnes Antiochus und empfahl seinem Vater das richtige psychische Mittel gegen dasselbe, die Abtretung seiner Gattin Stratonike an den unglücklich liebenden Sohn. Asklepiades verordnete bei melancholischen Zuständen heitere phrygische Melodien, bei maniakalischen ernste dorische und lydische Weisen, Aretaeus bei der religiösen Form der Melancholie neben dem Flötenspiele andere Zerstreuungen und ermunterndes Zusprechen.

Zu gleicher Zeit mit der religiösen verlor die magische Psychotherapie, die in Form von Beschwörungen, Zauberformeln und Wundermitteln Anwendung fand, erheblich an Ansehen; wenn auch hervorragende Aerzte wie Galenus derselben durchaus nicht entrathen wollten und deren ausgezeichnete Dienste in einzelnen Fällen rühmten, so erachtete doch der grosse römische Jurist Ulpian diese Heilpraktiken wenn nicht geradezu für Schwindel, doch als nicht in das Gebiet der Medizin gehörig[1]).

3. Periode. Langsam, doch entschieden machte auch im Mittelalter die rationelle profane Psychotherapie Fortschritte.

---

[1]) Vergl. die Schrift meines Bruders, Dr. jur. Th. Löwenfeld: Inästimabilität und Honorirung der artes liberales nach römischem Recht.

Alexander von Tralles (525—605) empfahl bei Melancholie
Reisen und andere Zerstreuungen, auch leichte Beschäftigung und
rieth, auf Erfüllung der Wünsche der Kranken Bedacht zu nehmen.
Von den Aerzten der griechisch-arabischen Schule hat Isaak Ju-
daeus († 940) bereits die psychotherapeutische Bedeutung der
Prognose hervorgehoben: „Den Kranken sollst du beruhigen,
seine Genesung ihm in Aussicht stellen, wenn du auch
selbst nicht davon überzeugt bist, da du damit seine
Natur unterstützest." Wilhelm von Saliceto (gest. 1280) erkannte die Bedeutung des Vertrauens des Patienten für den Kurerfolg; nach ihm soll der Arzt sich möglichst bemühen, durch
langes Befühlen des Pulses, eingehende Erhebung der Anamnese
und auf anderem Wege das Vertrauen des Kranken und seiner
Umgebung zu erwerben, weil dadurch das Heilverfahren vermöge
der Einbildungskraft des Patienten sich wirksamer und erfolgreicher
gestalte, als durch Anwendung vieler Medikamente und Instrumente.
Er empfiehlt ferner ebenfalls die Prognose dem Kranken gegenüber
günstig zu stellen, die Umgebung jedoch über den wirklichen Sachverhalt aufzuklären[1]). Dieser Fortschritt in den ärztlichen Anschauungen übte jedoch zunächst auf die Verwerthung der religiösen
und theologischen Psychotherapie keinen Einfluss.

Mit der Ausbreitung des Christenthums erlangte diese Form
der Psychotherapie allmählich wieder grösseren Aufschwung. Was
früher die heidnischen Priester der Aeskulaptempel geübt hatten,
übten nun Mönche und Weltgeistliche, auch Bischöfe und selbst
einzelne Päpste, und bei dem tiefgläubigen Sinne, welcher das ganze
Mittelalter auszeichnete, ist es nicht zu verwundern, dass man der
von priesterlicher Seite gespendeten Hilfe besonderes Vertrauen
entgegenbrachte. Gebete, Beschwörungen (Exorcismen), Kreuzes-
zeichen, Handauflegen, Salbung, geweihte Kräuter, geweihtes Wasser.
zählten zu den Hauptmitteln der theologischen Psychotherapie,
deren Wirksamkeit nur von der Wunderthätigkeit der Gebeine
und anderer Reliquien der Heiligen übertroffen wurde. Und wie
im Alterthum in den Tempeln des Aeskulap. so drängten sich
wieder an einzelnen Orten, den Gräbern der Heiligen und Wall-

---

[1]) V. Pagel, Medizinische Deontologie. Allg. med. Centralztg. Nr. 25, 1896.

fahrtsorten, deren Kirchen die Reliquien berühmter Heiliger auf-
bewahrten, die Kranken in dem Glauben zusammen, daselbst durch
ein Wunder Genesung zu finden. Noch im Anfange des vorigen
Jahrhunderts bildete das Grab des Jansenisten Paris auf dem
Kirchhofe St. Medardus in Paris eine Stätte, an welche zahlreiche
gläubige Kranke pilgerten; die Wunder, welche sich an dieser
Stelle ereigneten (ekstatische und Krampfzustände insbesonders)
waren jedoch von einer Art, dass die französische Regierung sich
genöthigt sah, den Kirchhof zu schliessen. Die Ausbreitung, welche
der Dämonen-, Hexen- und Besessenheitswahn im 15., 16. und
17. Jahrhundert erreichte, verschaffte einer Form der theologischen
Psychotherapie, dem Exorcismus, eine ganz gewaltige Bedeutung,
zumal selbst hervorragende Aerzte wie Lepois, Ambrois Paré,
Plater und selbst noch Willis den Dämonenglauben theilten und
Erkrankungen durch dämonische Einwirkung annahmen. Diese
Anschauungen—fanden noch in der 2. Hälfte des vorigen Jahr-
hunderts in dem schwäbischen Geistlichen Gassner einen energischen
Vertreter; der Erfolg, welchen Gassner durch seine exorcistischen
Kuren erzielte, vermochte jedoch nicht zu verhindern, dass der
Glaube an die Heilkraft des Exorcismus mehr und mehr schwand;
schon im vorigen Jahrhunderte urtheilten manche Aerzte über die
Wunderthätigkeit Gassner's sehr abfällig (so insbesonders Tissot).

Ein Zeitgenosse Gassner's war Messmer, und wenn auch die
von diesem viel verketzerten Arzte aufgestellte Lehre von dem
thierischen Magnetismus nichts enthält, was nicht von Paracelsus
anfangend bereits eine Reihe mehr minder gelehrter Aerzte, Philo-
sophen und Alchimisten angenommen hatte, so kann ihr doch
jedenfalls das Verdienst nicht abgesprochen werden, dass sie den
Anstoss zur Erforschung jener Erscheinungen gab, mit welchen
sich die als Hypnotismus bezeichnete Sparte der Psychologie befasst. Der Entwicklungsgang des Hypnotismus von Messmer bis
Braid, von Braid bis Lièbault und von diesem bis in die Gegenwart ist so vielfach bereits geschildert, dass wir darauf verzichten
können, hier auf denselben einzugehen. Die philosophische und
psychologische Bildung, welche die Aerzte des vorigen Jahrhunderts,
in dieser Beziehung vortheilhaft von den zeitgenössischen Vertretern
der Medizin sich unterscheidend, im Durchschnitt besassen, hatte

die wohl begreifliche Folge, dass man bei der Krankenbehandlung
auf Beeinflussung der Psyche grosses Gewicht legte. „Der Arzt",
bemerkt Baas in seiner Geschichte der Medizin, „basirte seinen
Heilplan auf den ganzen Menschen, den er vor sich hatte, noch
nicht auf innerhalb desselben nachweisbare pathologisch-anatomi-
sche Veränderungen; er war nach Hippokrates' Forderung zugleich
Psycholog, resp. Philosoph, nicht technischer Heilkünstler allein."
Bei keinem Arzte des vorigen Jahrhunderts tritt jedoch die Werthschätzung der psychischen Therapie prägnanter hervor als bei
Reil, dessen Thätigkeit allerdings z. Th. noch in den Anfang dieses
Jahrhunderts fällt; kein anderer Arzt war auch vor ihm und noch
lange nach ihm so sehr bemüht, die Bedeutung der Psychotherapie
für die ärztliche Praxis klar zu stellen wie Reil. Er wollte, dass
die allgemeine Heilkunde den zwei anerkannten Kurmethoden, der
chirurgischen und medizinischen, die psychische als ebenbürtig hin-
zufüge und erklärte: „Die medizinischen Fakultäten werden nach
dieser Acquisition genöthigt sein, den vorhandenen zwei Graden
noch einen dritten, nämlich die Doktorwürde in der psychischen Heilkunde zuzufügen". Seine „Rhapsodien über die
Anwendung der psychischen Kurmethode auf Geistes-
zerrüttungen" enthalten, wenn sie sich auch hauptsächlich mit
der Behandlung der Geisteskrankheiten befassen, neben manchen
sehr beachtenswerthen psychologischen Bemerkungen auch eine
Reihe von Ausführungen über psychische Heilmethoden im Allgemeinen, welche von der Feinheit der Beobachtungsgabe des Autors
wie von dessen Denkschärfe ein glänzendes Zeugniss ablegen.

Die Anregung, welche Reil geben wollte, fiel auf keinen sehr
fruchtbaren Boden. Wenn auch manche Aerzte in den ersten
Decennien dieses Jahrhunderts, in dem sie den sogenannten ani-
malen Magnetismus anwandten, in ausgedehntem Maasse, wenn
auch ohne Absicht, Psychotherapie betrieben, im Ganzen war die
gewaltsame, auf grobsinnliche und unmittelbare Erfolge berechnete
Therapie der ersten vier Decennien dieses Jahrhunderts mit ihren
enormen Blutentziehungen, ihren Ableitungen auf die Haut, ihrem
Purgiren etc. durchaus nicht dazu angethan, die Psychotherapie
zu fördern. Auch mit dem Aufschwunge, welchen die wissenschaft-
liche Medizin von den vierziger Jahren anfangend nahm, wurde

es nicht besser, in mancher Hinsicht sogar noch schlimmer. Die
ausserordentlichen Fortschritte, welche die Diagnostik in verhält-
nissmässig kurzer Zeit machte, führten dazu, dass man in der
Stellung einer exakten Diagnose die vornehmste Aufgabe des Arztes
erblickte und in Anbetracht der geringen Leistungen der bisherigen
internen Therapie diese als einen mehr nebensächlichen Theil der
ärztlichen Thätigkeit ansah. Der aus dieser Auffassung resultirende,
insbesonders von der Wiener Schule geförderte therapeutische
Nihilismus war auch der Psychotherapie durchaus nicht günstig,
obwohl der Mangel an Vertrauen zu den internen Mitteln einen
Stimulus zu energischerer Kultivirung und weiterer Ausbildung der
Psychotherapie hätte bilden sollen. Wenn man auch unter dem
Titel „ut aliquid fiat" thatsächlich psychisch behandelte, so war
doch von einer zielbewussten Psychotherapie wenig die Rede; der
Nihilismus erstreckte sich auch auf die psychische Behandlung.
Indess auch diese Phase wurde überwunden, und die derselben
folgende, seit Mitte der sechsziger Jahre ungefähr bemerkbare
Reaktion, an deren Herbeiführung der mächtige Aufschwung der
Arzneimittellehre und die Entwicklung der physikalischen Heil-
methoden einen besonderen Antheil haben, neigt wieder mehr nach
dem anderen Extrem, einer Ueberschätzung der pharmazeutischen
Heilmittel, welche allmählich auch zu einer Ueberfluthung des
medizinischen Marktes mit neuen Mitteln dieser Art führte.

4. Periode. Seit Mitte der achtziger Jahre erst ist die
Psychotherapie in eine weitere Entwicklungsphase getreten; diese
knüpft sich vorzüglich an zwei Namen: Lièbault in Nancy und
Charcot, Lièbault den Begründer der Suggestivtherapie, welcher
die Heilung von Krankheitserscheinungen durch Erweckung von
Vorstellungen — Suggestion — lehrte, und Charcot, welcher die
Entstehung von Krankheitserscheinungen durch Vorstellungen in
unwiderleglicher Weise nachwies. Lièbault hatte bereits 1866
in einer allerdings an wunderlichen Ausführungen reichen Schrift
seine Ansichten und Erfahrungen über den „künstlichen Schlaf"
(die Hypnose) dargelegt; dieses Werk fand jedoch in medizinischen
Kreisen keinerlei Beachtung. Erst seitdem Bernheim, welcher
veranlasst durch Dumont 1882 mit der Hypnose und dem Lièbault-
schen Verfahren sich zu beschäftigen anfing, die Aufmerksamkeit

weiterer Kreise auf dieses durch eine Anzahl von Publikationen,
insbesonders sein Buch „De la suggestion etc." (1. Aufl. 1886), gelenkt hat, erlangte die Lehre Lièbault's die ihr gebührende
Anerkennung. Die Schule von Nancy erwarb sich alsbald eine
Reihe begeisterter Anhänger in verschiedenen Ländern, welche
z. Th. neben der therapeutischen auch die psychologische Seite
des Hypnotismus kultivirten. Hiebei wurden aber auch über die
mächtige Rolle, welche die Suggestion in unserer Therapie überhaupt spielt, gewichtige Aufklärungen gewonnen und der Weg zur
Erkenntniss der Suggestivwirkung vieler Heilagentien angebahnt,
deren therapeutische Leistungen man früher von psychischen Einflüssen unabhängig erachtete (interne Mittel, Elektrotherapie,
Massage, Hydrotherapie, Badekuren etc.). Die an die Entdeckung
Charcot's von dem pathogenen Einflusse gewisser Vorstellungen
sich anschliessenden Forschungen haben auf der anderen Seite
gezeigt, dass das Gebiet der durch Vorstellungen bedingten Krankheitszustände ein sehr grosses ist und somit für die Psychotherapie
ein Feld sich bietet, dessen Umfang man früher nicht ahnte.
Hiemit sind wir bei der Gegenwart angelangt; wie steht es nun
in dieser mit der Psychotherapie? Die Antwort wird sich aus
Folgendem ergeben.

Ueber den Werth der Hypnotherapie sind, wie wir später
sehen werden, die Ansichten noch sehr getheilt; dagegen sind
unter den wirklich hervorragenden, völlig auf der Höhe der Zeit
stehenden Aerzten aller Länder wohl nur wenige mehr zu finden,
welche verkennen, dass für die Beseitigung vieler Krankheitszustände geistige Einflüsse von grosser Bedeutung sind und daher
der Psychotherapie ein grosses und lohnendes Gebiet offen steht.
Diese Anschauung ist jedoch noch keineswegs in das Bewusstsein
der Masse der ärztlichen Praktiker gedrungen, und ebensowenig
sind die Wege, auf welchen die in der menschlichen Psyche liegenden Heilkräfte bei Krankheiten nutzbar zu machen sind, der Masse
der Praktiker klar. Die Schuld an diesem schwer wiegenden Missstande fällt hauptsächlich der Art der Vorbildung für den ärztlichen
Beruf zu, welche unsere Mediziner heutzutage an den Universitäten
geniessen oder genauer gesagt, welche ihnen durch die Prüfungs-
ordnungen aufgezwungen wird. An keiner unserer Universitäten

werden Vorlesungen über Psychotherapie gehalten oder praktische
Unterweisung in derselben ertheilt. Der Studienplan der Mediziner
enthält auch nichts, was zum privaten Studium dieses Zweiges der
Therapie anregen könnte. Man verlangt von dem Studenten zwar
eine gewisse Kenntniss der Pflanzenphysiologie, für welche er in seiner
künftigen Thätigkeit niemals Verwendung hat, beansprucht von
ihm dagegen nicht das elementarste Verständniss für die höchst-
stehenden Funktionen des menschlichen Organismus, die Thätigkeiten der Psyche, die Gesetze, welche diese beherrschen und
denen ihr Einfluss auf den Körper im gesunden und kranken Zustande unterliegt [1]).

Dieses Nichtverlangen führt in den Köpfen vieler, vielleicht
der meisten jungen Mediziner zu der Vorstellung, dass die Psychologie und die sich auf ihr aufbauende Psychotherapie wohl nur
von sehr untergeordneter Bedeutung für den Arzt oder eine Art
scheinwissenschaftlichen Firlefanzes, ähnlich der Alchimie, sein
müsse, dessen der physiologisch ausgerüstete Arzt, welcher Digi-
talis und Jod, Morphium und Chloral zu verwenden weiss, getrost
entrathen kann. Und doch unterliegt es keinem Zweifel, dass die
jungen Kollegen, wenn sie mit nur ein Viertel ihrer gegenwärtigen
Kenntnisse in der Materia medica und auch mit geringeren Kennt-

---

[1]) Die Bedeutung der Psychologie für die Medizin wurde schon von
Reil völlig gewürdigt. „Sie (die Psychologie) ist eine Naturlehre eines Theils
des Gegenstandes, auf welchen der Arzt wirken, den er also auch kennen
muss . . . . Und gesetzt auch, die Seele wäre nichts Körperliches, so greift
sie immerhin in dasselbe ein und verrückt dem Arzt seine Zirkel, wenn er
ihre geheimen Spiele nicht kennt. Dann hat die Seele Krankheiten wie der
Körper, die miteinander in einer beständigen Wechselwirkung stehen. Die
Psychologie bietet ferner dem Arzte eine eigene Klasse von Instrumenten zur
Korrektion der Fehler organischer Körper an. Und endlich muss die psychische
Kurmethode als Inbegriff von Regeln, psychische Mittel zu bestimmten Zwecken
anzuwenden, aus ihr entlehnt werden.“

Ebenso eindringlich wie Reil vor fast 100 Jahren hat Forel in jüngster
Zeit auf die Bedeutung der Psychologie für die Medizin hingewiesen. „Wie
kann man einen Begriff von Psychiatrie und Geisteskrankheiten haben“, bemerkt Forel, „wenn man keinen Begriff von Psychologie und Gehirnfunk-
tionen besitzt? Aber ich gehe weiter und behaupte, dass niemals der Arzt
einen annähernd richtigen Begriff der Funktionen des menschlichen Körpers und
ihrer Störungen, der Krankheiten, haben wird, so lange er das Gehirn und die
Psychologie nicht kennt.“

nissen in einzelnen theoretischen Fächern, dafür jedoch in Psychologie und Psychotherapie geschult in die Praxis träten, dass sie nicht nur der leidenden Menschheit ungleich grössere Dienste zu leisten vermöchten, sondern auch selbst namentlich im Beginn ihrer praktischen Thätigkeit ungleich weniger Schwierigkeiten finden würden. Sie würden sich leichter das Vertrauen ihrer Patienten erwerben und erhalten, mit ungleich besserem Verständniss an die Behandlung vieler Krankheitszustände und die Beurtheilung ihrer Heilerfolge herantreten und müssten nicht erst im Laufe der Jahre allmählich durch eigene widrige Erfahrungen zu der Erkenntniss gelangen, dass der Arzt auch mit der Psyche des Kranken bei seinen Heilbemühungen sehr zu rechnen hat.

Dass die zahlreichen Publikationen der Suggestionstherapeuten sehr wenig dazu beigetragen haben, bei der grossen Menge der Praktiker die Werthschätzung der Psychotherapie zu erhöhen, liegt an mehreren Umständen. Zunächst an der wenig freundlichen Stellung, welche die grosse Mehrzahl der als Autoritäten von den Praktikern angesehenen Persönlichkeiten, insbesonders der Kliniker, der Hypnotherapie gegenüber bisher eingenommen hat, sodann aber auch an den übergrossen Prätensionen, mit welchen dieser Zweig der Psychotherapie dem ärztlichen Publikum präsentirt wurde. Diese erhellen am deutlichsten aus dem Umstande, dass manche Aerzte Schriften über Behandlung mit Hypnose und hypnotischer Suggestion unter dem Titel „Psychotherapie" veröffentlichten, als ob es keine andere Art psychischer Behandlung gebe als die hypnotische. Diese Uebertreibungen waren keineswegs dazu angethan, der Indifferenz bezüglich der Psychotherapie im Allgemeinen und der hypnotischen Behandlung im Besonderen zu steuern.

Eine Aussicht, dass seitens der medizinischen Fakultäten für die Ausbildung der Aerzte in der Psychotherapie gesorgt werden wird, besteht leider vorerst nicht. Auch die jüngst veröffentlichte Zusammenstellung „der Ergebnisse der kommissarischen Berathungen über die Revision der medizinischen Prüfungen", enthält nichts, was auf irgend eine Absicht, das Studium der

Psychotherapie zu fördern, hinweist. Und die Früchte, welche die verlangte Wiedereinreihung der Psychiatrie unter die Prüfungsgegenstände bei den der psychologischen Vorbildung ermangelnden Studirenden zeitigen kann, werden sich als taube Nüsse erweisen. So können wir nur hoffen, dass diese Schrift in die Kreise gelangt, für welche dieselbe bestimmt ist, und dadurch Abhilfe geschaffen wird.

II. Abschnitt.

Die Hauptthatsachen der medizinischen Psychologie.

A. Geist und Körper. Ober- und Unterbewusstsein. Spaltung der Psyche. Geistige Sonderexistenzen.

Die Art des Zusammenhanges zwischen Körper und Seele, zwischen geistigem und leiblichem Leben ist von altersher Gegenstand spekulativer Betrachtungen gewesen, und gar mannigfaltig sind die Theorien, die im Laufe der Jahrhunderte bezüglich desselben ausgesonnen wurden. Mit der ärztlichen und überhaupt der naturwissenschaftlichen Erfahrung lässt sich zweifellos die als monistisch bezeichnete Auffassung am besten vereinbaren. Die geistigen Thätigkeiten, von welchen wir irgend eine Kenntniss haben, sind bei Mensch und Thier an das Funktioniren des Centralnervensystems gebunden. Es unterliegt auch keinem Zweifel, dass beim Menschen die geistige Verrichtung, von welcher wir im eigentlichen Sinne Bewusstsein und bewusste Erinnerung haben, das Vorstellen, insbesonders mit der Thätigkeit der Grosshirnrinde zusammenhängt [1]). Man kann annehmen, dass mit dieser das geistige Leben in der Weise verknüpft ist, dass je einem geistigen Vorgange eine

---

[1]) An der Basis der Grosshirnhemisphären verschmilzt der Streifenhügel mit der Rinde des Grosshirns; die betreffenden Theile des Streifenhügels (Schwanzkern und Putamen des Linsenkerns) könnten in ihrer Bedeutung für die psychischen Funktionen der Grosshirnrinde gleichwerthig sein.

Veränderung in dem Molekularzustande bestimmter Rindenelemente entspricht und beide Vorgänge, der geistige und der nervöse, nicht von einander getrennt und verschieden sind, sondern zusammenfallen, sofern das, was unserer inneren, subjektiven Auffassung als geistig erscheint, der äusseren Betrachtung als nervöser Molekularvorgang sich darstellt [1]). Mit dieser Annahme haben wir für die Deutung der uns im Folgenden beschäftigenden Erscheinungen schon eine wichtige Grundlage gewonnen. Die Hervorrufung körperlicher Veränderungen durch psychische Vorgänge lässt sich darauf zurückführen, dass von den Centren der Grosshirnrinde aus durch nervöse (rein materielle) Vorgänge körperliche Veränderungen veranlasst werden.

Ebensowenig als man nach dem eben Bemerkten in den psychischen Vorgängen etwas von den nervösen Getrenntes und Trennbares erblicken darf, ebensowenig darf man andererseits das psychische Leben mit den Vorgängen in unserem Bewusstsein ohne Weiteres identifiziren, wie es allerdings vielfach geschehen ist. Die Vorstellungen, welche den Inhalt unseres jeweiligen Bewusstseins bilden und während unseres wachen Zustandes in unaufhörlicher Folge sich aneinander ketten, stellen nur eine Seite unserer psychischen Thätigkeit dar. Vergleichen wir das geistige Leben mit den Vorgängen auf einer Bühne, so entsprechen die Akte unseres Bewusstseins den Vorgängen im Vordergrunde der Bühne. Die Thätigkeit auf der Bühne beschränkt sich, wie wir wissen, keineswegs auf das unserem Blicke zugängliche im Vordergrunde derselben Geschehende. Eine geordnete, zusammenhängende Darstellung hat zur Bedingung die unablässige Mitwirkung zahlreicher hinter den Koulissen thätiger Faktoren, deren Einzelleistungen unserer Wahrnehmung entzogen sind. Ebenso ist der wechselnde Inhalt unseres Bewusstseins nicht lediglich durch die in dessen Rayon eintretenden geistigen Elemente, resp. die diesen

---

1) Dass auch die Thätigkeit der subkortikalen Centren einer subjektiven Seite, eines gewissen Bewusstseins nicht entbehrt, wird von vielen und wohl mit Recht angenommen; allein diese subjektiven Vorgänge sind für unser Ego nicht vorhanden, i. e. wir haben von denselben keinerlei Kenntniss, weil zwischen denselben und den Vorgängen unseres Ichbewusstseins kein associatives Band besteht.

entsprechenden cortikalen Vorgänge, sondern noch durch eine
Menge anderer Prozesse bedingt, welche sich im Bereiche der den
psychischen Verrichtungen dienenden Grosshirncentren abspielen.
Man hat früher diese nicht in der gewöhnlichen Bewusstseinsbe-
leuchtung sich vollziehende, vorbereitende und begleitende geistige
Thätigkeit als unbewusstes oder latentes Vorstellen, als
unbewusste oder automatische Gehirnthätigkeit (uncon-
scious cerebration) etc. etc. bezeichnet. Indess lehrt die Beobachtung, dass die Eigenschaft des Bewusstseins den geistigen Elementen,
welche Bestandtheile des jeweiligen Bewusstseinszustandes sind,
nicht in gleicher Weise anhaftet, dass es Grade des Bewusstseins giebt, oder, bildlich gesprochen, in der Sphäre des Bewussten
die Beleuchtung von dem Centrum gegen die Peripherie allmählich
abnimmt. Neben der in einem gegebenen Augenblicke in völliger
Klarheit unserem Bewusstsein gegenwärtigen Vorstellung befinden
sich andere, die geringere Deutlichkeit in verschiedenen Abstufungen zeigen. Schon dieser Umstand macht eine strenge
Sonderung von Bewusstem und Unbewusstem schwierig. Es kommt
jedoch noch eine Reihe anderer Thatsachen in Betracht. In
unserem Geiste können gleichzeitig verschiedene Prozesse vor sich
gehen. Bei einer Person, welche in eine schwierige Arbeit völlig
vertieft ist, mag es vorkommen, dass sie auf eine Frage der Umgebung eine Antwort ertheilt und nachträglich weder von der
Frage noch von der Antwort etwas weiss. Wenn hier auch die
bewusste Erinnerung für eine Gruppe geistiger Geschehnisse —
das Vernehmen der Frage und die Formung der Antwort —
fehlt, so kann man doch kaum dieselben als völlig der subjektiven
Seite des Bewusstseins ermangelnd betrachten. Wir wissen ja,
dass wir von gar manchen zweifellos mit Bewusstsein verknüpften
psychischen Vorgängen nachträglich keine oder nur eine höchst
verschwommene Erinnerung haben. So erleben wir es nicht selten,
dass wir am Morgen uns mit Bestimmtheit erinnern, einen Traum
gehabt zu haben, von dem Inhalt desselben uns jedoch nichts in
das Gedächtniss zurückrufen können. Statt zwischen bewussten
und unbewussten geistigen Vorgängen zu unterscheiden, scheint
es uns daher gerechtfertigt, mit Dessoir ein Oberbewusstsein
und ein Unterbewusstsein anzunehmen. Dem Oberbewusstsein

gehören die während unseres wachen Zustandes sich abspielenden psychischen Akte an, deren wir völlig und zweifellos bewusst und zwar ichbewusst sind, d. h. die bei ihrem Bewusstwerden auch sogleich mit dem den Grundstock unserer inneren Erfahrung bildenden Vorstellungskomplexe unseres Ego sich verknüpfen, die wir als unser geistigen Persönlichkeit angehörig erkennen. Dem Unterbewusstsein fallen die psychischen Elemente mit weniger klarem Bewusstsein zu, welche neben den oberbewussten einhergehen, sowie jene, welchen wir eine subjektive Seite (Bewusstsein) nicht auf Grund direkter innerer Erfahrungen, sondern lediglich auf Grund von Analogieschlüssen zuerkennen. Die beiden Sphären des Ober- und Unterbewusstseins berühren und beeinflussen sich in mannigfacher Weise. Vorstellungen, welche aus dem Oberbewusstsein scheiden, treten in das Unterbewusstsein über und setzen in diesen ihre associativen Wirkungen fort, deren Resultat dann wieder in das Oberbewusstsein tritt. Wir begegnen auf der Strasse z. B. einer bekannten Person, deren Name uns jedoch nicht einfällt. Wir kümmern uns um diesen Umstand nicht weiter und nach einer Weile, während welcher wir anscheinend, d. h. in unserem Oberwusstsein, nicht mehr an die Person dachten, fällt uns der Name plötzlich ein. Die Vorstellung der betreffenden Person ist hier offenbar mit ihrem Scheiden aus dem Oberbewusstsein nicht aus der Sphäre der geistigen Thätigkeit geschwunden, sie hat associative Vorgänge im Unterbewusstsein angeregt und das Resultat dieser, der Name, ist wieder in das Oberbewusstsein eingetreten.

Dessoir glaubt, man müsse „in jeder Hemisphäre ein paralleles Substrat sowohl für Unterbewusstsein als für Oberbewusstsein annehmen." Flechsig hält es für fraglich, ob das unbewusste (i. e. unterbewusste) Arbeiten der Associationscentren nur gewissen Elementen (vielleicht den centralsten der nicht direkt mit den Sinnessphären zusammenhängenden Neurone) zukommt, oder allen ohne Ausnahme, sobald die Erregung unter eine gewisse Intensität sinkt. Daran ist allerdings nicht zu zweifeln, dass in jedem gegebenen Momente ober- und unterbewusste Vorgänge an die Thätigkeit verschiedener Gehirnelemente geknüpft sind. Hieraus dürfen wir jedoch keineswegs folgern, dass das Substrat beider Vorgänge

im Gehirne constant ein verschiedenes ist. Die Thatsachen, welche
die Selbstbeobachtung lehrt, sprechen vielmehr dafür, dass die
gleichen Gehirnregionen und cortikalen Schichten bei den ober-
wie bei den unterbewussten psychischen Akten betheiligt sind;
es hängt offenbar häufig nur von zufälligen Umständen ab, ob
wir mit einem Gegenstande uns ober- oder unterbewusst beschäftigen. Wenn ich mir eine Thatsche, die ich wissen möchte, augenblicklich nicht in's Gedächtniss zurückrufen kann, und ich darüber
nicht weiter nachdenke, so fällt mir dieselbe oft nachträglich
plötzlich ein; das Unterbewusstsein hat hier die Reproduktion der
betreffenden Vorstellung übernommen; wenn ich mir jedoch Zeit
genommen hätte, mich länger zu besinnen, so hätte mein Oberbewusstsein die gleiche Leistung zu Stande gebracht. Wir beschäftigen uns mit einem Probleme, ohne momentan zu einer
Lösung desselben zu kommen; am nächsten Tage findet sich diese
bei Wiederaufnahme des Problems ohne Weiteres; das Unterbewusstsein hat hier die Ueberlegungen des Oberbewusstseins fortgesetzt und zu einem Abschlusse gebracht; wenn wir diesen näher
in's Auge fassen, so ergiebt sich jedoch zweifellos, dass wir durch
oberbewusstes Nachdenken zu demselben Resultate hätten gelangen
müssen.

Wichtige Angelegenheiten beschäftigen uns abwechselnd im
Ober- und Unterbewusstsein. Wir erhalten z. B. die Nachricht
von einem wichtigen Familienereignisse; wir können, da noch viel
laufende Geschäfte zu erledigen sind, uns mit derselben zunächst
nicht länger beschäftigen; allein man findet, dass wir je nach der
Art der erhaltenen Nachricht heiterer oder ernster als gewöhnlich
oder verstimmt sind; die Nachricht regt offenbar in unserem Unterbewusstsein weitere Associationen an, und diese werfen an das Oberbewusstsein einen Reflex in Form einer Stimmung. Dass das Unterbewusstsein mit einer Intelligenz ähnlich dem Oberbewusstsein arbeitet,
kann nach den erwähnten Leistungen desselben schon nicht mehr
bezweifelt werden. Allein die Intelligenz der unbewussten psychischen Thätigkeit ist doch in gewisser Hinsicht von anderer Art
wie die des Oberbewusstseins. Die unterbewusste psychische Arbeit
wird nicht in der Weise wie die oberbewusste von momentanen
Eindrücken und den Erinnerungen der jüngsten Zeit beeinflusst.

Sie bewegt sich auch nicht in neuen schwer zugänglichen associativen Bahnen, sondern in häufiger benützten und daher keine besonderen Hemmnisse bietenden Gedankenpfaden. Sie wickelt sich
daher mehr automatisch, reflexartig ab und ist desshalb im Stande,
sicherer und deutlicher das zu Tage zu fördern, was der Lebenserfahrung, den Denkgewohnheiten und dem Charakter des Individuums entspricht, als die oberbewusste Thätigkeit. Dass das
Unterbewusstsein für seine Thätigkeit ein eigenes Gedächtniss hat,
ist indirekt aus dessen Leistungen schon zu erschliessen. Die
Existenz dieses gesonderten Gedächtnisses ist auch auf experimen-
tellem Wege an Gesunden und Kranken (Hysterischen) nachgewiesen
worden (Binet, P. Janet etc.). Dieses Gedächtniss kann durch
Uebung bei Gesunden zu sehr bemerkenswerther Ausbildung gelangen.

Das unterbewusste psychische Leben ist bei gesunden Individuen allem Anscheine nach sehr verschieden entwickelt und verschiedener Leistungen fähig. Die Einheit unserer Persönlichkeit aufzugeben, besteht desshalb jedoch keine Veranlassung. Das
Verhältniss des Oberbewusstseins zum Unterbewusstsein ist nicht
das zweier völlig koordinirter psychischer Sphären oder, um ein
Bild zu gebrauchen, zweier Geschäftspartner, sondern eher das
eines Amtsvorstandes zu seinen Hilfsarbeitern. Der Chef kann
nicht alle ihm zufallenden Arbeiten allein ausführen, er überlässt
daher die Erledigung derselben zum grossen Theile seinen Untergebenen (Unterbewusstsein), diese übernehmen auch manche von
aussen zugehende Arbeiten ohne besonderen Auftrag (unterbewusste
Verarbeitung äusserer Eindrücke); der Chef erhält jedoch von
allen wichtigeren Geschäften Kenntniss und die Leitung des Ganzen
bleibt immer in seiner Hand. Unter pathologischen Verhältnissen
kann das Unterbewusstsein jedoch eine Selbständigkeit und
Leistungsfähigkeit gewinnen, dass der Anschein eines Nebeneinander
zweier Ego's (eines primären und sekundären) entsteht. Wir wollen
hier von den zahlreichen Versuchen, welche von französischen
Forschern insbesonders (Pierre Janet, Binet und Féré) zur Aufdeckung der Leistungen des Inconscient (Unterbewusstseins) bei
Hysterischen angestellt wurden, nur einen anführen. Giebt man
einer Hysterischen mit Anästhesie eines Armes in die gefühllose

durch einen Schirm verdeckte Hand einen Bleistift, so kommt es
bei einzelnen dieser Personen vor, dass sie ganze Seiten voll
schreiben, ohne ihre Unterhaltung über ganz andere Gegenstände
zu unterbrechen. Das Oberbewusstsein nimmt hier allem Anscheine
nach keine Notiz von dem, was die Hand ausführt¹).
Wie neben den im Oberbewusstsein aneinander sich reihenden
psychischen Prozessen andere psychische Vorgänge sich abspielen,
von welchen das Ego, d. h. das Oberbewusstsein nichts weiss, so
können auch in der Zeitfolge die dem Oberbewusstsein angehörigen,
mit unserem Ego verknüpften und jeder Zeit in das Gedächtniss
zurückrufbaren psychischen Thätigkeiten durch andere abgelöst
werden, welche in keine oder wenigstens keine feste und dauernde
associative Beziehung zum Ego treten und wegen dieses Mangels
an Verbindung von diesem aus nicht in das Gedächtniss zurück-
gerufen werden können, für dieses also quasi nicht existiren. Diese
besonderen, von dem normalen Oberbewusstsein isolirten Bewusstseinszustände hinterlassen wie jeder geistige Akt gewisse Spuren
und sind daher, wenigstens sehr häufig, wenn auch nicht von dem
Ego reproduzirbar, so doch auf anderem Wege der Erinnerung
zugänglich. Verwandte derartige vom Ego isolirte Bewusstseinszustände können sich untereinander associativ verknüpfen, d. h.
augenblicklich vorhandene Bewusstseinszustände mit den Erinnerungen früherer ähnlicher in Verbindung treten und so sich neben
dem Grundkomplexe des Ego geistige Sonderexistenzen entwickeln. Man spricht dann von einer Spaltung des Bewusstseins oder der Psyche, einer Verdoppelung oder Ver-
vielfältigung der geistigen Persönlichkeit, einem ersten
(normalen) und einem zweiten Zustande.
Die Bildung geistiger Sonderexistenzen kann sich unter
normalen sowohl als pathologischen Verhältnissen vollziehen, auch

¹) In jüngster Zeit hat von Schrenk-Notzing eine andere Deutung
dieser und anderer dem Unterbewusstsein zugeschriebener Leistungen versucht.
Nach seiner Ansicht wendet sich die Aufmerksamkeit bald der einen Reihe
psychischer Vorgänge (der Unterhaltung), bald der anderen (dem Schreiben)
zu; beide Reihen gehören also dem Oberbewusstsein an, sind jedoch durch
keine Erinnerung miteinander verknüpft. Gegen diese an sich gewiss berechtigte Auffassung erheben sich jedoch manche Bedenken, auf welche wir hier
nicht näher eingehen können.

auf artifiziellem Wege herbeigeführt werden. Unter normalen
Verhältnissen zeigt nur das Traumvorstellen die Eigenschaften
eines zweiten Zustandes. Der Traum, welcher uns in unmögliche
Situationen versetzt, um die Schranken des Raumes und der Zeit
sich nicht kümmert und von der Logik unseres wachen Denkens
keinen Gebrauch macht, bekundet sich hiedurch zur Genüge als
ein von unserem wachen (Ober-) Bewusstsein verschiedener geistiger
Zustand; er behält jedoch den Charakter einer geistigen Sonder-
existenz nur dann, wenn von demselben keine oder nur summari-
sche Erinnerungen verbleiben. Dem Traumbewusstsein nahestehen-
den Zuständen begegnen wir auch im wachen Geistesleben.

Jähe und mächtige seelische Erschütterungen können auch
den normalen Menschen in einen Zustand versetzen, in welchem
derselbe sich momentan in seiner Lage nicht zurecht findet, von
der äusseren Welt keine oder nur mangelhafte Notiz nimmt und
wie im Traum handelt, einen Zustand, von welchem nachträglich
keine oder nur eine verschwommene, cursorische Erinnerung vorhanden ist. Von verschiedenen Seiten (Thorburn, Page, Charcot) ist die geistige Verfassung der unter der Einwirkung einer
starken seelischen Erschütterung (psychischen Shock's) stehenden
Personen mit der Hypnose verglichen worden, und dieser Vergleich
ermangelt nicht der Berechtigung, wesshalb wir auch mit Breuer
und Freud diesen Zustand als hypnoid zu bezeichnen nicht an-
stehen. Der geistige Horizont des Individuums ist während desselben mehr oder minder, immer aber erheblich eingeengt und in
Folge dieses Umstandes die Empfänglichkeit für Suggestionen (die
Suggestibilität) erhöht.

Die Vorstellung irgend eines körperlichen Uebels, welche in
diesem Zustande durch eine ungewöhnliche Sensation oder sonstwie
hervorgerufen wird, erfährt keine Korrektur, keine Bekämpfung
durch antagonistische Vorstellungen und ist daher in der Lage,
sich zu fixiren, zumal wenn dieselbe unerinnerbar, d. h. dauernd
vom Oberbewusstsein ausgeschlossen ist.

Phantasievorstellungen, welche in diesem Zustande auftreten,
werden nicht von Wahrnehmungen unterschieden, und so ereignet
es sich, dass manche Personen nachträglich in gutem Glauben Erlebnisse erzählen, welche ganz und gar nicht dem wirklichen Sach-

2*

verhalte entsprechen. Die seelische Veränderung, welche der psychische Shock allein nicht selten produzirt, kommt natürlich noch leichter zu Stande, wenn zu dem psychischen ein physischer Shock, eine gewisse Gehirnerschütterung oder Erschütterung des ganzen Körpers und damit auch des ganzen centralen Nervensystems sich gesellt, wie es bei Unfällen verschiedener Art, insbesonders bei Eisenbahnunfällen häufig der Fall ist.

Dass neben den im Vorstehenden erwähnten, sozusagen typischen, hypnoiden Zuständen auch minder ausgeprägte — rudimentäre — vorkommen, erscheint naheliegend, wenn wir berücksichtigen, wie verschieden die Intensität der in dem geistigen Leben des Einzelnen auftretenden psychischen Traumen und wie verschieden die psychische Resistenzfähigkeit gegen solche bei verschiedenen Menschen ist. Wenn eine unverdiente Kränkung, eine Beschämung nicht so mächtig in das seelische Leben eingreift, wie die gänzlich unerwartete Nachricht von dem Tode eines nächsten Angehörigen oder eine plötzlich auftauchende eminente Lebensgefahr, so haben wir dafür in der Verschiedenheit der Affektgrösse in den einzelnen Fällen eine ausreichende Erklärung. Die Verschiedenheit der geistigen Konstitutionen andererseits bedingt es, dass der eine in der grässlichsten Situation seine Fassung völlig bewahrt, „den Kopf nicht verliert", der andere schon durch kleinliche Widerwärtigkeiten ausser Rand und Band gebracht wird.

Von den pathologischen Vorkommnissen, welche zur Bildung geistiger Sonderexistenzen (eines zweiten Zustandes) führen, sind in erster Linie die hysterischen Anfälle zu erwähnen, welche mit Amnesie für die Anfallsereignisse verknüpft sind. Bei öfterer Wiederkehr solcher Anfälle kann man beobachten, dass die Kranken sich ihrer früheren Anfallserlebnisse während der Attaque zum Theil wenigstens erinnern und dieselben auch in gewissem Sinne verwerthen, während sie im wachen Zustande von den Geschehnissen während der Anfallszeit nicht die verschwommenste Vorstellung haben.

Abnorme Bewusstseinszustände, welche die Charaktere einer geistigen Sonderexistenz aufweisen, werden ferner bei Epilepsie (Anfälle von Petit Mal und psychische Aequivalente), bei Intoxikationen (Rausch, Urämie etc.), Infektionen (Fieberdelirien) und verschiedenen Psychosen beobachtet.

Eine auf artifiziellem Wege herbeigeführte geistige Sonder-existenz repräsentirt die Hypnose mit Amnesie nach dem Erwachen, der hypnotische Somnambulismus[1]). Die vollständigste Amnesie während des wachen (normalen) Zustandes verhindert je-doch den in den hypnotischen Zustand Versetzten nicht, sich an das während früherer Hypnosen Erlebte genau zu erinnern. Ja, diese Erinnerung kann sich auf Hypnosen zurückerstrecken, welche vor vielen Jahren statthatten, auch wenn im wachen Zustande für die Ereignisse derselben vollkommene Amnesie bestand. So be-richtet Wolfart von einer Frau, welche nach 13 Jahren im hyp-notischen Schlafe sich an alles erinnerte, was 13 Jahre vorher während des gleichen Zustandes mit ihr sich ereignet hatte. Ein Umstand, der hier besonders hervorgehoben werden muss, ist, dass sich in der Hypnose nicht nur die Erinnerung an Vorgänge während früherer Hypnosen, welche für das normale Bewusstsein (Ober-bewusstsein) nicht vorhanden ist, einstellt, sondern auch anderen Phasen der psychischen Existenz angehörige Erlebnisse, für welche im wachen normalen Zustande Amnesie besteht, sich wieder in das Gedächtniss zurückrufen lassen. So kann in der Hypnose die Er-innerung an Traumvorfälle, von welchen das wache Ego nichts weiss, an die hallucinatorischen oder wirklichen Erlebnisse während hysterischer Anfälle und während hypnoider Zustände, für welche im wachen Zustande Amnesie besteht, an manche anscheinend voll-ständig vergessene oder absichtlich aus der Erinnerung verdrängte Vorgänge des normalen geistigen Lebens, auch an Eindrücke des wachen Zustandes, welche in diesem nur vom Unterbewusstsein perzipirt wurden, reproduzirt werden. Dessoir ist desshalb zu der Auffassung gelangt, die Hypnose bestehe lediglich in der artifiziellen Freilegung einer Unterbewusstseinsschichte, die gewöhnlich bloss verborgen hinter dem normalen Bewusstsein wirkt. Diese Auffassung ist geeignet zu einer Verwässerung des Begriffes „Unterbewusstsein“

---

[1]) Die als natürlicher oder pathologischer Somnambulismus (Noktambulis-mus, Nachtwandeln) bezeichneten Zustände gehören entweder der Hysterie (Mehrzahl der Fälle) oder der Epilepsie an; aus diesem Grunde wurden die-selben nicht speziell erwähnt.

zu führen. Die mit der Erinnerungskette des normalen wachen
geistigen Lebens (des Ego) nicht verknüpften Vorstellungsreihen[1])
treten allem Anscheine nach zum Theil wenigstens zu einander in
associative Beziehungen (unterbewusste Vorgänge des wachen Zustandes, Träume mit Amnesie, Hypnose, hypnoide Zustände, hysterische Anfälle, aus dem Gedächtniss des Oberbewusstseins ver-
schwundene oder verdrängte Erinnerungen). Diese von der Normalpsyche des wachen Zustandes abgespaltene Gruppe psychischer
Elemente zu einem Unterbewusstsein zusammen zu fassen, besteht
keine Berechtigung. Wir können ein über Jahre sich erstrecken-
des Fortbestehen von Gedächtnissbildern in einer anderen Form
als der in unserem Gehirne lokalisirter und irgendwie fixirter Er-
regungsdispositionen (dynamischer Spuren) nicht annehmen; dies
gilt natürlich in gleicher Weise für die der wachen Normalpsyche
angehörigen wie für die von dieser abgespaltenen Vorstellungsreihen.
Ob wir als Unterbewusstsein lediglich die neben dem Oberbewusstsein beständig einhergehenden psychischen Vorgänge auffassen,
oder demselben auch die Fähigkeit zuschreiben, gelegentlich das
Oberbewusstsein zu verdrängen und sich an die Stelle desselben
zu setzen, immer müssen wir die Vorstellungen des Unterbewusstseins, wie die des Oberbewusstseins als aktive und nicht bloss
potentielle betrachten, wenn wir nicht jede Unterscheidung
zwischen Unterbewusstsein und Gedächtniss aufgeben wollen.

B. Arten der Vorstellungen. Vorstellungsassociation und Disjunktion.

Die Vorgänge, welche in unserem Bewusstsein durch äussere
Eindrücke unmittelbar hervorgerufen werden, werden als Empfindung, Wahrnehmung oder einfache Vorstellung bezeichnet. Das Wiedereintreten einer Wahrnehmung in das Bewusstsein ohne Einwirkung eines äusseren Eindruckes bezeichnen wir
als Erinnern, die betreffende Vorstellung als Erinnerung, das
Wiedereintreten von Bestandtheilen früherer Wahrnehmungen in
Form neuer Vorstellungsgebilde als Phantasie vorstellen, die

---

[1]) Breuer bezeichnet dieselben als „bewusstseinsunfähige" Vorstellungen.

betreffenden Vorstellungen als Phantasievorstellungen, beide
Arten der Wiedereinführung in das Bewusstsein als Repro-
duktionsthätigkeit. Man unterscheidet ferner Einzelvorstellungen, welche einem bestimmten Sinneseindrucke oder
Komplexe von Sinneseindrücken entsprechen, Allgemeinvor-
stellungen (konkrete Begriffe), welche lediglich die in einer
Reihe von Einzelvorstellungen constant wiederkehrenden Bestandtheile in sich vereinigen, und abstrakte Begriffe[1]), welche die
Beziehungen von Vorstellungen zu einander repräsentiren. Als
selbständige, von den Einzelvorstellungen unabhängige Gebilde
figuriren die Begriffe in unserem Bewusstsein nicht; sie besitzen in
demselben jedoch eine Vertretung in gewissen konventionellen Einzelvorstellungen, den Laut- und Bewegungsbildern unserer Sprache.

Was den Sitz der Vorstellungen anbelangt, so hat man bis
in die letzten Jahre fast allgemein angenommen, dass Wahrnehmungen und Erinnerungen an die gleichen kortikalen Gebiete,
die Sinnescentren, gebunden sind. In neuerer Zeit scheint die Annahme mehr und mehr Anhänger zu gewinnen, dass Wahrnehmung
und Erinnerung an verschiedene centrale Elemente sich knüpfen.
Flechsig glaubt, dass die Centralneurone[2]) seiner Associationscentren bis zu einem gewissen Grade selbständig i. e. ohne Theilnahme der Sinnescentren Erinnerungsbilder vermitteln könnten.
Von manchen Seiten (so insbesonders von Benedict), hat man
das begriffliche Denken speziell in das Stirnhirn verlegt. Flechsig
erachtet dasselbe als den Hauptsitz des Vorstellungskomplexes des
Ego. Wir werden auf diesen Punkt an späterer Stelle noch zurückkommen.

Geht die Anregung zum Wiederbewusstwerden einer Vorstellung
von einer im Bewusstsein gegenwärtigen Vorstellung aus, so haben
wir es mit dem als Vorstellungsassociation bezeichneten
Vorgang zu thun. Dieser unterliegt den sogenannten Asso-
ciationsgesetzen, deren man gegenwärtig gewöhnlich nur 2 annimmt: Das Prinzip der Contiguität und das Prinzip der

---

1) Nach dieser Unterscheidung sind Baum, Haus konkrete, Tugend,
Schönheit abstrakte Begriffe.

2) Flechsig bezeichnet als Centralneurone der Associationscentren Neurone, welche mit den Sinnescentren nicht in direktem Zusammenhang stehen.

Aehnlichkeit. Das Prinzip der Contiguität (Prinzip der Co-
existenz und der Succession, der Angrenzung in Zeit und Raum)
lässt sich dahin formuliren: dass Vorstellungen, welche öfters gleichzeitig oder in unmittelbarer Folge produzirt wurden, geneigt sind,
einander in's Bewusstsein zurückzurufen (sich zu associiren). Das
Prinzip der Aehnlichkeit besagt lediglich, dass jede Vorstellung
ein Bestreben hat, sich mit ihr ähnlichen unter den früher im
Bewusstsein vorhanden gewesenen zu associiren. Das Prinzip der
Contiguität ist lediglich der psychologische Ausdruck des für alle
Nervencentren giltigen Satzes, dass Erregungsvorgänge bei ihrer
Fortpflanzung unter einer Mehrheit ansprechbarer Bahnen diejenigen bevorzugen, auf welchen sie sich vordem am häufigsten
fortpflanzten, weil in diesen Bahnen in Folge der an jede Erregungs-
· leitung sich knüpfenden Nachwirkungen die Ausbreitung jeder neu-
ankommenden Erregung weniger Widerstände zu überwinden hat.
Es liegt in der Natur dieses Prinzips, dass das, was für die Association von Vorstellungen untereinander gilt, auch für die Association von Vorstellungen mit Gefühlen (Affekten), Bewegungen und
sonstigen körperlichen Vorgängen zutrifft. Das zufälligerweise
gleichzeitige oder unmittelbar aufeinanderfolgende Statthaben einer
Vorstellung und eines solchen Vorganges (z. B. von Erbrechen)
schafft ein associatives Band, eine Art funktionellen Connex
zwischen beiden, die Vorstellung ist alsdann bei ihrem nächsten
Auftreten in der Lage und geneigt, den betreffenden Vorgang zu
reproduziren.

Das Prinzip der Aehnlichkeit lässt sich auf dasselbe physiologische Gesetz wie das der Contiguität zurückführen. Die beiden
Prinzipien der Contiguität und Aehnlichkeit machen sich besonders
bei der Verknüpfung von Vorstellungen und Angstzuständen geltend.
Eine Situation, in welcher zufälligerweise einmal ein Angstzustand
aufgetreten ist, — z. B. Aufenthalt in einem Theater — führt
sehr leicht wieder zu einem Angstzustande, und nachdem sich bei
dieser Gelegenheit öfters Angstanfälle eingestellt haben, ist es etwas
sehr Gewöhnliches, dass auch unter ähnlichen Verhältnissen, beim
Besuch von Konzerten, Restaurationen, überhaupt ·irgend welcher
mit Menschen angefüllter Räumlichkeiten der Anfall eintritt (Prinzip
der Aehnlichkeit.)

Das Prinzip der Contiguität besitzt nicht nur für die Association der Vorstellungen des Oberbewusstseins Geltung, sondern auch für die Verknüpfung oberbewusster mit unterbewussten Vorstellungen. Durch äussere Eindrücke sowohl, als durch reproduzirte Vorstellungen können Erinnerungen geweckt werden, welche unterbewusst bleiben und zum Auftreten körperlicher Störungen oder von Affekten, welche unmotivirt erscheinen, Anlass geben. Ein Patient meiner Beobachtung erhielt während einiger Zeit öfters Mittags Briefe sehr aufregenden Inhalts, deren Lektüre ihm Uebelkeit, Brechreiz und zum Theil auch Erbrechen verursachte. In der Folge stellten sich bei ihm Jahre lang um die Mittagszeit Ueblichkeiten und Brechreiz ein, ohne dass der Patient sich irgend einer Veranlassung bewusst gewesen wäre. Die Zeitvorstellung (Mittag) erweckte hier im Unterbewusstsein die Erinnerung an jene peinlichen Mittheilungen, welche dann die erwähnten Beschwerden herbeiführten. Eine Patientin Nussbaums wurde bei der Wiederaufnahme einer Arbeit (eines Gemäldes), mit welcher sie sich mehrere Monate nicht beschäftigt hatte, jedesmal von einem unerklärlichen Kummer befallen. Als Grund dieser Erscheinung stellte sich heraus, dass die Patientin zu jener Zeit, als sie mit dem Gemälde begann, eine sehr traurige Nachricht erhielt. Der Anblick des Bildes weckte hier im Unterbewusstsein die betreffenden Erinnerungen, von welchen jedoch nur der daran haftende Affekt in das Oberbewusstsein gelangte.

Die Erfahrung lehrt, dass von den Vorstellungen, welche wir in unserem Bewusstsein (Oberbewusstsein) früher hatten, manche sehr leicht, manche schwer und manche überhaupt nicht reproduzirbar sind. Letztere sind „vergessen". Der Verlust von Erinnerungen (Amnesie) kann jedoch sowohl scheinbar als reell sein. Wir haben oben gesehen, dass mitunter in der Hypnose ganze Reihen von Erinnerungen auftauchen, welche in unserem normalen wachen Bewusstsein nicht geweckt werden können. Bei manchen krankhaften Zuständen (Hysterie, Geistesstörungen) sind temporär grosse und wichtige Vorstellungsreihen nicht reproduzirbar, welche unter normalen Verhältnissen jeder Zeit der Erinnerung zugänglich sind. Zerstörungen im Bereiche der Grosshirnrinde können je nach ihrer Lokalisation zu dauerndem Ausfalle der einen oder anderen

Reihe von Erinnerungsbildern führen. Ob beim geistig entwickelten Menschen ohne Untergang der entsprechenden cortikalen
Elemente ein gänzlicher Verlust von Erinnerungen möglich ist,
muss derzeit dahingestellt bleiben, wenn auch manches dafür
spricht.

So peinlich für einzelne Kranke der Mangel gewisser Erinnerungen sein kann, so peinlich ist für viele andere die Unfähigkeit, das Beharren gewisser Vorstellungen im Bewusstsein oder
die häufige Wiederkehr derselben zu verhindern. Die Kunst des
Vergessens ist keine sehr leichte, in gewissem Maasse jedoch jedem
zugänglich; die Unterweisung in dieser Kunst bildet einen wichtigen
Theil der psychischen Therapie. Was man aus dem Gedächtniss
verdrängen, vergessen will, sind in der Regel Vorstellungen peinlichen Inhalts, Erinnerungen an widerwärtige oder schmerzliche
Erlebnisse oder Vorkommnisse, welche zu peinlichen Vorstellungen,
Vorwürfen, Sorgen oder Befürchtungen Anlass gaben und noch
geben. Eine direkte Wegräumung derartiger Vorstellungen aus
dem Bewusstsein ist nicht möglich; die Verdrängung (Disjunktion)
lässt sich nur auf Umwegen erreichen:

a) Durch Meidung jeder Gelegenheit, welche Anlass zur Reproduktion der betreffenden Vorstellungen geben könnte;

b) durch anhaltende Beschäftigung mit Gegenständen, welche
ein Abschweifen des Vorstellens auf die zu meidenden Gebiete
möglichst verhindern (je nach dem Charakter des Individuums ernste
Arbeit, Studium, Lektüre und andere sogenannte Zerstreuungen);

c) durch Beseitigung oder erhebliche Verringerung der peinlichen Gefühlsbetonung der betreffenden Vorstellungen; diese kann
auf sehr verschiedene Weise erzielt werden, durch Ausweinen,
Sichaussprechen Dritten gegenüber, Beichte, Gebet und Bussübungen
(selbstauferlegte oder von geistlicher Seite angeordnete), aber auch
durch öftere ruhige, allseitige Erwägung der Sachlage: mit der
Beseitigung der affektiven Seite verlieren die betreffenden Vorstellungen an associativer Tendenz, sie treten unter das Gros der
Alltagserinnerungen, die keine Seelenstürme veranlassen und nach
und nach dem Vergessenwerden anheimfallen.

Mit dem Vergessen, i. e. der Verdrängung aus der Erinnerung des Oberbewusstseins sind nun die unbequemen Elemente

keineswegs aus dem Haushalte der Psyche ganz entfernt; sie sind
zunächst nur aus dem geistigen Verkehr gebracht und in eine
Sphäre gebannt, welche von dem Lichte unseres gewöhnlichen Bewusstseins nicht beleuchtet wird, in das Unterbewusstsein. Von
diesem aus können dieselben, wie Breuer und Freud gezeigt
haben, die verschiedensten hysterischen Symptome auslösen. Nach
Freud führt bei zur Hysterie Disponirten (oder Hysterischen) der
Versuch, eine peinliche Vorstellung absichtlich aus dem Bewusstsein zu verdrängen, resp. dieser den begleitenden Affekt zu entziehen, dazu, dass die freigemachte affektive Erregung in die
körperliche Innervation ihren Weg nimmt und dergestalt hysterische
Symptome hervorruft (Conversion). Bei Personen, welche diese
Disposition nicht besitzen, bleibt nach Freud der durch Willensanstrengung losgelöste Affekt auf psychischem Gebiet (im Oberbewusstsein) und hängt sich an andere Vorstellungen, welche dadurch
zu Zwangsvorstellungen[1]) werden.

C. Gefühle, Stimmungen, Affekte.

Jeder äussere Eindruck erzeugt in unserem Bewusstsein neben
der Wahrnehmung oder einfachen Vorstellung ein weiteres subjek-
tives Element, ein Gefühl der Lust oder Unlust. Auch die
reproduzirten Vorstellungen ermangeln eines begleitenden Gefühls-
tones nicht. Lust und Unlust bilden die Grundtöne aller unserer
Gefühlsformen, durch Hinzutreten von Vorstellungselementen entwickelt sich aus denselben die Mannigfaltigkeit unserer komplexeren
Gefühle. Man kann, wenn man die Auslösungsart der Gefühle
berücksichtigt, die durch äussere Eindrücke hervorgerufenen, den
Wahrnehmungen anhaftenden Gefühlstöne als sinnliche Gefühle
von den durch Reproduktionsvorgänge ausgelösten idealen unterscheiden; diese Unterscheidung ist jedoch keineswegs strikte durchführbar, da die Gefühlstöne der Wahrnehmungen zum grossen
Theil von Associationen abhängen. Das Roth des Blutes kann als
Sinnesreiz in uns keine andere Vorstellung erwecken als das Roth

---

[1]) Dass Zwangsvorstellungen nicht ausschliesslich auf diesem Wege entstehen, müssen wir hier nebenbei bemerken.

irgend eines Seidenstoffes oder Anstriches; wenn trotzdem der
Anblick einer Blutlache in uns ein Gefühl des Grauens erregt,
während der Seidenstoff und der Anstrich andere Gefühle verursachen, so kann dies nur durch Associationen bedingt sein, welche
der Anblick des Blutes veranlasst. Betrachtet man das Vorstellen
minus Gefühl als die intellektuelle Seite des Seelenlebens,
den Verstand, so bildet die Gefühlsseite das, was man gewöhnlich als Gemüth bezeichnet. Man stellt bekanntlich häufig den
trockenen Verstand dem Gemüth gegenüber; man spricht von Ver-
standes- und Gemüthsmenschen, von Gemüthsreichthum
und Gemüthsarmuth oder Gemüthlosigkeit; von erhöhter
gemüthlicher Erregbarkeit (Emotivität, Gemüthsschwäche)
und gemüthlicher Stumpfheit, Gemüthsverrohung. Was
hierunter zu verstehen ist, ergiebt sich aus der erwähnten Auffassung des Gemüthes ohne weiteres. Auch was wir unter Gemüthsruhe und Gemüthsbewegung zu verstehen haben, kann keinem
Zweifel unterliegen. Gemüthsruhe ist jener seelische Zustand,
in welchem kein einzelnes Gefühl sich stärker geltend macht; der
Gemüthsruhe steht die Gemüthsbewegung, der Affekt, als
jener seelische oder Gemüthszustand gegenüber, welcher durch
Auftreten intensiver und jäh auftretender Gefühle charakterisirt ist[1]).

Die stärkeren Gefühlstöne, welche einzelnen im Bewusstsein
vorhandenen Vorstellungen anhaften, haben eine Neigung abzufärben,
d. h. sich anderen mit schwacher Gefühlsbetonung ausgestatteten
Vorstellungen mitzutheilen; dergestalt können alle oder der überwiegende Theil der während einer gewissen Zeit auftretenden Vorstellungen gleichartige Gefühlsbetonung erlangen; diesen Zustand
gleichartiger oder vorherrschend gleichartiger Gefühlsbetonung des
Vorstellens · heissen wir Stimmung und man kann nach den
Grundtönen der Gefühle Lust- und Unluststimmungen (Ver-
stimmungen) unterscheiden.

Daneben kommen jedoch auch Gemüthszustände mit wider-
streitenden Gefühlen, gemischte Stimmungen vor, in welchen

---

[1]) Intensive Gefühle werden desshalb auch häufig mit den Affekten iden-
tifizirt.

Lust und Unlust sich den Vorrang streitig machen. Die Stimmung, in welcher wir uns befinden, hängt nicht immer von der Gefühls- betonung der im Bewusstsein (Oberbewusstsein) vorhandenen Vor- stellungen ab; nicht selten drängen sich Vorstellungen, welche dem Unterbewusstsein angehören, wie wir zum Theil bereits gesehen haben, mit ihrer Gefühlsseite in das Oberbewusstsein und verur- ursachen in diesem eine Stimmung, welche sich aus dem Inhalt des Oberbewusstseins nicht erklären lässt; so beeinflussen mitunter Traumerlebnisse, welche im wachen Zustande der Erinnerung sich entziehen, die Stimmung am folgenden Tage; auch aus dem Körper stammende Eindrücke, Organempfindungen, welche nicht in das Oberbewusstsein gelangen, können auf die Stimmung wirken.

Stimmungen und Affekte beeinflussen den Ablauf des Vor- stellens in erheblichem Maasse und je nach ihrer Gestaltung in sehr verschiedener Weise. Im Allgemeinen gilt die Regel, dass bei Unluststimmungen und Affekten die Association erschwert, der Wechsel der Vorstellungen verlangsamt, bei Luststimmungen und Affekten die Association erleichtert, der Wechsel der Vorstellungen beschleunigt ist. Schwierige geistige Arbeiten erheischen daher eine gewisse Luststimmung — Anregung — oder wenigstens völlige Gemüthsruhe. Träger Ablauf der Association oder Hemmung derselben in einer gewissen Richtung (z. B. Unfähigkeit, den Sinn einer Bemerkung zu erfassen) erzeugt häufig eine Unluststimmung. Die Hemmung sowie die Beschleunigung des Vorstellungsablaufes in den Stimmungen und Affekten ist nicht frei von einer gewissen Einseitigkeit; in den Unluststimmungen ist die Reproduktion von Vorstellungen mit angenehmem Gefühlston mehr gehemmt als die solcher mit widriger Gefühlsbetonung und in den Luststimmungen be- trifft die Erleichterung der Association mehr die Vorstellungen mit heiterer als die mit unangenehmer Gefühlsbetonung. Das Gleiche gilt für die Affekte. Dem Verstimmten erscheint alles grau in grau, dem wahrhaft Vergnügten alles in rosigem Lichte. Sehr intensive Affekte wirken übrigens, welcher Art ihr Gefühls- charakter auch sein mag, zunächst hemmend auf die Association. Eine mächtige freudige Ueberraschung führt in den ersten Momenten ebenso wie Scham, Wuth, Schrecken zu einer Art Betäubung, einem Nicht fassen können. Auf der anderen Seite kann es in der Todes-

angst, welche den von plötzlicher Lebensgefahr Ueberraschten
befällt, zu einem blitzartigen Auftauchen der wichtigsten Lebens-
erinnerungen kommen.

Wir haben oben bemerkt, dass die komplexeren Gefühle (Neid,
Furcht, Zorn, Freude, Scham etc. etc.) durch Verschmelzung der
Lust- und Unlustgefühle mit reproduzirten Vorstellungselementen
entstehen. Diese Auffassung steht in Widerspruch mit einer Affekt-
theorie, welche in neuerer Zeit manche Anhänger gefunden hat
und ihren Hauptvertreter in Lange (Kopenhagen) hat. Nach dieser
Theorie sollen die körperlichen Phänomene, welche nach der Ansicht anderer die Aeusserung oder Wirkung der Affekte bilden,
durch für jeden einzelnen Affekt verschiedene Veränderungen in
den Funktionen der vasomotorischen Apparate bedingt sein und
das Wesentliche des Affektes bilden, sofern dieser lediglich das
Bewusstsein oder Gefühl dieser körperlichen Vorgänge darstellt.
Wir erröthen nach dieser Theorie nicht, weil wir uns schämen,
sondern wir schämen uns, weil wir erröthen; wir zittern nicht,
weil wir uns fürchten, sondern wir fürchten uns, weil wir zittern.
Diese Theorie ist völlig unhaltbar; ein und derselbe Eindruck
kann in uns die verschiedensten Affekte hervorrufen; wir können
uns bei dem Anblick einer bestimmten Person heute freuen, morgen
ärgern und ein anderes Mal fürchten; diese Verschiedenheit der
Affekte bei gleich bleibenden optischen Bildern kann unmöglich
von irgend etwas anderem als den Vorstellungen herrühren, welche
der Gesichtseindruck jeweilig mehr oder minder deutlich wachruft
oder anklingt. Wenn wir uns fürchten, so wird durch Zittern
unserer Glieder zwar die Angst verstärkt, allein Zittern muss an
sich durchaus kein Angstgefühl hervorrufen, man zittert auch vor
Freude, Aerger, Wuth, Spannung.

D. Ego, Selbstbewusstsein.

Schon im Vorhergehenden hatten wir mehrfach Veranlassung,
die Begriffe Ego und Selbstbewusstsein zu berühren. Bei der Verschiedenheit der Deutungen, welche denselben gegeben werden,
müssen wir hier noch etwas näher auf dieselben eingehen. Die

Vorstellungen, welche im Laufe unseres Lebens durch äussere Eindrücke und Reproduktionsvorgänge in unserem Geiste hervorgerufen werden, verknüpfen sich allmählich zu Gruppen oder Systemen (Komplexen), welche zum Theil dieselben Elemente nur in wechselnden Verbindungen enthalten. Die bedeutungsvollste aller dieser Gruppen bildet jener Komplex, welcher alles unsere leibliche und geistige Persönlichkeit Betreffende in sich vereinigt und seine Vertretung im Bewusstsein durch das Lautsymbol „Ich" (Ego) hat. Das Kind weiss seinen Leib nicht von der Aussenwelt zu unterscheiden. Ganz allmählich gelangt es dahin, die Gruppe von Vorstellungen, welche sich auf seinen Körper beziehen, von den Vorstellungen zu trennen, welche die äusseren Dinge in ihm erwecken, i. e. seine leibliche Persönlichkeit als etwas Umgrenztes und von anderen Dingen Verschiedenes aufzufassen, und noch länger währt es, bis sich in ihm der Begriff eines geistigen Ego bildet. Das Ego des geistig entwickelten Menschen baut sich natürlich je nach der Lebensgestaltung und den äusseren Verhältnissen des Individuums aus sehr verschiedenen Elementen auf. Im Allgemeinen lassen sich folgende Hauptbestandtheile unterscheiden:

1. Die Vorstellungsgruppe des leiblichen Ego, welche alle auf die Eigenschaften und Thätigkeiten des eigenen Körpers sich beziehenden Vorstellungen umfasst.

2. Die Erinnerungen aller wichtigen Lebensereignisse und die damit zusammenhängenden Vorstellungen der gegenwärtigen bürgerlichen Stellung und Familienbeziehungen (historisches, soziales und verwandtschaftliches Ego).

3. Alle durch Erziehung, Gewohnheit, Lebenserfahrung, Lernen und Einflüsse des Milieus gewonnenen leitenden Anschauungen (Grundsätze), Gefühls-(Geschmacks)-Richtungen, ferner die hiemit und mit den körperlichen Trieben zusammenhängenden Neigungen und Begehrungen (moralisches, sinnliches, religiöses, politisches, ästhetisches etc. Ego).

Die Bestandtheile des Ego unterliegen begreiflicher Weise fortwährend gewissen Modifikationen und Ergänzungen. Unsere Erlebnisse und Lebenserfahrungen mehren sich unaufhörlich und damit ändern sich auch zum Theil unsere Lebensanschauungen

und Neigungen mehr oder minder. Das Ego des Jünglings ist
daher ein anderes als das des reifen Mannes und das des Greises
wieder von dem des reifen Mannes verschieden. Den momentan
im Bewusstsein sich abspielenden Vorgängen gegenüber figurirt das
Ego als ein beständig vorhandener, aber keineswegs unveränder-
licher Hintergrund. Je nach der Affinität der im Bewusstsein
auftauchenden psychischen Elemente zu dieser oder jener Vorstellungsgruppe des Ego wechselt die den Hintergrund darstellende
Seite desselben. Manche Ideen berühren nur unser verwandtschaftliches, andere nur unser bürgerliches und wieder andere nur unser
moralisches Ego; es können aber auch zwei oder mehrere unserer
Partialegos durch gewisse Vorstellungen berührt werden, dann entsteht
mitunter ein Interessenstreit, wir fühlen zwei Seelen in unserer Brust,
von den miteinander um den bestimmenden Einfluss auf unser Handeln ringenden Partialegos siegt natürlich das kräftiger entwickelte,
wenn dem gegnerischen nicht besondere Umstände zu Hilfe kommen.
Zu dem Hintergrunde des Ego treten jedoch nicht alle in die Sphäre
des Bewusstseins eintretenden psychischen Elemente in Beziehung. Nur
denjenigen Elementen, welche irgend eine Seite des Egos in leisere
oder stärkere Mitschwingung versetzen, schreiben wir Selbstbewusstsein zu, den übrigen nur Bewusstsein. Für die Erklärung mancher psychopathologischen Erscheinungen ist diese Unterscheidung, wie wir zum Theil bereits gesehen haben, von Wichtigkeit. Von einzelnen französischen Beobachtern (so insbesonders
von Pierre Janet) werden die hysterischen Anästhesien auf
einen Mangel der Perception personelle für die betreffenden Sensationen zurückgeführt; die anästhetischen Hysterischen fühlen, sehen
und hören nach dieser Theorie, ihre Sensationen bleiben jedoch
unterbewusst (subconscient); sie, d. h. ihr Ego weiss von denselben
nichts, assimilirt dieselben nicht. Für manche hysterische Anästhesien scheint diese Auffassung ganz zutreffend.

E. Wille und Aufmerksamkeit.

Nach dem Sprachgebrauche, welchem auch die Medizin bisher
sich nicht zu entziehen vermochte, besässen wir in dem Willen ein
besonderes geistiges Vermögen oder eine Kraft, welche in weit-

gehendstem Maasse unser Handeln und den Verlauf unseres Denkens bestimmt. Die Mehrzahl der Psychologen der Jetztzeit bestreitet jedoch die Existenz eines selbständigen, von Vorstellen und Fühlen unabhängigen Willensvermögens und unsere innere Erfahrung berechtigt uns auch nicht zur Annahme eines solchen. Wir wissen nur von einzelnen psychischen Vorgängen, welche man wegen der Uebereinstimmung in gewissen wesentlichen Merkmalen als Wollen oder Willensakte (Willensbethätigungen, Willensäusserungen), bezeichnet. Diese Vorgänge charakterisiren sich jedoch als Vorstellungen und sind, wie wir sogleich beifügen wollen, wenn sie auch anderen Vorstellungen gegenüber eine eigenartige Stellung einnehmen, doch den Gesetzen des Vorstellungsablaufes unterworfen.

Wenn wir uns zunächst fragen, welche psychische Elemente bei dem Vorstellen, welches wir Wollen nennen, gegeben sein müssen, so finden wir folgende:

a) Eine Zielvorstellung, i. e. die Vorstellung eines auszuführenden Aktes oder (durch äussere Handlung oder innere Thätigkeit, Vorstellen) zu erreichenden Zieles. Jedes Wollen muss auf einen Zweck gerichtet sein; die Zielvorstellung kann ganz schematisch sein, ist aber immer mit einem mehr oder minder ausgeprägten Lustgefühlston oder mit einem Komplexe von Gefühlstönen ausgestattet, unter welchen die angenehmen überwiegen.

b) Die Verknüpfung dieser Vorstellung mit dem Vorstellungskomplexe unseres Ego. Die Verknüpfung ist eine derartige, dass das Ego als die Quelle oder das Bestimmende der Zielvorstellung erscheint. Der sprachliche Ausdruck: „Ich will" lässt hierüber keinen Zweifel.

c) Das Gefühl einer gewissen Freiheit, eines Anderskönnens. Dieses erklärt sich aus dem Umstande, dass den Vorstellungen, welche der Willensvorstellung vorhergehen und deren Bildung beeinflussen, den Motiven, nicht das Gefühl des Zwingenden anhaftet und neben diesen meist andere Vorstellungen (Motive) auftauchen, welche anscheinend einen anderen Willensakt nach sich ziehen könnten. Dieses Gefühl der Freiheit ist jedoch keineswegs bei allen Willensakten gegenwärtig. Mitunter fühlen wir deutlich einen von unserem Ego ausgehenden unabwendbaren Einfluss auf unser

Wollen; wir fühlen, wir können nicht anders, wenn wir z. B. angesichts grosser Noth eine Gabe darreichen, wenn wir unsere innerste Ueberzeugung in einem Falle aussprechen.

Nach ihrem Inhalte sind die dem Gebiete des Wollens angehörigen Vorstellungen sehr verschieden; dabei weisen sie Uebergänge von dem Einfachsten zu dem Komplizirtesten auf. Wenn wir ein Bein heben oder ·einen Federstrich machen wollen, so handelt es sich um einfachere Vorgänge, als wenn wir einen Spaziergang machen oder eine grössere Zeichnung ausführen wollen. Ebenso enthält das einen Gedanken sich einprägen oder eine Thatsache sich in's Gedächtniss zurückrufen wollen viel weniger Vorstellungselemente als das eine Sprache erlernen, ein Buch schreiben wollen. Manche Willensakte sind gleichsam nur Ueberschriften über ganze Reihen von Vorstellungen, welche einzeln wieder grössere geistige Operationen anregen müssen, bevor sie zu Handlungen führen (Künstler werden wollen, berühmt werden wollen etc.).

Verfolgen wir die Vorgänge, welche die Willensakte im Gefolge haben, die Wirkungen der Willensthätigkeit im Einzelnen, so sehen wir, dass dieselben z. Th. äusserlich in Bewegungen unseres Körpers, Handlungen, und einzelnen Verrichtungen innerer Organe, zum Theil innerlich, im Bereiche der bewussten psychischen Prozesse sich geltend machen. Auf dem Gebiete der motorischen Leistungen finden wir die Willensthätigkeit ebenso wohl als anregendes, auslösendes, wie als hemmendes Agens; wir sind nicht nur im Stande, unsere Glieder willkürlich zum Behufe dieser oder jener Verrichtung in Bewegung zu setzen, sondern auch Bewegungen oder Bewegungsantriebe reflektorischer oder automatischer Natur willkürlich zu hemmen und willkürlich begonnene und automatisch fortgesetzte Bewegungen jederzeit zum Stillstande zu bringen. Wir sind ferner im Stande, von den Empfindungen, welche von einer Mehrzahl sich uns darbietender äusserer Eindrücke in uns ausgelöst werden, einzelne durch einen Willensvorgang, die willkürliche Aufmerksamkeit[1]), zu besonderer Deutlichkeit zu erheben

---

[1]) Man unterscheidet neben der willkürlichen eine unwillkürliche Aufmerksamkeit; bei letzterer zieht der Eindruck (oder die Vorstellung) das Aufmerken nach sich: ein unerwarteter Eindruck, ein plötzlich auftauchender Gedanke „fesselt" unsere Aufmerksamkeit.

und gleichzeitig die übrigen zu verdunkeln und bei rein associativem Verlaufe unseres Vorstellens einzelnen Vorstellungen durch einen Willensakt besondere Stärke und Andauer zu verschaffen, in Folge welcher sie für die Richtung der Association bestimmend werden, und daneben auftauchende Associationen an weiterer Entwickelung zu hemmen.

In der rein geistigen wie in der somatischen Sphäre äussert sich demnach die Willensthätigkeit im Wesentlichen in zwei Formen: einer anregenden, bahnenden und einer hemmenden, einschränkenden. Da die cortikalen Territorien, an welche die Bewegungsvorstellungen geknüpft sind, auch die Ursprungstätten der wichtigsten psychomotorischen Bahn, der Pyramidenbahn, bilden, und eine Bewegung wollen die Vorstellung derselben in einer gewissen Stärke reproduziren bedeutet, so wird es unserem Verständniss nicht schwer, das Auftreten einer Körperbewegung als Folge oder Wirkung eines Willensvorganges zu begreifen. In diesem Punkte besteht auch kaum eine Meinungsverschiedenheit. Dagegen sind wir über die Art des centralen Vorganges, durch welchen der einzelne Willensakt die Lenkung des Vorstellungsverlaufes und die grössere Deutlichkeit durch äussere Eindrücke hervorgerufener Empfindungen bewirkt, noch keineswegs im Klaren, hierüber gehen auch die Ansichten der Psychologen weit auseinander. Ich glaube, dass bei dem derzeitigen Stande unserer Kenntnisse folgende Auffassung am meisten für sich hat.

Unser Vorstellen ist immer von gewissen psychomotorischen Erregungen begleitet, welche zu Muskelkontraktionen und dadurch zu Spannungs- und Thätigkeitsgefühlen führen. Je mehr das Bestreben besteht, eine Empfindung oder Vorstellung deutlicher zu gestalten und die Reproduktion anderer Vorstellungen zu verhindern, i. e. die Aufmerksamkeit zu concentriren, um so deutlicher treten diese Spannungsgefühle[1] auf, welche in erster Linie das Bewusstsein einer Thätigkeit oder Anstrengung des Ego bei dem

---

[1] Die Spannungsgefühle machen sich beim Lauschen in den Ohren, beim Sehen in den Augen und beim Nachdenken im Kopfe geltend. Bei gespannter Aufmerksamkeit bekundet sich der seelische Zustand auch äusserlich in starrer Körperhaltung, einer Spannung der Gesichtszüge und Abschwächung der respiratorischen Bewegungen (athemloses Lauschen).

3*

Vorgange vermitteln. Dieses Bewusstsein beruht auch nicht lediglich auf Täuschung.

Nach den jüngsten anatomischen Forschungen Flechsigs bildet der grösste Theil des Stirnlappens (die vordere Hälfte der ersten und der grösste Theil der 2. Stirnwindung, an der Basis insbesonders der Gyrus rectus) ein Associationscentrum, i. e. ein Centrum, welches nicht direkt mit Sinnesleitungen in Zusammenhang steht. Dieses Centrum steht nach Flechsig vielleicht mit allen Sinnessphären, sicher jedoch mit der cortikalen Riech- und Körperfühlsphäre in Verbindung; letzterer Umstand und pathologische wie physiologische Erfahrungen[1]) scheinen darauf hinzuweisen, dass das frontale Associationscentrum von ganz besonderer Bedeutung für das Ichbewusstsein, das Bewusstsein unserer körperlichen und geistigen Persönlichkeit, ist. Es liegt nun sehr nahe, dass dieses Centrum einerseits bei jeder (oberbewussten) Vorstellung in eine gewisse associative Miterregung geräth — wir erkennen eine Vorstellung als uns angehörigen geistigen Akt nur dadurch an, dass wir sie in Beziehung zu dem Vorstellungskomplexe unseres Ego bringen — andererseits hinwiederum auf die zugeleitete Erregung mit einer Reaktion antwortet, welche für den weiteren Verlauf des Vorstellens, für die Bahnen, welche dieses einschlägt, bestimmend ist[2]). Alle Thatsachen unserer inneren Erfahrung sprechen dafür, dass

---

[1]) Das Stirnhirn wurde schon früher von einzelnen Forschern (so von Ferrier und Hitzig) als Sitz höherer psychischer Funktionen betrachtet; für diese Auffassung hat sich in jüngster Zeit auch Bianchi auf Grund seiner experimentellen Beobachtungen an Hunden und Affen erklärt. Nach Flechsig zeigen Paralytiker, bei welchen nur das frontale Associationscentrum deutliche Veränderungen aufweist, einen psychischen Symptomenkomplex, welcher in seinen wesentlichen Zügen mit den Erscheinungen übereinstimmt, die von Bianchi an Affen nach beiderseitiger Exstirpation des Stirnhirnes beobachtet wurden. Das Verhalten der betreffenden Kranken spricht für eine tiefer gehende Schädigung des Persönlichkeitsbewusstseins (solange Reizerscheinungen vorwiegen, masslose Selbstüber- oder Unterschätzung, schliesslich völlige Interesselosigkeit, Sichselbstvergessen, Urtheilsschwäche). Die Fähigkeit, die Aufmerksamkeit willkürlich zu lenken, geht hiebei auch verloren.

[2]) Wahrscheinlich fliessen die von dem frontalen Associationscentrum ausgehenden Erregungen z. Th. auch der Körperfühlsphäre (i. e. dem psychomotorischen Centrum) zu, wodurch die von dieser vermittelten Spannungs- und Thätigkeitsgefühle verstärkt werden, welche dann wieder associativ verstärkend auf einzelne Vorstellungen oder Vorstellungsgruppen einwirken.

es das Ego mit den in ihm vereinigten Grundrichtungen unseres
Denkens und Fühlens ist, welches den Verlauf unseres Vorstellens,
die Richtung unserer Aufmerksamkeit und zwar sowohl der sogenannten willkürlichen als der unwillkürlichen bestimmt. Die
Vorstellung „Ich will" ist darum von wesentlich anderer Bedeutung
und Tragweite als eine beliebige andere Vorstellung; hinter jeder
Willensvorstellung steht das ganze Ego mit allen seinen leitenden,
treibenden und hemmenden Tendenzen. Dieser Einfluss des Ego
verleiht unserem Denken den Charakter des Geordneten, unserem
Handeln den Charakter der Besonnenheit; wenn der Einfluss des
Ego abgeschwächt wird, zeigt sich beim Denken eine Neigung des
Vorstellens zum Abschweifen nach den verschiedensten Richtungen
(vom Hundertsten ins Tausendste kommen), im Handeln ein Ueber-
gewicht der Triebe, Affekte und Leidenschaften; die Selbstbeherrschung i. e. die Beherrschung dieser psychischen Faktoren
durch das Ego geht verloren.

Von einem freien Willen, d. h. einem durch unsere nervös-
psychische Constitution nicht in zwingender Weise bedingten
Wollen kann nach dem Vorstehenden natürlich keine Rede sein.
Ob wir in einem gegebenen Falle a oder b wollen, hängt, abgesehen
von den momentanen besonderen Umständen ganz und gar von
der Constitution unseres Ego ab; ob wir uns für a oder b ent-
scheiden, die Entscheidung ist immer eine nothwendige Folge der
in den vorhandenen Umständen und dem Ego gegebenen Prämissen.
Dagegen sind wir berechtigt, eine Willenskraft von anderen Vor-
stellungskräften zu unterscheiden, obgleich wir die Existenz eines
besonderen Willensvermögens nicht anerkennen können; der Unter-
schied liegt nur in der quantitativen, nicht in der qualitativen
Seite. Es ist begreiflich, dass ein so mächtiger und in sich ge-
schlossener Vorstellungskomplex wie der des Ego in associativer
Beziehung einen stärkeren Einfluss auszuüben vermag als beliebige
isolirte Vorstellungen oder Vorstellungsgruppen. Was man unter
Stärke oder Schwäche der Willenskraft zu verstehen hat,
ist nun auch ohne Weiteres verständlich. Dabei dürfen wir aber
nicht ausser Acht lassen, dass, da das Ego bei verschiedenen
Menschen sehr verschieden ist, willensschwach und willensstark
nicht immer das Gleiche bedeutet. Willensstärke kann der Ver-

brecher in der Verfolgung seiner Pläne ebenso gut entfalten, als
der edelste Menschenfreund, und Willensschwäche kann unter Umständen eine Tugend bilden.

F. Einfluss geistiger Vorgänge auf die Entstehung und Heilung von Krankheitszuständen.

Dass die Wirkungen psychischer Prozesse über das Gebiet des
Geistigen hinausreichend in die Sphäre des Körperlichen sich erstrecken und hier selbst mächtige Veränderungen in den Verrichtungen der Organe herbeiführen können, ist schon lange Gegenstand
allgemeiner Erfahrung. Jedermann weiss, dass wir an dem Gesichts-
ausdruck und der körperlichen Haltung eines Menschen schon zu
erkennen im Stande sind, ob derselbe in ruhiges Nachdenken ver-
sunken ist, oder ob in seinem Gemüthe lebhafte Gefühle sich
geltend machen, ob ihn Freude erfüllt oder schwerer Kummer
niederdrückt. Das Erblassen, Zittern und in Schweiss gerathen
bei Angstzuständen, die Röthe des Zornes und der Scham, die lebhaftere Herzthätigkeit bei freudiger Erregung (das Hüpfen des
Herzens), der Stillstand der Athmung beim Erschrecken, der Thränen-
ausbruch bei tiefer Trauer sind Thatsachen der allgemeinen Erfahrung. Nicht minder deutlich als die eben erwähnten, der Wahrnehmung ohne Weiteres zugänglichen Umstände sprechen die
pletysmographischen Untersuchungen Mosso's und Féré's für das
Eingreifen der psychischen Vorgänge in die somatischen Lebens-
vorgänge. Die genannten Beobachter fanden, dass jeder Sinnes-
eindruck, jede Gemüthsbewegung die Cirkulationsverhältnisse an der
Körperperipherie beeinflusst. Die Einwirkung geistiger Prozesse auf
den Stoffwechsel Gesunder ist zwar noch nicht genügend untersucht,
sie kann jedoch nach den derzeit vorliegenden physiologischen und
pathologischen Erfahrungen (Hunger in Folge geistiger Anstrengung,
Vermehrung der Phosphorsäure- und Harnstoffausscheidung bei geistiger Anstrengung (Zülzer, Byasson, Mosler), Appetitmangel
und Körpergewichtsabnahme bei Verstimmungszuständen etc.) nicht
bezweifelt werden.

Andererseits gewinnen wir durch die pathologischen und kurativen Effekte geistiger Thätigkeiten wieder manchen werthvollen
Aufschluss über die in physiologischer Breite sich vollziehende Ein-

wirkung der geistigen auf die körperlichen Verrichtungen. Wir dürfen nicht annehmen, dass bei der Herbeiführung und Beseitigung somatischer Krankheitszustände durch psychische Einflüsse Vorgänge im Spiele sind, die bei normalem Ablaufe der psychischen und somatischen Funktionen gänzlich fehlen. Allem Anscheine nach handelt es sich vielmehr nur um Aenderungen (Steigerung, Minderung etc.) in den beständig vor sich gehenden Einwirkungen der Psyche auf die somatischen Funktionen.

Strümpell ist der Ansicht, dass die Zahl der durch primär psychische Vorgänge entstandenen, scheinbar rein körperlichen Erkrankungen mindestens ebenso gross ist als die Zahl der wirklich rein körperlichen Krankheitszustände. Diese Ansicht dürfte sich von der Wirklichkeit nicht sehr entfernen. Ueberblicken wir die somatischen Leiden und Störungen psychogenen Ursprungs, so finden wir, dass dieselben fast alle Organe und Organsysteme betreffen: die Haut mit ihren Anhangsgebilden, die Muskeln und Gelenke, den Cirkulations-, Respirations- und Verdauungsapparat, die Harn- und Geschlechtsorgane, die blutbildenden Drüsen; auch Störungen der allgemeinen Ernährung und des Stoffwechsels können, wie schon erwähnt wurde, durch psychische Einflüsse bedingt oder mitbedingt sein. Die Beziehungen, welche zwischen dem veranlassenden psychischen Momente und der körperlichen Störung bestehen, sind jedoch in den einzelnen Fällen sehr verschieden und wir können im Allgemeinen drei Arten der Beziehungen unterscheiden:

1. In einer Gruppe von Fällen haben wir es nur mit scheinbar körperlichen Störungen zu thun; d. h. der Zustand der Organe, an welchen sich die Störung kund giebt, weist keine Veränderungen auf, der Krankheitsvorgang bleibt auf das psychische Gebiet beschränkt, und die körperliche Störung schwindet mit der Beseitigung der psychischen Ursache. Zwei Beispiele werden dies verständlich machen. Die Vorstellung, den Arm nicht bewegen zu können, verursacht eine psychische Lähmung des Armes; in den Muskeln des Armes, den Nerven desselben und selbst den motorischen Bahnen für die Innervation der Armmuskeln im Rückenmarke und Gehirn ist hier nicht die geringste Veränderung vorhanden; die Lähmung schwindet mit der Beseitigung der ursächlichen Vorstellung. Die

Vorstellung, rückenmarksleidend zu sein, verursacht Rückenschmerzen und Parästhesien in den Gliedern. Auch hier besteht an der Wirbelsäule, in den Gliedern und im Rückenmarke keine Veränderung, und die Schmerzen etc. verlieren sich, sobald die verursachende Vorstellung geschwunden ist.

2. In einer weiteren Gruppe von Fällen führt der psychische Vorgang zu objektiv wahrnehmbaren Veränderungen in dem Zustande oder der Thätigkeit einzelner Organe, welche jedoch die psychische Einwirkung nicht oder wenigstens nicht lange überdauern. Ein peinlicher Affekt verursacht vorübergehend Erbrechen, Diarrhoe, eine Ohnmachtsanwandlung oder Cessiren der Menses. Die Vorstellung des Zitterns veranlasst Zittern.

3. In einer dritten Gruppe von Fällen werden durch vereinzelte oder wiederholte, resp. über längere Zeit sich erstreckende psychische Einwirkungen andauernde Krankheitszustände herbeigeführt. Eine heftige Gemüthsbewegung (Zorn oder Schrecken) verursacht eine Gefässzerreissung im Gehirn und in Folge dieser eine dauernde Hemiplegie. Aufregung, Sorgen und Kummer veranlassen die Entwickelung chronischer organischer Herzleiden. Angst und Kummer bewirken plötzliches oder sehr rasches Ergrauen der Haare.

Wenn wir nunmehr die pathogenen und kurativen Einflüsse, welche psychische Prozesse bei somatischen oder anscheinend somatischen Krankheitszuständen ausüben, näher in Betracht ziehen, so ergiebt sich Folgendes:

1. Pathogene und kurative Wirkungen des Vorstellens (der intellektuellen Thätigkeit).

I. Die intellektuelle Thätigkeit an sich kann nur unter zwei Bedingungen Ursache von Krankheitszuständen werden, wenn sie überhaupt im Uebermaasse betrieben wird, also bei geistiger Ueberanstrengung, oder wenn das Vorstellen sich vorwaltend in Richtungen bewegt, welche in besonderem Maasse geeignet sind, gewisse körperliche Vorgänge zu beeinflussen. Die Zahl der Krankheiten, in deren Aetiologie man geistiger Ueberanstrengung eine Rolle zugeschrieben hat, ist eine sehr erhebliche. Trotzdem sind wir

über die pathologischen Wirkungen übermässiger intellektueller
Thätigkeit keineswegs genügend aufgeklärt, weil diese zumeist
mit Schädlichkeiten anderer Art, psychischer oder somatischer
Natur (andauernden oder sehr häufig wiederkehrenden Gemüthserregungen, Mangel körperlicher Bewegung, Missbrauch von Stimu-
lantien etc.) vergesellschaftet ist. In der grossen Mehrzahl der
Fälle entwickeln sich unter dem Einflusse intellektueller Ueber-
arbeitung neurasthenische Zustände, deren symptomische Gestaltung
in den einzelnen Fällen wechselt (Erscheinungen cerebraler Neurasthenie, nervöse Dispepsie etc. etc. [1]) Von manchen Seiten (Hack
Tuke, Richardson) wird allzu angestrengtes Studium als eine
Ursache des Diabetes betrachtet. Dass geistige Ueberanstrengung
auf bestehende Erkrankungen, insbesonders solche des Nerven-
systems ungünstig einwirkt, unterliegt keinem Zweifel. Einseitige
Richtung des Denkens auf den Körperzustand — die hypochondrische
Denkweise — führt ungemein häufig zu körperlichen Störungen,
bei deren Entstehung ein Circulus vitiosus im Spiele ist. Die
Empfindungen, welche die Verrichtungen unserer inneren Organe
verursachen, gelangen unter normalen Verhältnissen nicht in unser
Bewusstsein (Oberbewusstsein); sie senden in dieses nur eine Art
Gesammtrepräsentation in Form des sogenannten Gemeingefühls;
richtet sich die Aufmerksamkeit anhaltend auf einen Körpertheil
oder das körperliche Verhalten im Allgemeinen, so werden die
entsprechenden cortikalen Elemente der Körpergefühlssphäre in
einen Zustand erhöhter Erregbarkeit versetzt, deren Folge ist,
dass eine Reihe gewöhnlich unterbewusst bleibender, aus dem
betreffenden Körpertheil oder dem Körper überhaupt stammender
Eindrücke bewusste Empfindungen hervorruft. Diese veranlassen
auf associativem Wege Vorstellungen, welche sich wieder mit dem
körperlichen Befinden beschäftigen und insbesonders Vorstellungen,
deren Inhalt die mit einem gewissen Angstaffekte verknüpfte Erwartung irgend eines Uebels ist. Diese rufen zum Theil auf associativem Wege durch Erregung von Elementen der Körpergefühlssphäre die ihrem Inhalt entsprechenden Sensationen, zum Theil
durch Auslösung centrifugal sich fortleitender, bahnender und

---

[1]) Vergl. Löwenfeld, Pathologie und Therapie der Neurasthenie und
Hysterie, p. 54 und 214.

hemmender Erregungen ihrem Inhalte entsprechende Funktionsstörungen hervor.

So kann die Vorstellung nach dem Essen bevorstehender Magenbeschwerden solche herbeiführen, das Befühlen des
Pulses in der Erwartung, eine Anomalie der Herzthätigkeit zu
finden, Unregelmässigkeiten der Herzaktion veranlassen. Auch
die anhaltende Richtung des Vorstellens auf das Sexuellsinnliche,
Lascive (die Gedankenunzucht) ist nicht ohne schädigende Folge.
Dadurch entwickelt sich allmählich ein Zustand anormaler Reizbarkeit der genitalen Lendenmarkscentren, in Folge dessen schon
Vorstellungen sexuellen Inhalts Pollutionen herbeiführen können.

Dass die intellektuelle Thätigkeit — geistige Beschäftigung
— auch Heilwirkungen ausüben kann, ist eine alte Erfahrung.
Kant hat in seiner berühmten Abhandlung „Von der Macht des
Gemüthes durch den blossen Vorsatz seiner krankhaften Gefühle
Meister zu sein" gezeigt, dass durch angestrengte Richtung des
Denkens auf ein beliebig gewähltes Objekt und dadurch bewirkte
Ablenkung der Aufmerksamkeit von gewissen Körpergefühlen die
Intensität dieser so herabgesetzt werden kann, dass sie keine
Belästigung mehr bilden. Kant empfahl auch das Philosophiren
als ein Mittel der Abwehrung mancher unangenehmer Gefühle.
Die geistige Beschäftigung ist jedoch nicht bloss ein Mittel, um
widrige körperliche Empfindungen herabzudrücken, sie ist auch
sehr geeignet, seelische Schmerzen zu mildern, peinliche Vorstellungen allmählich aus der Erinnerung zu verdrängen und dadurch auch deren körperliche Rückwirkungen zu beseitigen[1]).

II. Schon aus dem im Vorstehenden Bemerkten ist ersichtlich,
dass bestimmte einzelne Vorstellungen zum Auftreten körperlicher
oder anscheinend körperlicher Störungen den Anstoss geben können.
Die Beziehung, welche in diesen Fällen zwischen der pathogenen
Vorstellung und ihrer Wirkung obwaltet, ist nicht immer von
gleicher Art.

a) In einer Reihe von Fällen ist die Vorstellung inhaltlich
ihrer Wirkung congruent; die Vorstellung des Gelähmtseins erzeugt Lähmung, die Vorstellung des Nichtempfindens Anästhesie,

---

[1]) Weiteres über den Einfluss geistiger Beschäftigung bei Krankheitszuständen siehe später Abschnitt IV.

die Vorstellung des sexuellen Unvermögens Impotenz, die Vorstellung eines bevorstehenden Schmerzes Schmerz, die Vorstellung einer bevorstehenden Hautblutung Stigmatisationserscheinungen. Die Wahrnehmung eines Krampfzustandes erzeugt einen ähnlichen bei dem Wahrnehmenden (Psychische Infektion).

b) In einer weiteren Reihe von Fällen mangelt die Congruenz zwischen Vorstellung und Wirkung; die Wirkung steht jedoch mit der Vorstellung in einem physiologischen oder logischen Zusammenhange. Vorstellungen erotischen Inhalts rufen Erektion und Ejakulation hervor, die Erinnerung an eine übelriechende Speise (oder einen peinlichen Vorfall) erzeugt Erbrechen. Die Wirkung der Vorstellungen erklärt sich in diesen Fällen aus dem funktionellen, physiologischen Connexe der betreffenden cortikalen Elemente mit anderen centralen Elementen. Die Wirkungen hypochondrischer Vorstellungen können auf einen solchen Connex nicht zurückgeführt werden. Wenn die Vorstellung, rückenmarksleidend zu sein, im einen Falle heftige Rückenschmerzen und Parästhesien in den Beinen, im anderen dagegen Schwächegefühl und Unsicherheit der Beine, wie ich es beobachtete, die Vorstellung, an einem Magenleiden zu laboriren, im einen Falle nur heftige Schmerzen nach dem Essen, im anderen Appetitmangel und Brechneigung verursacht, so können wir nur annehmen, dass die betreffende Vorstellung eine wahrscheinlich unterbewusste logische Weiterverarbeitung erfahren hat, deren Ergebnisse — gewisse Spezialvorstellungen — in den einzelnen Fällen wegen der Verschiedenheit der Anschauungen über die Symptomatologie der fraglichen Leiden variiren und daher verschiedenartige Störungen bedingen.

c) In einer dritten Reihe von Fällen handelt es sich lediglich um zufällige, durch associative Verhältnisse (Prinzip der Contiguität) bedingte Verknüpfung von Vorstellungen mit nervösen Störungen. Einige Fälle, welche dieser Kategorie angehören, wurden bereits mitgetheilt. Einem Patienten meiner Beobachtung fiel ein schwerer eiserner Gegenstand auf eine grosse Zehe, wobei er einen heftigen, den ganzen Körper durchfahrenden Schmerz empfand; in der Folge fühlte er, wenn er nur an das Anstossen eines Körpertheiles an einen festen Gegenstand dachte, einen den Körper durchzuckenden Schmerz.

Auch bei der Heilung krankhafter Zustände durch Vorstellungen
— Heilvorstellungen — haben wir es mit verschiedenen Vorgängen zu
thun. Ist eine Krankheitserscheinung von einer Vorstellung abhängig,
so lässt sich dieselbe dadurch beseitigen, dass wir eine Gegenvor-
stellung bei dem Kranken hervorrufen, welche die pathogene Vorstellung verdrängt; hiemit schwindet auch deren Wirkung. Die Art der
heilenden Vorstellung muss sich natürlich nach der Art der vorhandenen pathogenen Vorstellung oder deren Wirkung richten. Eine
durch Vorstellung bedingte Lähmung heben wir, indem wir bei dem
Kranken die Vorstellung des Nichtgelähmtseins, des Bewegenkönnens
erwecken, der durch Vorstellung verursachte Schmerz wird durch
die Vorstellung, dass der Schmerz schwinden wird, das von einer
Vorstellung abhängige Erbrechen durch die Vorstellung, dass der
Magen die Speisen behalten wird oder gesund ist, beseitigt.

Indess wird nicht, wie S t r ü m p e l l glaubt, nur das, was durch
Vorstellung entstanden ist, auch durch Vorstellungen zum Schwinden gebracht. Wir sind in der Lage, durch Vorstellungen auch
eine Reihe zweifellos von psychischen Einflüssen unabhängiger, durch
rein somatische Vorgänge veranlasster Störungen zu mildern und
zu heben, insbesondere Schmerzen verschiedenen Ursprungs und
andere Gefühlsstörungen, Appetitmangel, Darmträgheit, Menstruationsanomalien, rheumatische Zufälle [1]). Wir dürfen nicht annehmen,
dass die Beseitigung eines durch ein Lokalleiden verursachten
Schmerzes durch die Vorstellung des Schwindens desselben dadurch
bewerkstelligt wird, dass die Vorstellung auf den krankhaften Zustand des betreffenden Körpertheiles oder die Nerven desselben
einwirkt; die Hebung des Schmerzes geschieht sehr wahrscheinlich
nur dadurch, dass durch die Heilvorstellung das Bewusstseinwerden
der von den affizirten Theilen ausgehenden Erregungen verhindert
wird, indem dieselbe einen hemmenden Einfluss auf die Elemente
der cortikalen Körpergefühlssphäre ausübt, welche mit dem betreffenden Körpertheile in Verbindung stehen. In den Fällen da-

---

[1]) Zu erwähnen ist hier auch die Beseitigung von Warzen durch Anwendung von sogenannten Sympathiemitteln oder Besprechen; das heilende
Moment bei diesen Kuren, über deren Wirksamkeit in manchen Fällen von
sehr kritischen Beobachtern berichtet wird, ist jedenfalls die Vorstellung des
Schwindens der Warze.

gegen, in welchen durch Vorstellungen die Absonderung des Magensaftes oder die Thätigkeit der Darmmuskulatur angeregt oder die Cirkulations- und Ernährungsvorgänge eines Körpertheils beeinflusst werden, müssen durch die Vorstellungen centrifugal sich fortpflanzende Erregungen ausgelöst werden, welche durch periphere, sekretorische, muskulomotorische (Bewegungsnerven des Darmes, Vasakonstriktoren), hemmende (vasodilatorische) und trophische Nerven den betreffenden Organen übermittelt werden.

Wir haben im Vorstehenden bei Besprechung der pathogenen und kurativen Wirkungen der Vorstellungen nicht zwischen ober- und unterbewussten unterschieden. Die pathogenen Vorstellungen sind jedoch nicht sämmtlich oberbewusst. Ein sehr beträchtlicher Theil derselben(Autosuggestionen, unterbewusste Zwangsvorstellungen und pathogene Erinnerungen) gehört dem Unterbewusstsein an. Der Patient weiss von diesen Vorstellungen nichts und betrachtet desshalb die Wirkungen derselben als Aeusserungen rein körperlicher Leiden. So werden z. B. durch Autosuggestionen nach dem Essen entstehende Magenschmerzen gewöhnlich, als Symptome eines Magenleidens betrachtet, Diarrhoe, welche in Folge von Autosuggestion nach Genuss gewisser Speisen auftritt, wird auf eine Darmschwäche oder Darmkatarrh bezogen; ein Neurasthenischer, bei welchem in gewissen Situationen, z. B. beim Aufenthalte in geschlossenen, von vielen Menschen frequentirten Lokalen, Herzklopfen und Unregelmässigkeit der Herzthätigkeit sich einstellen, glaubt herzleidend zu sein. Der Vorgang im letzteren Falle ist jedoch folgender: Die Vorstellung des Aufenthaltes an dem betreffenden Orte erweckt im Unterbewusstsein des Patienten Zwangsvorstellungen beängstigenden Inhalts (die Vorstellung eines drohenden Unfalles, des Nichtaushaltenkönnens etc.), welche die erwähnten Störungen der Herzthätigkeit hervorrufen, ohne dass dabei im Oberbewusstsein sich ein Angstgefühl primär geltend macht (larvirte Angstzustände E. Hecker). Wie die pathogenen Vorstellungen, so können aber auch die kurativen unterbewusst sein. Die im hypnotischen Somnambulismus gegebenen Heilsuggestionen entziehen sich der Kenntniss des Patienten (d. h. seines Oberbewusstseins). Ihre Wirksamkeit wird dadurch nicht verringert, sondern erhöht.

2. Pathogene und kurative Wirkungen der Gemüthsbewegungen.

Der Einfluss der Gemüthsbewegungen als pathogener psychischer Faktoren überwiegt dermassen den der Vorstellungen, dass man häufig, wenn man von psychischer Verursachung von Krankheitszuständen spricht, lediglich auf die Gemüthsbewegungen Bezug nimmt. In der That sind die durch Vorstellungen erzeugten Leiden, wenn auch zum Theil sehr hartnäckig und beschwerlich, doch im Grossen und Ganzen gutartiger Natur, während durch Gemüthsbewegungen zum Theil schwere und andauernde, das Leben verkürzende Erkrankungen verursacht werden; auch ist bekannt, dass der Tod unmittelbar durch mächtige Affekte herbeigeführt werden kann. Insbesonders in der Aetiologie der Nervenkrankheiten spielen Gemüthsbewegungen eine wichtige Rolle. Ihnen fällt ein sehr bedeutender Antheil an der Verursachung der Psychosen und der verbreitetsten Neurosen, der Neurasthenie und der Hysterie zu, sie figuriren ferner unter den ätiologischen Momenten zahlreicher anderer Nervenkrankheiten, so namentlich der Epilepsie, Chorea minor, Paralysis agitans, Myoclonie und anderer Krampfleiden, des Morbus Basedowii, der multiplen Sklerose und der Myelitis. Auch die übrigen Organe unterliegen mehr oder minder einem schädigenden Einflusse seitens gemüthlicher Erregungen. Solche können die Entwicklung von Lungenleiden begünstigen, indem sie die Lebensenergie des Lungengewebes herabsetzen, zur Entstehung von Herzleiden beitragen und solche auch direkt herbeiführen, Ikterus und Funktionsstörungen im Bereiche des Intestinaltraktus (Störungen des Magenchemismus, Diarrhoe, Obstipation), Amenorrhoe und Metrorrhagien, Abortus, verschiedenartige Hautaffektionen (Herpes, Urticaria, Hauthämorrhagien, Blutschwitzen), bei Brüchigkeit der Gehirngefässe Gehirnblutungen, bei Phthise Haemoptoe, endlich auch Diabetes nach sich ziehen.

So verschiedenartig die pathogenen Wirkungen der Gemüthserregungen sind, so kommen dieselben doch fast ausschliesslich einer Art dieser Erregungen zu, den peinlichen (Sorgen, Kummer, Aerger, Zorn, Schrecken, Angst): körperliche Erkrankungen in Folge freudiger Affekte kommen kaum vor[1]); die Todesfälle, welche durch solche mitunter verursacht werden, betreffen nur Personen, bei welchen Erkrankungen (insbesonders Herzleiden) bereits bestehen. Indess beobachten wir von gemüthlichen Erregungen nicht bloss schädliche, sondern auch heilsame Wirkungen und zwar von den peinlichen ebensowohl als von den freudigen. Kurative Effekte werden zwar häufiger durch freudige als durch peinliche Affekte herbeigeführt, die Heilwirkungen letzterer stehen jedoch an Entschiedenheit und Raschheit denen der freudigen Erregungen in keiner Weise nach, und sie beschränken sich auch keineswegs auf psychisch verursachte oder nervöse Leiden. Man hat Beseitigung gichtischer und rheumatischer Zufälle und von Ascites[2]) (durch Anregung der Diurese und Diaphorese) ebenso wohl als von hysterischen Krämpfen durch Schrecken und Furcht gesehen.

Ueber die Vorgänge, durch welche die pathogenen und kurativen Wirkungen der Gemütsbewegungen zu Stande kommen, haben uns neuere Forschungen manchen werthvollen Aufschluss verschafft; doch ist sehr viel auf diesem Gebiete noch in Dunkel gehüllt. Wir müssen uns hier auf einige allgemeine Andeutungen über die Wirkungen der Affekte, insbesonders in der somatischen Sphäre beschränken.

Die psychischen Vorgänge, welche wir als gemütliche Erregungen oder Gemüthsbewegungen bezeichnen, gehen unzweifelhaft mit entsprechenden cortikalen Erregungen einher. Der Stärke des Affektes korrespondirt die Stärke und Ausbreitung der cortikalen Erregung; bei den akuten Affekten (Schrecken, Angst, Zorn etc.) haben wir es mit jäh ansteigenden und rasch oder allmählich wieder absinkenden Erregungen, bei den chronischen (Kummer, Sorgen, Reue etc.) mit geringgradigeren, aber andauernden Erregungen zu thun. Der Verbrauch von Nervenkräften bei intensiven oder länger währenden Affektzuständen äussert sich ähnlich wie bei anstrengender, rein intellektueller Thätigkeit (geistiger Arbeit) in einem Gefühle allgemeiner Abspannung, An-

---

[1]) Geistige Störungen in Folge mächtiger freudiger Erregungen sind mehrfach beobachtet worden.

[2]) v. Hack-Tuke, Geist und Körper, 2. Aufl. p. 193 und 258 u. A.

gegriffenheit oder Erschöpfung. Die Ausbreitung der cortikalen
Erregung erklärt sich aus der Menge von Associationen, welche
die affekterregende Vorstellung oder Wahrnehmung anklingt; subjektiv macht sich dieses Anklingen in der Intensität des erregten
Gefühles geltend, welche auch noch durch die Stärke des An-
klingens bedingt wird. Eine verletzende Aeusserung seitens eines
Dritten versetzt gewöhnlich nur einen kleinen Theil der Vorstellungskomplexe unseres Ego, die Vorstellungen, welche mit unserem Begriffe persönlicher Ehre zusammenhängen, und zwar in nicht sehr
intensiver Weise in Mitschwingung; der Affekt, der dadurch erregt
wird, der Aerger ist daher ein mässiger; die Wahrnehmung einer
plötzlich auftauchenden Lebensgefahr für die eigene Person oder
einen unserer nächsten Angehörigen versetzt dagegen das ganze
grosse Vorstellungsgebiet unseres Ego, resp. einen der wichtigsten
und gefühlreichsten Vorstellungskomplexe desselben, unser Familien-
ego, blitzartig in intensive Mitschwingung, dem entspricht die
Gewalt des Affektes, welchen die Situation hervorruft. Die
Schnelligkeit der Ausbreitung und die Intensität der cortikalen
Erregung machen es einigermassen verständlich, dass in der
Wirkung auf die cortikalen Funktionen die mächtigen peinlichen
Affekte der mechanischen Gehirnerschütterung sich sehr nähern.

Die cortikalen Affekterregungen haben ein Tendenz centrifugal abzuströmen, sich zu entladen. Eine
Entladung findet auch immer mehr oder minder, auf die eine
oder andere Weise statt und zwar in bahnenden und hemmenden Er-
regungsströmen. Die Affekte der Freude und des Zornes äussern —
entladen — sich vorzugsweise in motorischen Aktionen, die Freude in
Lachen, Jubeln, Springen, Singen und anderen lebhaften Bewegungen,
der Zorn in Schimpfen, Wettern, Faustballen und vergeltenden Handlungen, der Seelenschmerz dagegen in Seufzen, Schluchzen und
Thränenergüssen, Schrecken und Angst in Erblassen, Zittern und
motorischer Schwäche (Hemmung der willkürlichen motorischen
Innervation und Erregung der Vasokonstrikturen). Die Einwirkung
auf die inneren Organe (Herz, Verdauungsapparat etc.) bei den
einzelnen Affekten wechselt im einzelnen Falle in ihrer Art, Intensität und Lokalisation. Der Eine kann vor Freude nicht essen.
bei dem Anderen regt die Freude den Appetit zu ganz ungewöhn-

lichen Leistungen an. Diese Verschiedenheiten hängen zum Theil
von den Wegen ab, welche die sich entladende Affekterregung in
Folge primärer Veranlagung oder durch Krankheit erworbener
Disposition der Nervenapparate, sowie in Folge von Erziehung, Gewöhnung und äusseren Einflüssen sich wählt, zum Theil von dem
jeweiligen Zustande der inneren Organe und der mit ihnen zusammenhängenden Nervenbahnen. Wenn die corticale Erregung bei peinlichen Affekten in motorischen Reactionen oder Anregung der
Thränensekretion (im Weinen) einen genügenden Abfluss findet, so
bleibt für die Einwirkung auf die lebenswichtigen Organe nur
mehr ein geringes Erregungsquantum frei, die Art der Entladung
der Affekterregung ist hier eine der Erhaltung der Gesundheit
günstige. Dagegen ist es bekannt, dass der stumme, thränenlose
Schmerz, der Zorn, welcher verbissen, der Aerger, welcher hinunter-
geschluckt werden muss, die Sorgen, welche in das Innerste des
Herzens verschlossen und der Aussenwelt durch Lächeln und
anderen Formen der Heuchelei verhüllt werden, am Marke des
Lebens zehren, i. e. tief schädigend in die Körperöconomie eingreifen. Die den inneren Organen zufliessende Erregungssumme
kann jedoch, auch wenn die Möglichkeit einer ergiebigen Entladung
nach aussen besteht, eine abnorm erhebliche sein, wenn durch an-
geborene Beschaffenheit (Nervosität) oder acquirirte Veränderungen
des Nervensystems die Widerstände, welche die Ueberleitung der
Erregung auf die visceralen Bahnen bei dem Gesunden erschweren,
allgemein verringert sind, oder durch krankhafte Zustände einzelner Organe die Leitungswiderstände in den dieselben mit dem
Gehirn verknüpfenden Bahnen für centrifugale und centripetale Erregungen vermindert werden. So erklärt es sich, dass bei Nervösen die Erregungen peinlicher Affekte Functionsstörungen seitens
des Herzens, des Magens, Darmes etc. leichter herbeiführen als
bei Gesunden und bei anatomischen Veränderungen oder nervösen
Affektionen innerer Organe nach diesen hin die Affekterregung besonders leicht ihren Weg findet, sodass bei Herzleiden Störungen
der Herzthätigkeit und Schmerzen in der Herzgegend, bei Magenleiden Magenbeschwerden, bei Darmaffektionen Diarrhoe, Leibschmerzen etc., bei Erkrankungen der weiblichen Sexualorgane,
Schmerzen oder andere Störungen im Bereiche dieser (Amenorrhoe,

Metrorrhagien etc.) entstehen. Auch für die Lokalisation der durch
gemüthliche Erregungen verursachten dauernden Leiden sind die
angegebenen Verhältnisse von Gewicht.

In welcher Weise die Heilwirkungen peinlicher Affekte bei
nicht nervösen Erkrankungen, wie Gichtanfällen, rheumatischen
Affektionen, zu Stande kommen, hierüber ermangeln wir noch
jeder Aufklärung. Der günstige Einfluss, welchen freudige Affekte
und Stimmungen auf zahlreiche nicht nervöse Krankheiten ausüben, dürfte sich hauptsächlich aus der förderlichen Einwirkung
dieser Gemüthszustände auf die Thätigkeit des Cirkulations- und
Verdauungsapparates erklären[1]); diese spielt jedenfalls auch bei
den Heilaffekten, welche freudige Erregungen bei nervösen Leiden
herbeiführen, häufig eine bedeutende Rolle. Die Freude ist ein
mächtiges Tonicum für das Nervensystem. Sie erleichtert die
willkürliche Bewegung und den Ablauf des Vorstellens, — sie erleichtert auch die Verdrängung unangenehmer körperlicher Sensationen und peinlicher Erinnerungen aus dem Bewusstsein und
kann direkt krankhafte Vorstellungen mit ihren Folgen beseitigen[2]).
Die nervösen Affektionen, welche im Gefolge von Gemüthsbewegungen schwinden, gehören vorwaltend dem Gebiete der Hysterie
an. Auch bei diesen Heilungen handelt es sich um Vorgänge
verschiedener Art. Man hat z. B. öfters Beseitigung länger bestehender hysterischer Stummheit durch Schrecken beobachtet.
In diesen Fällen überwindet die Affekterregung die wahrscheinlich
intracortikalen Hemmungen, welche die willkürliche Innervation

---

[1]) Es ist übrigens wahrscheinlich, dass die freudigen Affekte und Stimmungen auch direkt anregend auf den Stoffwechsel wirken; dass die depressiven
Affekte Anomalien des Stoffwechsels steigern und direkt verursachen können,
unterliegt keinem Zweifel (Auftreten von Diabetes und Gichtanfällen, Bildung
von Toxinen in der Milch stillender Frauen im Gefolge von peinlichen Affekten,
Veränderung des Fleischgeschmackes vor der Tödtung gehetzter und geängstig-
ter Thiere [Mariot]).

[2]) Ein mit einer hysterischen Arthralgie eines Fussgelenkes behaftetes
junges Mädchen meiner Beobachtung nahm hinkend an dem Maifeste ihrer
Klasse Theil; als die Spiele begannen, minderte sich das Hinken und später
wurde beobachtet, dass das Mädchen sich ebenso frei umhertummelte wie die
übrigen Kinder; sie war von ihrer Arthralgie befreit. Unter der Freude des
Spieles verschwand die Vorstellung, dass das Gehen Schmerzen im Gelenke
verursachen müsse, und hiemit auch der Schmerz und das Hinken.

der Sprachmuskulatur verhindern; hiemit wird die Bahn für die
motorischen Sprachleistungen wieder für die Willenserregungen zugänglich; die Vorstellung des Nichtsprechenkönnens, welche primär
oder sekundär die in Frage stehenden Hemmungen auslöste,
schwindet. Während hier der Affekt eine Hemmung wegräumt,
bewirkt er in anderen Fällen die Hemmung krankhafter Bewegungsantriebe. So hat die Furcht vor schmerzhaften Eingriffen (Operationen, faradischen Pinselungen etc.) zur Beseitigung hysterischer
Krämpfe und krampfartiger, primär vom Willen abhängiger und
dann allmählich durch die Gewohnheit automatisch gewordener
Bewegungen (Tics, Husten, Rülpsen etc.) in manchen Fällen
geführt.

3. Pathogene und kurative Wirkungen des Willens.

Durch Willensakte können Krankheitszustände nicht direkt
hervorgerufen werden, auch die Herbeiführung von vorübergehenden
Störungen in den Funktionen der lebenswichtigen Organe durch
Eingreifen des Willens zählt zu den physiologischen Ausnahms-
vorkommnissen. Dem Naturforscher R. W. Fox gelang es nach
dem Berichte Hack Tuke's, seinen Puls willkürlich um 10—20
Schläge in der Minute zu vermehren, anderen Personen (Oberst
Townsend[1]), ein von Dr. Darwin beobachteter Mann) brachten
es zu Stande, willkürlich ihre Herzthätigkeit zu verlangsamen und
selbst zeitweilig ganz zu hemmen. Willkürliches Erbrechen wird
öfters beobachtet, während willkürliche Herbeiführung von Darm-
entleerung etwas ganz Exceptionelles ist[2]). Indirekt können Willens-

---

[1]) Von Oberst Townsend wird erzählt, dass er im Stande war, sich
nach seinem Belieben in einen scheintodartigen Zustand zu versetzen und darin
längere Zeit zu verharren. Aehnliches wird von indischen Fakiren (Jogins)
berichtet, welche sich angeblich lebendig begraben und nach einer gewissen
Zeit wieder exhumiren lassen. Die an einzelnen Indiern, welche sich in jüngster
Zeit in Europa an verschiedenen Orten producirten, gemachten Beobachtungen
haben jedoch ergeben, dass die Herabsetzung der respiratorischen und cirkula-
torischen Thätigkeit während des sogenannten Jogaschlafes keine so weitgehende
ist, wie man bisher vielfach annahm.

[2]) In der Literatur findet sich nur eine Beobachtung dieser Art von
Dr. Darwin (dem älteren) mitgetheilt.

4*

akte auf verschiedene Weise Krankheitszustände verursachen, so
durch Verdrängung peinlicher Vorstellungen, wie wir bereits gesehen haben, durch öftere Auslösung von Bewegungen, welche allmählich vom Willen unabhängig — automatisch — werden (Torti-
collis mental, Tics etc.), durch Einleitung von Handlungen, welche
Schädigungen der Gesundheit nach sich ziehen.

Die Bedeutung des Willens als gesundheiterhaltender und
Heilpotenz ist früher häufig überschätzt worden. So erzählt G o e t h e,
dass er bei einem Faulfieber der Ansteckung unvermeidlich ausgesetzt gewesen sei, und diese nur durch die Macht seines Willens
von sich abgehalten habe. Dass der Wille das Eindringen der
Infektionskeime in den Körper direkt nicht verhindern kann, wenn
diese hiezu Gelegenheit finden, hierüber hegt heutzutage wohl
Niemand einen Zweifel; dagegen vermag der Wille viel, was zur
Verhinderung des Wirksamwerdens der in den Körper einge-
drungenen pathogenen Keime beiträgt, indem er auf Einhaltung
einer hygienischen Lebensweise hinwirkt und Angstanwandlungen
mit ihren der Körperökonomie nachtheiligen Folgen hintanhält.
Direkte kurative Wirkungen werden durch Willenseinflüsse nur bei
Nervenkrankheiten erzielt. Die Kraft eines energischen Willens
kann hier sehr viel leisten durch Ueberwindung motorischer
Schwächezustände, Verdrängung krankhafter Gefühle und Vorstellungen aus dem Bewusstsein, Einschränkung und Unterdrückung
von Affektzuständen und durch Hemmung krankhafter Bewegungen
und Bewegungsantriebe (von Krämpfen, nervösem Husten etc.). In
manchen Fällen von Epilepsie können beginnende Anfälle durch
einen Willensakt unterdrückt werden; ich habe selbst zwei Fälle
dieser Art beobachtet, in welchen die Krämpfe an einem Arme
gewöhnlich begannen; gelang es den Patienten, die Finger der
betreffenden Hand rechtzeitig energisch zu strecken, so sistirte
der Krampf; in anderen Fällen lässt sich der Eintritt der Bewusst-
losigkeit willkürlich etwas hinauszögern; ich habe ferner beobachtet,
dass der Eintritt hysterischer Schlafzustände durch einen Willens-
act hinausgeschoben, bei nicht sehr erheblicher Neigung zu denselben auch ganz verhindert werden kann; so wenig glaublich es
erscheint, ich habe auch den Eindruck gewonnen, dass durch

Willenseinflüsse die Dauer des hysterischen Schlafzustandes sich abkürzen lässt[1]).

Dass der Wille auch ein sehr wichtiger Faktor bei der Bekämpfung schädlicher Gewohnheiten und Neigungen (Missbrauch geistiger Getränke, Uebermaass im Rauchen, Masturbation, geschlechtliche Excesse etc.) ist, bedarf keiner weiteren Darlegung.

---

[1]) Es handelt sich hier wahrscheinlich um einen ähnlichen Vorgang wie beim Erwachen aus dem natürlichen Schlafe zu einer bestimmten Zeit in Folge eines Vorsatzes.

III. Abschnitt.

Die Psyche des Kranken.

———

So wie zur erfolgreichen Behandlung eines Leidens mit somatisch wirkenden Heilmitteln neben Kenntniss des vorliegenden
pathologischen Zustandes sorgfältige Berücksichtigung der Körper-
constitution des Patienten erforderlich ist, so erheischt auch eine
sachgemässe psychische Therapie eingehende Beachtung der seelischen Constitution des Patienten, i. e. strenges Individualisiren.
Ein verordnetes Abführmittel kann im einzelnen Falle, wenn wir
die somatische Constitution des Kranken ausser Betracht lassen,
seinen Dienst versagen oder sehr unangenehme Zufälle herbeiführen; ebenso kann eine psychische Einwirkung, z. B. eine gegebene Aufklärung von dem einen Kranken achtlos hingenommen
werden, bei dem anderen dagegen weitgehende unangenehme Folgen
nach sich ziehen. Das seelische Verhalten der Kranken ist jedoch
nicht in der Weise der Untersuchung zugänglich wie der körperliche Zustand, und die Patienten geben darüber auch zumeist nicht
mit derselben Unbefangenheit und Bereitwilligkeit Aufschluss wie
über Eigenthümlichkeiten ihres Körpers. Der Arzt ist daher sehr häufig
bei der Beurtheilung der geistigen Individualität seiner Kranken
zum grossen Theil auf seine durch Erfahrung gewonnene Menschen-
kenntniss und seine Combinationsgabe angewiesen. Der erfahrene
Praktiker, der in der Schule des Lebens nicht vergebens Lehrgeld
bezahlt hat, wird daher in der psychischen Therapie ceteris paribus
mehr leisten können als der Neuling, allein auch dieser wird

manchen erfreulichen Erfolg sich sichern und schwerwiegende
Fehler vermeiden, wenn er wenigstens sich bemüht, die Erfahrungen
anderer sich zu Nutzen zu machen und sich bei seinem Vorgehen
von gewissen Regeln leiten lässt. In erster Linie haben wir Alter und Geschlecht des Patienten
in Betracht zu ziehen. Von den verschiedenen Lebensaltern seien
hier nur die Extreme, das Kindes- und Greisenalter, berührt. Dem
Kinde mangelt die Lebenserfahrung und Urtheilsfähigkeit des
reiferen Alters, während seine Phantasie lebhafter als in späteren
Jahren, weil durch Verstandesthätigkeit weniger eingeschränkt ist.
Das Kind ist daher suggestibler als der Erwachsene, dabei auch
mehr zu blindem Vertrauen in die Macht des Arztes und, wenn
überhaupt an das Gehorchen gewöhnt, mehr zu widerstandsloser
Unterordnung unter die ärztliche Autorität geneigt. Zur suggestiven
Beeinflussung des Kindes genügen aus diesen Gründen meist einfachere Mittel als beim Erwachsenen, und wir erreichen bei
demselben häufig durch Wachsuggestion die gleichen Erfolge wie
beim Erwachsenen durch Zuhilfenahme der Hypnose. In Folge
ihrer grösseren Suggestibilität sind Kinder auch für die von ihrer
Umgebung ausgehenden Eindrücke zugänglicher; ihr ganzes geistiges Verhalten wird durch diese leichter und nachhaltiger beeinflusst
als bei dem Erwachsenen, eine Erfahrung, die schon in verschiedenen
Sprüchwörtern ihren Ausdruck gefunden hat. Kinder sind aber
auch gemüthlich erregbarer, leichter einzuschüchtern und dabei
weniger der Selbstbeherrschung fähig als der Erwachsene. Ist
ihre Angst durch irgend einen Umstand einmal erregt, so richten
Vernunftgründe dagegen meist nicht viel aus. Der Arzt kommt
bei ihnen gewöhnlich leichter und sicherer ans Ziel, wenn er durch
freundliches Entgegenkommen und Eingehen auf ihre Weise ihre
Zuneigung zu erwerben trachtet, als wenn er als Wauwau sich
gerirt, oder sich die Rolle eines solchen von den Angehörigen auf-
octroiren lässt. Die Stimmung wechselt bei dem Kinde rascher
als bei dem Erwachsenen, vom Weinen zum Lachen ist nur ein
Schritt. Das Kind ist auch weniger im Stande und geneigt,
sich anhaltend mit irgend einem Gegenstande zu beschäftigen,
seine Aufmerksamkeit ermüdet rascher und wird dann leicht durch
neue Eindrücke abgezogen. Auch bei Schmerzen und anderen

Beschwerden lässt sich seine Aufmerksamkeit leichter als bei Erwachsenen durch zerstreuende Einflüsse ablenken; unter Scherz
und Spiel vergisst es rasch körperliches und seelisches Ungemach.
Das Kind ist ferner im Allgemeinen bei leichten sowohl als bei
schwereren Erkrankungen wegen seines Zustandes unbesorgt; es
kann jedoch durch seine Umgebung (auch durch den Arzt) ängstlich und hypochondrisch gemacht werden und seine lebhaftere
Phantasie begünstigt dann die Bildung von schädlichen Autosuggestionen in erheblichem Maasse. Ein Uebermaass von Beobachtung und Bemitleidung seitens der Umgebung ist daher bei
Kindern ebensowenig zuzulassen als bei Erwachsenen.

Was das höhere Alter anbelangt, so spricht man zwar von
Greisen, welche kindisch werden, das seelische Verhalten im Greisen-
alter weist jedoch vorherrschend einen Gegensatz zu dem der
Kinderjahre auf. In den Greisenjahren verliert die Phantasie an
Schwung, das Gefühl an Lebhaftigkeit; das Gedächtniss für frische
Eindrücke nimmt mehr und mehr ab, während die Erinnerungen
aus früherer Zeit noch treu bewahrt werden. Die Sinne werden
stumpfer, die Denkprozesse verlaufen im Allgemeinen langsamer,
schwerfälliger, neue Gedanken lassen sich nur schwer anregen.
Der Greis ist daher weniger suggestibel als der Mann in rüstigerem
Alter und das Kind, weniger beeinflussbar durch Eindrücke der
Gegenwart, zäher an Gewohnheiten und einmal gefassten Ent-
schlüssen haftend — conservativer — dabei aber ruhebedürftiger
und wegen der relativen Monotonie seines Denkens und seiner
verminderten Antheilnahme an den Vorgängen der Aussenwelt
mehr zur Beachtung der körperlichen Gefühle geneigt; durch
letzteren Umstand wird die Entwicklung von Launenhaftigkeit und
Hypochondrie begünstigt.

Durch die Gestaltung des Seelenlebens, welche das Greisenalter bedingt, wird die psychische Behandlung in manchen Beziehungen erleichtert, in manchen erschwert. Der Greis macht
geringere Ansprüche an das Leben und an sich selbst; für ihn ist
die Erhaltung des Lebens die Hauptsache, die Erhaltung der
Arbeitsfähigkeit, auf welche der in Jahren weniger vorgerückte
Mann häufig mehr Gewicht legt als auf das Leben, zumeist von
untergeordneter Bedeutung. Auch wenn das Leben ihm schon zur

Bürde geworden ist, will er dieser Bürde keineswegs ledig werden. „Keiner ist so alt, dass er nicht wenigstens noch ein Jährchen hoffte", bemerkt W e b e r mit Recht. Tröstlichem Zuspruch sind alte Leute zumeist leicht zugänglich, Aenderungen in ihren Lebensgewohnheiten sind dagegen bei ihnen schwer durchführbar, auch müssen wir bei denselben auf manche Beschäftigungen und Zerstreuungen, welche bei jüngeren Individuen sich nützlich erweisen, verzichten (Gymnastik, Sportsübungen, Reisen etc.). Was der Arzt besonders ad notam nehmen darf, ist, dass Hochbejahrte zwar bei allen ärztlichen Verordnungen eine sorgfältige Berücksichtigung ihres Alters erwarten, dabei aber keineswegs an dasselbe erinnert sein wollen, im Gegentheil wünschen, dass der Arzt ihnen von der Last ihrer Jahre etwas wegsuggerirt; in gewissem Maasse kann er dies auch thun, indem er von ihren Schwächen und Gebrechen möglichst wenig Aufhebens macht, dagegen aber die guten Seiten ihres Zustandes möglichst hervorhebt.

Von den durch das Geschlecht bedingten Unterschieden in dem psychischen Verhalten, welche für die Psychotherapie in Betracht kommen, müssen wir vor Allem die grössere gemüthliche Erregbarkeit (Emotivität) des weiblichen Geschlechtes hervorheben. Diese erleidet während gewissen Lebensphasen — Pubertätsentwicklung, Menses, Gravidität, erste Zeit der klimakterischen Periode — eine nicht unerhebliche Steigerung. Die intellektuelle Seite des Seelenlebens weist dagegen bei der Frau qualitativ und quantitativ geringere Leistungsfähigkeit als beim Manne auf (Ueberwiegen des Herzens über den Verstand) [1]. Auch die Willensenergie ist bei der Frau im Allgemeinen geringer als beim Manne. Hiemit hängt eine weitere seelische Eigenschaft des weiblichen Geschlechtes, die grössere Suggestibilität desselben, zusammen [2].

Was die Frau in ihrem Denken, Fühlen und Wollen von dem Manne unterscheidet, begründet auch, wie ich schon anderen Orts bemerkte, ihre überwiegende Disposition zur Hysterie. Die Frau entfernt sich auch in ihrem Seelenleben von dem Kinde weniger

---

[1] B e n e dict ist der Ansicht, dass das Weib speziell für das höhere — begriffliche oder abstrakte — Denken schlecht veranlagt ist.

[2] Wahrscheinlich besteht auch beim weiblichen Geschlechte eine grössere Disposition zum Hypnoidzustande.

als der Mann, und der Satz, Frauen sind grosse Kinder, enthält
eine gewisse Wahrheit. Die grössere Suggestibilität des weiblichen
Geschlechtes bedingt es, dass die Angehörigen desselben mehr als
Männer durch Aeusserlichkeiten in der Person des Arztes und
dessen Verhalten eingenommen und abgestossen werden und der
erste Eindruck bei denselben oft massgebend ist. Die grössere
Emotivität macht sie in ihrer Stimmung veränderlicher, leichter
zum Hoffen und Jubeln, aber auch leichter zum Sorgen und Verzagen geneigt; die grössere Emotivität und Suggestibilität des weiblichen Geschlechtes erklären es, dass die sogenannten Wunder- und
Glaubenskuren bei Frauen ungleich häufiger als bei Männern zu
Stande kommen.

Ein weiterer sehr berücksichtigender Umstand ist, dass das
Sexualleben im weiteren Sinne für die Psyche der Frau von viel
grösserer Bedeutung und viel häufiger eine Quelle schädigender
und krankmachender gemüthlicher Erregungen als beim Manne ist.
Der grösste Theil der Frauen betrachtet das Gattin- und Mutter-
werden als Lebenszweck. Das Unerfülltbleiben oder die nur partielle
Befriedigung der dahin zielenden Wünsche kann für ihr Gemüths-
leben nicht gleichgültig bleiben. Dabei spielt die erzwungene
sexuelle Abstinenz eine weit geringere Rolle als die Nichtbefriedigung ideeller Wünsche und Neigungen. Was man auch von der
Stärke des Sexualtriebes bei der Frau sagen mag, die sexuellsinnliche Bedürftigkeit ist sicher bei der Frau im Allgemeinen geringer als beim Manne, grösser ist dagegen
entschieden das Liebesbedürfniss und die Nichtbefriedigung dieses
Bedürfnisses schlägt viel schlimmere Wunden als die sexuelle Abstinenz. Das grössere Liebes- oder wenigstens Zärtlichkeitsbe-
dürfniss beim weiblichen Geschlechte darf seitens des Arztes nicht
ganz unberücksichtigt bleiben. Mehr als durch erhebliche körperliche
Beschwerden wird oft die Frau bei Krankheiten durch lieblose
Behandlung seitens des Gatten oder anderer Angehöriger bedrückt,
und der Arzt darf daher nie verabsäumen, solcher nach Kräften
entgegenzutreten. Frauen erwarten im Allgemeinen auch bei Krankheiten mehr Mitgefühl und Theilnahmsbezeugung, werden auch
durch solche mehr erfreut und getröstet als Männer. Wir
müssen ihnen auch bei gutem Verhalten Lob und Anerkennung

in reichlicherem Maasse spenden als den Angehörigen des starken Geschlechtes.

Neben dem Alter und Geschlechte haben wir vor allem der Bildungsstufe und äusseren Stellung des Kranken Rechnung zu tragen. Die psychische Wirkung, welche wir bei dem Gelehrten durch einfache Aufklärung über den bestehenden Zustand erreichen, erzielen wir bei dem Bauersmann auf dem gleichen Wege nicht, wohl aber durch Verordnung irgend eines indifferenten Mittels; während der Gelehrte uns oft dankbar ist, wenn wir ihn mit dem Gebrauche von Medikamenten verschonen, entspricht dies den Wünschen des Bauernmannes durchaus nicht, dieser verlangt nach einer sicht- und greifbaren Hilfe und ist in erster Linie geneigt, die Nichtgewährung solcher auf Unfähigkeit des Arztes zurückzuführen. Bei der Berücksichtigung des Bildungsgrades des Patienten dürfen wir nicht übersehen, dass Bildung und Verstandesschärfe durchaus nicht immer parallel gehen, und dass wir bei manchen zu den Gebildeten zählenden Personen einem Hang zum Aberglauben und einer Kritiklosigkeit begegnen, die wir bei den gänzlich ununterrichteten Angehörigen der unteren Stände häufig vermissen. Wollten wir einem intelligenten Arbeiter das Tragen eines Amulettes oder ein sogenanntes Sympathiemittel gegen gewisse Beschwerden verordnen, so würden wir meist nur ein Achselzucken hervorrufen; in den Kreisen der Gebildeten, speziell bei manchen Damen, finden dagegen derartige Mittel noch immer Anklang. Auf diesem Umstande beruht es, dass manche Charlatane gerade aus den sogenannten besten Ständen sich eines Zulaufs erfreuen, welchen man in unserer aufgeklärten Zeit nicht erwarten sollte, und dass in den gleichen Kreisen Patent-, Geheim- und Schwindelmittel, wie das Weissmann'sche Schlagwasser, die Mattei'schen Tropfen und Pillen etc. etc. noch immer mächtigen Absatz finden. Die äusseren Verhältnisse des Kranken kommen für die psychische Therapie aus mehreren Gründen sehr in Betracht. Das gleiche Leiden ist für Individuen von verschiedener ökonomischer oder gesellschaftlicher Stellung von sehr verschiedener Bedeutung. Eine Erkrankung, welche bei einem Kleingewerbetreibenden den wirthschaftlichen Ruin, bei einem Beamten die Vernichtung der Carrière und damit auch schwere materielle Nach-

theile herbeiführen kann, zieht bei einer verheiratheten Dame
aus den wohl situirten Kreisen, deren Obliegenheiten auf den Haus-
halt sich beschränken, oder bei der ledigen Tochter einer reichen
Familie ähnliche Folgen nicht nach sich. In ersteren Fällen stellen
sich schwere Sorgen wegen der Zukunft ein, welche nicht nur auf die
vorhandenen Krankheitserscheinungen ungünstig einwirken, sondern
auch neue Symptome hervorrufen können. Die psychische Therapie
darf natürlich diesen Sachverhalt nicht unberücksichtigt lassen;
ihr fällt es zu, die Sorgen des Kranken, dieselben mögen gerechtfertigt oder unbegründet sein, thunlichst zu erleichtern, seinen
Muth und seine Hoffnung stetig zu beleben. Dies bildet für uns
oft schon eine recht mühsame Aufgabe, doch gestaltet sich die
Sachlage noch viel schwieriger, wenn der Kranke den Wunsch,
gesund zu werden, überhaupt nicht oder wenigstens nicht in ernst-
hafter Weise hegt. Diesem anscheinend unnatürlichen und unver-
ständlichen Verzichte begegnet man durchaus nicht selten und
zwar unter sehr verschiedenen Verhältnissen. Von den Unfallskranken finden gar manche, so lange ihre Ansprüche auf Entschädigung nicht definitiv geregelt sind, es vortheilhafter, krank
zu bleiben, als durch Wiedererlangung der Gesundheit in die
früheren Verhältnisse zurückversetzt zu werden. Die Andauer des
Krankseins verhilft ihnen zu einer, wenn auch kleinen, so doch
ohne besondere Leistung zufallenden Rente oder einer einmaligen
grösseren Abfindung, während die Genesung ihre Entschädigungs-
ansprüche ganz oder zum grössten Theil hinfällig machen würde.
Wenn Vorstellungen dieser Art dazu führen, dass an sich heilbare
Leiden unverändert sich erhalten, so darf man die Erklärung
hiefür durchaus nicht immer lediglich in Simulation suchen.
Die fraglichen Vorstellungen sind sehr wohl geeignet, ohne dass
eine Absicht des Patienten hiebei mitspielt, bestehende nervöse,
speziell psychogene Störungen zu unterhalten. Ist der Arzt zu
der Ueberzeugung gelangt, dass der Kranke in dem Fortbestehen
seines Leidens einen Vortheil erblickt, so wird er sich nicht
lange mehr mit Kurversuchen abmühen, sondern den Patienten
auf eine allerdings etwas harte Weise zu der Einsicht bringen,
dass das Gesundwerden für ihn eine Nothwendigkeit ist. Dies
geschieht dadurch, dass man nach dem Vorschlage Strümpell's

die zu gewährende Rente in einer Weise bemisst, dass der Patient
alsbald sich veranlasst sieht, wieder zu einer Beschäftigung zu
greifen. Der Zwang der Noth wirkt hier auf die Psyche mächtiger
als alles ärztliche Argumentiren.

Bei einer Reihe anderer Leidender, welche von der Andauer
ihres Krankheitszustandes durchaus keine materiellen Vortheile zu
erwarten haben, finden wir den Verzicht auf das Gesundwerden
darin begründet, dass sie sich mit ihrem leidenden Zustande sozusagen abgefunden, den Gedanken des Invalidseins in den Besitz-
stand ihres Ego aufgenommen haben und die äusseren Verhältnisse
für sie auch keinen Stimulus zum Wiedererwerbe ihrer Gesundheit liefern. Diese sanftmüthige Ergebung in das Schicksal, die
bei unheilbaren oder in ihrem Verlaufe durch ärztliches Eingreifen
nicht modificirbaren Krankheiten gewiss höchst anerkennenswerth
ist, verdient bei heilbaren Leiden durchaus keine Bewunderung.
Sie äussert keinen wohlthätigen Einfluss auf den vorhandenen Zustand, sondern führt lediglich zur Verschleppung desselben, sie
geht auch nicht aus philosophischen oder religiösen Erwägungen
hervor, dass man sich dem Verhängnisse (oder der von Gott auf-
erlegten Prüfung) fügen müsse. Sie ist lediglich der Ausfluss einer
vis inertiae, mit welcher der Arzt einen schweren und unablässigen
Kampf zu führen hat, wenn irgend welche Umstände es nothwendig
machen, gegen das bestehende Leiden vorzugehen.

Die materiellen Verhältnisse des Kranken kommen für die
psychische Therapie noch in anderer Hinsicht in Betracht. Die
sehr verbreitete, aber keineswegs begründete Anschauung, dass der
Heilwerth eines Mittels einigermassen im Verhältnisse zu dessen
Preis stehen müsse, bedingt es, dass theueren Mitteln und Kuren
im Allgemeinen mehr Vertrauen entgegengebracht wird als billigen.
Wo es sich um Erzielung psychischer Wirkungen handelt, erreichen
wir daher mit dem theueren Spermin Pöhl zumeist mehr als mit
irgend einem billigen indifferenten Mittel, mit einer theueren
Badekur mehr, als mit einem gewöhnlichen billigen Landaufenthalt.
Die Suggestivwirkung mancher Geheimmittel wird jedenfalls durch
den hohen Preis derselben mitbedingt. Es liegt nahe, dass man
kostspielige Verfahren und Medikamente zum Zwecke psychischer
Beeinflussung im Allgemeinen nur bei vermöglichen Patienten em-

pfiehlt, bei gering Bemittelten dagegen nur ausnahmsweise, wenn
man die Ueberzeugung gewonnen hat, dass mit billigen oder nichts
kostenden Mitteln nicht die gleiche Wirkung zu erzielen ist und
der zu erwartende Erfolg dem erforderlichen Geldopfer entspricht.
Auch die Bemessung des ärztlichen Honorares ist für die
psychische Therapie durchaus nicht belanglos. Man kann zwar
nicht sagen, dass das Gewicht, welches dem Rathe eines Consiliarius beigelegt wird, in direktem Verhältnisse zur Höhe des
von diesem liquidirten Betrages steht, allein man darf auch nicht
annehmen, dass diese für die Taxirung der gegebenen Vorschriften
seitens des Patienten ganz belanglos ist. Es trägt daher im Allgemeinen keineswegs zur Mehrung der Werthschätzung gegebener
Verordnungen bei, wenn von vermögenden Personen für eine Con-
sultation ein auffallend geringes Honorar verlangt wird; zu leicht
schleicht sich bei dem Berathenen der Gedanke ein, dass die von
dem Arzte selbst so nieder bewerthete Leistung am Ende auch
nicht mehr werth sei. Eine zu bescheidene Honorarforderung
kann daher sogar gegen das Interesse des Patienten sein. Wenn
man von wirklich Armen kein Honorar nimmt, so wird dies
meines Erachtens niemals den Zwecken der psychischen Therapie
zuwiderlaufen, und wenn solche auch, wie es mitunter vorkommt,
sich bereit erklären, ihren letzten Groschen zu opfern, um ihre
Gesundheit wieder zu erlangen, so wird kein anständiger Arzt sich
dadurch verleiten lassen, seine Hilfeleistung von solchen Opfern
abhängig zu machen. Dagegen darf man es sich bei Gering-
bemittelten immerhin überlegen, ob man ihnen mit völlig unent-
geltlicher Behandlung auch eine Wohlthat erweist; wenn auch
Geldersparniss dem mit Glücksgütern nicht Gesegneten im Allgemeinen als eine entschiedene Annehmlichkeit erscheint, so lässt
sich derselbe, wenn es sich um Wiedererlangung der Gesundheit
handelt, durch diese Rücksicht allein durchaus nicht immer bestimmen. Wir sehen nicht selten, dass Personen mit sehr be-
scheidenem Einkommen, welche auf unentgeltliche Behandlung
seitens eines oder mehrerer Aerzte Anspruch haben, nicht bei
diesen, sondern bei einem Arzte Hilfe suchen, welcher von ihnen
Zahlung zu verlangen berechtigt ist, oder dass sie von einem sie
billig behandelnden Arzt hinweg und an einen anderen mit viel

höheren Honorarsätzen sich wenden. Es erscheint daher auch
nicht befremdlich, dass wir bei manchen wenig Bemittelten bessere
Erfolge erzielen, wenn wir für die gewährte Behandlung ein geringes Honorar annehmen, als wenn wir auf jede Entschädigung
verzichten. Das Vertrauen zu den ärztlichen Maassnahmen und
Verordnungen wird bei dem Patienten gesteigert, wenn dieser das
Bewusstsein hat, dass er die Dienste des Arztes nicht ganz ohne
Gegenleistung in Anspruch nimmt und diesem gegenüber nicht
lediglich in der Rolle eines Almosenempfängers sich befindet.

Neben den im Vorstehenden erwähnten Momenten haben wir
ganz besonders den Charakter des Kranken in Erwägung zu ziehen,
wenn wir durch Einwirkung auf dessen Psyche einen vorhandenen
Krankheitszustand zu beeinflussen versuchen. Es würde uns hier
zu weit führen, wollten wir auf alle die verschiedenen Charakter-
arten eingehen, denen der Arzt in praxi Rechnung zu tragen hat;
wir können uns hier nur mit den wichtigsten in Betracht kommenden Typen beschäftigen.

Willenskräftige, energische Naturen erleichtern dem Arzte die
Aufgabe der psychischen Behandlung in mehrfacher Hinsicht. Sie
wehren sich, ohne dazu angespornt zu werden, gegen eine Beeinflussung ihres Denkens, Fühlens und Handelns durch vorhandene
körperliche Uebel; Schmerzen und anderes Ungemach halten sie
nicht ab, ihrer gewohnten Berufsthätigkeit nachzugehen, im häuslichen Kreise und in der Gesellschaft den Anforderungen ihrer
Stellung Rechnung zu tragen. Solche Naturen finden daher häufig
in sich selbst die Mittel, ihr Leiden (wenigstens nach seiner subjektiven Seite) einzudämmen und dessen Bedeutung für ihre Lebensgestaltung herabzusetzen. Nicht anzuspornen, sondern zu reguliren,
von verderblichen Richtungen abzuhalten und häufig zu beschränken
hat hier der Arzt den Thätigkeitstrieb des Kranken. Der im
Banne der Berufs- und Familienpflichten stehende muss auf die
Pflicht der Selbsterhaltung hingewiesen werden. Trost bei kleinen
Leiden ist hier überflüssig, allein auch eine schmerzliche Wahrheit,
von welcher eine schwächere Natur niedergedrückt wird, erträgt
der Willenskräftige, ohne aus dem Gleichgewicht zu kommen.
Wir dürfen jedoch auch dem Willensstarken nicht allzuviel zumuthen und nicht glauben, dass wir bei demselben der Erhaltung

der Willenskraft keine Sorge zuzuwenden haben. Es giebt Umstände, welche auch die Energie des thatkräftigsten Mannes lahm
legen können; hieher gehört der Gedanke, einem unheilbaren, trostlosen Siechthum verfallen zu sein, oder in einem Zustande eminen-
ter Lebensgefahr sich zu befinden. Auch dem Willenstarken können
wir daher keineswegs unter allen Umständen die Wahrheit über
seinen Zustand offenbaren.

Der Willensschwäche gegenüber hat der Arzt oft einen schweren
Stand, in welcher Form auch diese Charaktereigenthümlichkeit zu
Tage treten mag. Dieselbe ist an kein bestimmtes Temperament
gebunden, äussert sich jedoch je nach dem Temperament in verschiedener Weise, bei dem Phlegmatischen in stumpfer, träger
Resignation, bei dem Cholerischen in unberechtigter Ungeduld und
lauter Ungeberdigkeit, bei dem Sanguinischen in Wankelmuth,
einem stetigen Schwanken zwischen frohen Hoffnungen und guten
Vorsätzen und Verzagen und Energielosigkeit. Gleichmuth und
zäheste Beharrlichkeit erheischen diese Willensschwachen alle seitens
des Arztes; er darf es sich nicht verdriessen lassen, wenn seine
Mahnungen zur Thätigkeit bei dem Phlegmatischen, zur Geduld
bei dem Cholerischen und zum Ausdauern und zur Konsequenz
bei dem Sanguinischen immer und immer wieder erneuert werden
müssen; er darf es sich nicht verdriessen lassen, wenn sein Eifer,
sein guter Wille zu helfen bei dem Kranken nicht die entsprechende
Anerkennung findet, weil dieser glaubt, er sollte ohne eigene Mitwirkung von seinem Leiden befreit werden; er darf den Gleichmuth auch nicht verlieren, wenn er einen mühsam errungenen
Fortschritt verloren gehen sieht und mit seiner Behandlung wieder
von vorne anfangen muss. Ungemein viel Geduld erheischen seitens
des Arztes auch die allzu Aengstlichen, die ständig in krankhafter
Weise um ihr Befinden besorgten Hypochondrischen, wie diejenigen,
bei welchen die Neigung zu übertriebenen Befürchtungen nur
intercurrent bei Erkrankungen oder speziell einzelnen Symptomen
gegenüber sich kund giebt. Wir dürfen bei diesen Kranken nie
ausser Acht lassen, dass ihre Befürchtungen zum grossen Theil
nicht das Produkt logischer Erwägungen, sondern Zwangsvorstellungen sind, welche durch die Erkenntniss ihrer Unbegründetheit
nicht beseitigt werden. Es darf uns daher weder befremden,

noch irritiren, wenn wir eine beruhigende Aufklärung unzählige
Male wiederholen müssen, wenn die harmloseste Anordnung auf
ernste Bedenken stosst und mitunter durch unser Eingreifen in
Folge der Angst und Autosuggestionen des Kranken Wirkungen
hervorgerufen werden, die wir in anderen Fällen nie beobachten.
Zufällige Umstände, insbesonders traurige Erfahrungen bei Freunden oder Verwandten bedingen nicht selten eine übertriebene
Aengstlichkeit speziell in Bezug auf ein einzelnes Symptom. Nervös-
dyspeptische Erscheinungen können so als Anzeichen eines be-
ginnenden Magenkrebses, Herzklopfen als Symptom eines schweren
Herzleidens, Gedächtnisschwäche als Folge von Gehirnerweichung
gedeutet werden. Derartige Befürchtungen werden nicht immer
dem Arzte ohne Drängen geoffenbart; wir finden dieselben auch
nicht lediglich bei Personen, deren Gebahren ohne Weiteres auf
übertriebene Aengstlichkeit oder wenigstens Beunruhigung schliessen
lässt. Der Arzt thut daher immer gut, wenn er bei Kranken,
welche unbegründete Aengstlichkeit wegen ihres Zustandes verrathen, der Quelle der Beunruhigung nachgeht und sich ver-
gewissert, welche Krankheitserscheinungen insbesonders zu Befürchtungen Anlass geben und ob bei der üblen Deutung dieser nicht
zufällige Umstände im Spiele sind. Es trägt in der Regel sehr
zur Beruhigung der Kranken bei, wenn sie erfahren, dass
die Umstände, welche sie speziell in Angst versetzten, z. B. das
Schicksal eines vermeintlich ähnlich Erkrankten, durchaus keinen
Bezug auf ihren Fall haben. Der Arzt darf sich aber auch durch
die anscheinende Gemüthsruhe mancher Patienten nicht täuschen
lassen; vorsichtiges Sondiren führt mitunter zu der Entdeckung,
dass die der Umgebung und dem Arzte gegenüber zur Schau ge-
tragene Unbesorgtheit nur eine Maske ist, hinter welcher zeitweilig
oder beständig schwere Sorgen sich bergen. Gelingt es dem Arzte
nicht, diese zu ermitteln und zu zerstreuen, so kann all sein Bemühen, zu helfen, erfolglos bleiben.

　　Ein Umstand, auf den wir hier noch hinweisen müssen, ist,
dass der Arzt im Verkehr mit hypochondrischen und sehr ängstlichen Patienten eine gewisse Vorsicht in seiner Rede nie verabsäumen darf; manchen dieser Kranken gegenüber ist es geradezu
erforderlich, jedes Wort abzuwägen, will man nicht zu ganz unbe-

rechenbaren Missdeutungen Anlass geben; sie klammern sich mitunter an eine Bemerkung, welche der Arzt zufällig gemacht hat,
und geben derselben einen Sinn, welcher sie in die grösste Beunruhigung versetzt; versucht man dann, ihnen die Irrthümlichkeit
ihrer Deutung darzulegen, so glauben sie, dass man nur aus
Schonung ihnen die Wahrheit vorenthalten will. Die übermässig
Aengstlichen und Schwarzseherischen haben ihr Gegenstück in den
Optimisten und Leichtsinnigen. Es giebt Menschen ohne ausgesprochen heitere Gemüthsart und ohne Neigung zur Unbedachtsamkeit, welche in Bezug auf ihre Gesundheitsverhältnisse einer
unwandelbaren günstigen Meinung sich hingeben. Auch traurige
Erlebnisse in ihrem Familienkreise bringen sie nicht von dieser
Denkweise ab. Während der Hypochonder in jeder harmlosen Erscheinung das Anzeichen einer schweren Erkrankung erblickt, finden
diese in sehr ernsten, selbst bedrohlichen Zufällen keinen Grund
zur Beunruhigung. Der Arzt hat dieser Gattung von Optimisten
gegenüber bei ernsten Leiden oft einen schweren Stand, er muss
auf der Durchführung der Maassregeln bestehen, welche er für
nützlich oder nothwendig erkannt hat, und soll den Patienten,
wenn es nur irgendwie zu vermeiden ist, nicht in dem für ihn
werthvollen Glauben an die Unbedenklichkeit seines Zustandes
stören. Anders ist dagegen mit den im eigentlichen Sinne Leichtsinnigen zu verfahren, welche ihrem Zustande keine Beachtung
schenken, lediglich weil sie auf die gewohnten Lebensgenüsse
nicht verzichten wollen und allzusehr geneigt sind, die berechtigten
Mahnungen des Arztes als Uebertreibung aufzufassen. Kann der
Arzt auch nicht hoffen, den Charakter dieser Unbesonnenen zu
ändern, so darf er doch auch den Optimismus derselben nicht
nähren; er muss denselben mitunter sogar gründlich zerstören,
wenn der Kranke auf anderem Wege nicht zu zweckmässigem Verhalten zu bewegen ist. In den Wirkungen kommt dem Leichtsinn
häufig das Uebermaass von Selbstlosigkeit, der Hyperaltruismus,
gleich. Wir sehen namentlich bei leidenden Frauen gar oft, dass
sie ganz in der Fürsorge für ihre Angehörigen aufgehend auf ihr
eigenes Befinden keinerlei Rücksicht nehmen, um ihren vermeintlichen Pflichten nach allen Seiten hin zu genügen. Der Auf-
opferung dieser allzu Selbstlosen kann am besten Einhalt gethan

werden, wenn man ihnen vorstellt, dass sie durch Vernachlässigung der Pflicht der Selbsterhaltung den Interessen ihrer Angehörigen ebenso sehr zuwider handeln als ihren eigenen. Bei den Egoistischen hingegen, welche bei kleinen Uebeln eine ungeheure Selbstbemitleidung an den Tag legen und durch das Uebermaass ihrer Klagen und Ansprüche ihrer Umgebung das Leben sauer machen, zeigt sich oft der Hinweis auf schwerere Kranke, welche ihr trauriges Schicksal mit voller Ruhe tragen, recht nützlich. Daneben muss das Schädliche dieser willenslosen Hingabe an die Krankheit, des Sichbeherrschenlassens von den momentanen unangenehmen Gefühlen betont werden.

Ein wahrhaft religiöser Charakter bildet für den Kranken einen Schatz, den der Arzt, wie immer auch seine eigenen Anschauungen in Glaubensangelegenheiten sein mögen, wohl ausnützen, aber in keiner Weise schmälern oder in seiner Bedeutung herabdrücken darf. Die Macht des Glaubens ermöglicht bei denjenigen, welche denselben in vollem Maasse besitzen, nicht nur Heilungen durch gewisse psychische Kuren, welche bei Freigeistern nicht versucht werden können und bei Schwachgläubigen jedenfalls erfolglos bleiben; sie verleiht auch Geduld bei schwerem Leiden und mildert die Angst vor dem Tode, ja sie setzt an deren Stelle oft frohe Hoffnung. Wenn ein Kranker bemerkt: „Unser Herrgott muss mich wohl recht lieb haben, weil er solche Leiden über mich verhängt", was könnte der Arzt an Trost aus anderer Quelle ihm verschaffen, was an Wirkung dieser Auffassung gleich käme, welche in dem Leiden eine Wohlthat, einen Beweis besonderer göttlicher Zuneigung erblickt. Bei streng gläubigen Katholiken habe ich mitunter religiöse Bedenken gegen die Anwendung der Hypnose gefunden. Man wird in solchen Fällen jedenfalls am besten thun, auf die hypnotische Behandlung zu verzichten.

Von grosser Wichtigkeit ist die Kenntniss des Gemüthszustandes, wie der sinnlichen, intellektuellen, ethischen und ästhetischen Neigungen und Abneigungen des Patienten. In der Gemüthssphäre haben wir die Anlässe und unterhaltenden Momente vieler Krankheitszustände zu suchen. Manches von dem, was die Kranken seelisch bedrückt, wird dem Arzt ohne Weiteres geoffenbart, wie der Kummer über schwere Erkrankung oder den Verlust von theuren Familiengliedern,

5*

Aufregungen im Geschäfte, im Dienste etc. etc. Vieles muss der
Arzt durch taktvolles Befragen der Kranken oder ihrer Angehörigen, durch sorgfältige Beobachtung des Verhaltens dieser gegen-
einander und der häuslichen Verhältnisse zu eruiren trachten.
Es darf dem Arzte nicht entgehen, wenn der Patient von schweren
Existenzsorgen gequält wird, wenn Kummer über bedeutende Ver-
mögensverluste, erlittene Kränkungen oder vernichtete Carrièreaus-
sichten in ihm nagt, wenn ihm durch hoffnungslose Liebe, eheliches
Unglück oder missrathene Kinder anhaltendes Herzeleid bereitet
wird. Die Quelle dieser gemüthlichen Erregungen kann der Arzt
zwar gewöhnlich nicht beseitigen, aber er ist im Stande, durch
theilnehmenden und verständigen Zuspruch viel, sehr viel zur
Milderung derselben beizutragen; manchen Kranken ist es schon
eine Erleichterung, wenn sie dem Arzte gegenüber, dessen Theilnahme und Verschwiegenheit ihnen sicher ist, ihr Herz ausschütten,
ihre geheimsten Zweifel, Beängstigungen, Sorgen und Neigungen
aussprechen können. Der Arzt gewinnt hiedurch einen Schlüssel
zu manchen sonst unerklärlichen Erscheinungen, aber auch eine
mächtige Handhabe, den Leidenden geistig aufzurichten, zu stützen
und ihm die richtigen Wege zu weisen.

Der Arzt darf aber auch nicht ermangeln, sich darum zu be-
kümmern, ob der seiner Fürsorge Empfohlene ein Freund heiterer
Geselligkeit ist, ob er ein besonderes Interesse für Lektüre, Musik
oder Theater besitzt, oder ob er für Naturgenüsse schwärmt, ob
er neben seinem Berufe noch Nebenbeschäftigungen oder Lieb-
habereien kultivirt, ob er irgend einem Sporte huldigt und ein
Freund körperlicher Bewegung oder derselben abgeneigt ist, endlich
wie es sich mit seinen Inclinationen für leibliche Genüsse, insbesonders für die Freuden des Bechers verhält. Bei den Individuen
im jugendlichen und mittleren Lebensalter darf auch die Klar-
stellung der Vita sexualis nach ihrer psychischen und physischen
Seite nicht vernachlässigt werden. Viele weibliche Kranke schliessen
in dieser Sphäre wurzelnde Gemüthserregungen. Leiden, Hoffnungen
und Wünsche in den innersten Schrein ihres Herzens, und der
Arzt hat viel Vorsicht und Takt aufzuwenden, um den für ihn
nothwendigen Einblick in dieses Innerste zu erlangen.

In der Mehrzahl der Fälle hat der Arzt keine Gelegenheit,

das geistige Verhalten seiner Patienten im gesunden Zustande zu beobachten; er kann nur durch die Mittheilungen des Kranken und seiner Umgebung, Berücksichtigung seiner äusseren und häuslichen Verhältnisse, sowie seiner beruflichen oder sonstigen Leistungen gewisse Aufschlüsse hierüber erlangen. Das Bild, welches wir auf diese Weise von der geistigen Persönlichkeit des Patienten gewinnen, dürfen wir nicht ohne Weiteres für den augenblicklichen Zustand als zutreffend erachten, da durch Erkrankung, abgesehen von den eigentlichen Geistesstörungen, häufig weitgehende Veränderungen auf seelischem Gebiete herbeigeführt werden; aus diesem Grunde ist es aber auch nicht statthaft, aus der geistigen Verfassung, in welcher sich uns der Kranke präsentirt, auf dessen Verhalten im gesunden Zustande direkt zu schliessen.

Die Veränderungen, welche die Psyche durch Krankheit erfährt, sind zum Theil günstiger, zum Theil ungünstiger Natur, weit vorherrschend von letzterer Art. Der nachtheilige Einfluss macht sich auf allen Gebieten des Seelenlebens geltend; die intellektuelle Leistungsfähigkeit und das Gedächtniss können herabgesetzt, die Willensenergie mehr oder minder geschwächt, Charakter und Stimmung in unvortheilhafter Weise verändert werden. Weit seltener sind wir in der Lage, eine veredelnde, läuternde Wirkung von Leiden zu constatiren. Diese betrifft nie die intellektuelle Seite, gewöhnlich nur das gemüthliche Verhalten und den Charakter. Kein beschränkter Mensch wird durch Erkrankung klug; dagegen sehen wir mitunter, dass eigensinnige, störrische Individuen gefügig, rauhe, leidenschaftliche Naturen sanftmüthig und zarten Regungen zugänglich, Hochmüthige bescheiden, Hartherzige und Gefühllose mitleidsvoll, Genusssüchtige entsagend werden. Diese Wirkungen sind nicht immer dauernd; mit der Besserung macht sich nicht selten der alte Adam wieder bemerklich.

Der Arzt hat bei der psychischen Behandlung sowohl den normalen Geisteszustand seines Patienten, als die durch die Erkrankung bedingten Veränderungen desselben in Rechnung zu ziehen. Einem Offizier, der Schlachten mit Auszeichnung mitgemacht und alle Strapazen eines Feldzuges ertragen hat, können wir andere Leistungen zumuthen als einer von Haus aus ängstlichen, verzärtelten Frau; wir würden aber irren, wenn wir glauben

wollten, dass der im Feld so tapfere Offizier auch körperlichen
Schmerzen und Leiden gegenüber sich besonders muthig und stand-
haft zeigen müsste, dass bei ihm krankhafte Angstzustände überhaupt nicht vorkommen könnten, oder er solche besonders leicht
überwinden müsste. Krankheit und Unglück können den Be-
herztesten, der keine Gefahr scheute, zum Feigling, den thatkräftigsten Mann von kühnem Unternehmungsgeiste zaghaft und
wankelmüthig machen.

Am wenigsten dürfen wir aber glauben, dass Kranke
den Verstand und die Urtheilsschärfe, welche sie in
gesunden Tagen besassen und auch während ihres
Leidens noch in anderen Angelegenheiten an den Tag
legen, in der Auffassung ihres Zustandes und der Wahl
der Mittel zur Bekämpfung desselben bekunden
müssten. Dieselben Menschen, welche als Gesunde sehr wohl
einsehen, dass gegen den Tod kein Kraut gewachsen ist und dass
es unheilbare Krankheiten giebt, hegen als Kranke keinen Zweifel,
dass es gegen ihr Leiden, welcher Art dasselbe auch sein mag,
irgend ein Mittel geben müsse und es sich nur darum handele,
dieses zu finden. So darf es uns nicht wundern, wenn wir sehen,
dass auch skeptische Gebildete in Krankheitsnöthen ebenso nach
dem Strohhalme greifen, welcher sich in den Anpreisungen eines
Charlatans ihnen darbietet, wie der einfältigste Bauersmann
und mitunter sich der Behandlung eines Kurpfuschers mit einer
Vertrauensseligkeit, Ausdauer und Selbstüberwindung hingeben,
zu welcher sie sich einem Arzt gegenüber nicht aufschwingen
würden.

Von den chronischen Krankheiten beeinflussen viele die Psyche
in besonderer Weise. Die sorglose, selbst hoffnungsfrohe Stimmung
und die Euphorie vieler Lungenleidender, deren Zustand bereits
keine Hoffnung auf Besserung mehr zulässt, sind bekannt. Herz-
kranke zeigen häufig eine Reizbarkeit, Launenhaftigkeit und Furcht-
samkeit, welche früher an ihnen nicht beobachtet wurde. Magen-,
Darm- und Leberleiden ziehen, wie schon die Bezeichnungen
Melancholie und Hypochondrie andeuten, Verstimmungszustände,
insbesondere solche mit krankhafter Richtung der Aufmerksamkeit
auf das körperliche Befinden nach sich. Erkrankungen in der

Sexualsphäre und Anomalien der Vita sexualis bilden ebenfalls häufig eine Quelle gemüthlicher Depression, aber auch abnormer gemüthlicher Reizbarkeit und insbesonders von Angstzuständen. Bei Apoplektikern begegnen wir häufig einer krankhaften Gemüthsweichheit und Rührseligkeit, während Epileptiker durch Neigung zur Zornmüthigkeit, Rücksichtslosigkeit, Eigensinn und mürrisches Wesen sich hervorthun. Mit der Chorea geht gewöhnlich erhöhte gemüthliche Erregbarkeit, Neigung zur Zerstreutheit und Vergesslichkeit einher. Suggestibilität, Emotivität und Willensschwäche sind die geistigen Stigmata der Hysterie, die allerdings in den einzelnen Fällen in sehr verschiedenem Maasse ausgeprägt sind. Bei Neurasthenie finden wir neben Herabsetzung der intellektuellen Leistungsfähigkeit und der Willensenergie gesteigerte gemüthliche Erregbarkeit, hypochondrische und hypochondrisch melancholische Verstimmung, Angstzustände und Zwangsvorstellungen. Mit der Fettleibigkeit ist oft Denkträgheit, Schlaffheit und Neigung zur Bequemlichkeit verknüpft, mit der Anämie abnorme Reizbarkeit, Zaghaftigkeit, Schreckhaftigkeit und Wankelmuth.

Unter den chronischen Intoxikationen üben insbesonders der Morphinismus und der Alkoholismus einen ausgesprochenen depravirenden Einfluss auf das seelische Verhalten. Die Veränderung betrifft weniger die intellektuelle Seite als den Charakter; die Willenskraft und die höheren (ethischen und ästhetischen) Gefühle nehmen mehr und mehr ab; dadurch gewinnen momentane Stimmungen, Triebe und Affekte einen ganz ungebührlichen Einfluss auf das Handeln des Kranken. Bekannt ist die Feigheit und Verlogenheit der Morphinisten, der Egoismus und die brutale Rücksichtslosigkeit der Alkoholiker. Das Verhalten letzterer entwickelt sich öfters zu einer wahren psychischen Degeneration, indem allmählich auch die intellektuelle Seite, Gedächtniss und Urtheilsfähigkeit mehr und mehr leiden.

Die im Vorstehenden angeführten Anomalien gehören dem grossen Gebiete der von Koch als „psychopathische Minderwerthigkeiten" zusammengefassten, „theils als angeborenen, theils als erworbenen, den Menschen in seinem persönlichen Leben beeinflussenden psychischen Regelwidrigkeiten an, welche auch in schlimmen Fällen doch keine Geisteskrankheiten darstellen, welche aber die

damit beschwerten Personen auch im günstigen Falle nicht als im
Vollbesitze geistiger Normalität und Leistungsfähigkeit stehend erscheinen lassen."

Den auf hereditäre Belastung zurückzuführenden Minderwerthigkeiten begegnen wir bei Kranken jeder Art, begreiflicher
Weise jedoch vorherrschend bei Nervenkranken. Da diese Zustände
von grosser Bedeutung sind und bei der Behandlung jedes einzelnen
Falles, bei welchem sie sich finden, eingehende Berücksichtigung
erheischen, seien dieselben hier zum Schlusse noch in Kürze nach
Koch's Darstellung skizzirt.

Koch unterscheidet 3 Abstufungen: Hereditäre psychopathische Disposition, hereditäre psychopathische Belastung und hereditäre psychopathische Degeneration.
Die psychopatische Disposition giebt sich durch gesteigerte
Empfänglichkeit für Eindrücke, nicht selten geradezu durch Empfindlichkeit und Verletzlichkeit, oft auch durch Mangel an That-
kraft kund. Die psychopathische Belastung kennzeichnen: Anomalien der psychischen Erregbarkeit; insbesondere Steigerung derselben (Aengstlichkeit, Schreckhaftigkeit, Wehleidigkeit, Rührseligkeit, übertriebene Empfindlichkeit, Zornmüthigkeit, Neigung zum
Schwärmen etc.), Mangel an Ebenmaass auf geistigem Gebiete, ein
ungebührlich in den Mittelpunkt gerücktes, verschrobenes und
widerspruchsvolles Ich (Nebeneinanderbestehen von Verschwendungs-
sucht und Geiz, von grundlosem Hochmuth und übel angebrachter
Bescheidenheit, von Neigung und Abneigung gegen dieselbe Person etc.),
Seltsamkeiten und Verkehrtheiten (Excentricitäten in der Lebensführung, lächerliche Gewohnheiten, Perversitäten des Gefühllebens),
Zwangsdenken und Zwangstriebe, endlich etwas Periodisches, ein
gewisses Schwanken in der Stimmung und in dem psychischen Ge-
sammtverhalten. Bei der psychopathischen Degeneration besteht
neben den sonst vorhandenen psychischen Anomalien eine habituelle
geistige Schwäche und zwar eine Schwäche, die sich entweder vorwiegend auf dem intellektuellen oder vorwiegend auf dem moralischen
Gebiete oder endlich annähernd gleich stark auf diesen beiden
Gebieten geltend macht.

IV. Abschnitt.

Allgemeine Psychotherapie.

A. Psychische Behandlung im weiteren Sinne.

Die psychische Therapie gilt mit Recht als ein besonderer
Zweig der Heilkunde, der auch ein gesondertes Studium verdient.
Doch dürfen wir desshalb nicht glauben, dass in der Praxis ihre
Verwerthung von der der somatischen Heilmethoden sich stricte
trennen lässt. Wir sind zwar in der Lage, einen Kranken rein
psychisch i. e. lediglich durch Beeinflussung seiner Psyche zu behandeln und zu heilen, also psychische Therapie isolirt anzuwenden,
aber umgekehrt können wir wenigstens bei urtheilsfähigen Kranken
keine Art somatischer Behandlung ausüben, ohne mit derselben
eine gewisse psychische Beeinflussung zu verknüpfen. Welche Verordnungen wir auch geben, welche Proceduren wir vornehmen,
immer zielen wir daraufhin, bei dem Kranken den Glauben zu
erwecken, dass ihm genützt wird. Die Vorstellungen, welche das
ärztliche Eingreifen bei dem Patienten hervorruft, entsprechen jedoch nicht immer den ärztlichen Intentionen und Wünschen; sie
können je nach ihrer Art den allgemeinen Zustand des Leidenden
oder einzelne Symptome im günstigen oder ungünstigen Sinne beeinflussen, oder auch keine besondere Wirkung in der einen oder
anderen Richtung äussern. Nimmt der Leidende die Verordnungen
des Arztes mit vollem Vertrauen hin, kommt er denselben mit
der Zuversicht nach, dadurch Besserung oder Heilung zu erlangen,
so wird er meist auch irgend eine günstige Veränderung in seinem

Befinden wahrnehmen. Diese mag rein subjektiv und transitorisch sein, ist aber sicherlich doch für den Kranken von nicht zu unterschätzender Bedeutung. Selbst Todkranke werden durch die Hoffnung, welche sie auf die Heilkraft eines ihnen dargebotenen neuen Mittels setzen, oft wesentlich erleichtert. Erweckt das verwendete Mittel dagegen statt froher Erwartungen Befürchtungen wegen etwaiger schädlicher Wirkungen, so kann es vorkommen, dass trotz objektiver Besserung der Kranke sich schlimmer fühlt. Indess sind nicht lediglich die Massnahmen, welche der Arzt zum ausgesprochenen Zwecke der Behandlung verordnet oder selbst ausführt, geeignet, einen förderlichen oder ungünstigen Einfluss auf die Psyche des Kranken auszuüben; alle Momente, welche bei dem Verkehre des Arztes mit dem Kranken von dem ersten Gegenübertreten an auf die Psyche des letzteren einen Eindruck machen, können in ähnlicher Weise sich wirksam zeigen. Die psychische Therapie beschränkt sich daher durchaus nicht auf gewisse, spezielle therapeutische Verfahren; in das Bereich derselben fällt das ganze Verhalten des Arztes, sein Thun sowohl als sein Lassen, soweit es den Kranken angeht.

Zuvörderst haben wir hier die Persönlichkeit des Arztes in Betracht zu ziehen. Man spricht häufig von dem Zauber einer Persönlichkeit, dem unwiderstehlichen Zwange, den sie auf ihre Umgebung und selbst ihr ferner Stehende ausübt. Auch Aerzte sind mitunter im Besitze dieses Zaubers, wenigstens ihren Patienten gegenüber. Wenn wir jedoch nachforschen, welche Faktoren diesen zwingenden Einfluss bedingen, so finden wir, dass meist weniger die Persönlichkeit an sich, als der Ruf, welcher dem Manne vorher geht, den Patienten gefangen nimmt. Es liegt nahe, dass ein Mann von imposanter Erscheinung, der mit dem Selbstbewusstsein überlegener Intelligenz und wohl gesicherten Rufes und dabei doch mit den gewinnenden Formen des Weltmannes dem Patienten entgegentritt, auf diesen einen mächtigeren Eindruck macht, als eine unansehnliche Persönlichkeit von schüchternem Auftreten und linkischen Manieren. Allein der Zauber, welcher Patienten gefangen nimmt, haftet mitunter Persönlichkeiten an, welche weder durch ihr Aeusseres, noch durch ihre Bildung und Intelligenz imponiren können. Amalie Hohen-

ester, die Doktorbäuerin, hat denselben in reichem Maasse auf
Patienten und Patientinnen der höchsten Stände ausgeübt, und
Kneipp, der schlichte Landpfarrer, übt einen solchen noch
täglich aus. Hierin liegt etwas sehr Tröstliches für die grosse
Mehrzahl der Aerzte. Eine imponirende äussere Erscheinung kann
sich der Arzt nicht verschaffen, wenn ihm die Natur diesen Vorzug versagt hat, und der Ruf, welchen der ärztliche Praktiker und
der Kurpfuscher bei dem Publikum gewinnt, entspricht bekanntlich
nicht immer den wirklichen Leistungen derselben. Bleibt daher
der Zauber der Persönlichkeit den meisten Aerzten vorenthalten,
so kann doch jeder sein Benehmen derart einrichten, dass dasselbe
dem Patienten Achtung und wenigstens ein gewisses Maass von
Vertrauen abnöthigt. Man darf jedoch nicht glauben, dass die
Erreichung dieses Zieles ohne ernstes Streben und stetige Selbst-
kritik möglich ist. Wer in das Zimmer eines Schwerkranken mit
salopper Kleidung, nach Bier riechend und vielleicht noch mit der
Cigarre im Munde tritt, darf nicht erwarten, dass er dem Kranken
ohne Weiteres Vertrauen einflösst; auch derjenige nicht, der ge-
schniegelt und gebügelt in dem Aufzuge eines richtigen Gigerls
sich präsentirt. Wer auf seinen äusseren Menschen zuviel verwendet, von dem nimmt man mit Recht an, dass er selbst seinen
geistigen Werth nicht zu hoch taxirt. Die Kleidung muss den
Ernst des Mannes und auch seine Selbstachtung verrathen; wenn
in manchen Ländern die Aerzte noch gegenwärtig ähnlich den
Geistlichen einen geschlossenen Habit tragen, um durch ihr
Aeusseres schon eine gewisse Berufswürde zu dokumentiren, so ist
dieser Usus durchaus nicht werthlos. Dass in dem Entgegenkommen des Arztes eine dem Stande des Patienten angemessene
Höflichkeit und theilnehmende Freundlichkeit sich bekunden soll,
wird wohl allgemein zugegeben werden. Es ist aber sehr wenig
angebracht, wenn der Arzt speziell durch Höflichkeit Eindruck
machen oder gar durch Kriecherei sich rasch in die Gunst der
bei ihm Hilfe Suchenden versetzen will. Wer eine Schustersgattin
zur gnädigen Frau erhebt und sich der Kommerzienräthin sub-
missest zu Füssen legt, mag allerdings diese Patientinnen in eine
sich günstige Stimmung versetzen und sich auch die Kundschaft
mancher eitler Personen für längere Zeit sichern: allein er darf

nicht erwarten, dass er für den Ernstfall sich eine Autorität bei
seinen Patienten erwirbt. Wenn schon in dem Verkehre des Arztes
mit dem Patienten ein Gönnerschaftsverhältniss sich ausdrücken
soll, so ist es immer besser, wenn irgendwie die soziale Position
des Patienten dies zulässt, dass der Arzt die Rolle des Gönners
übernimmt, als dass er sich selbst durch Uebertreibung der Höflichkeit in die Stellung eines Untergebenen herabdrückt und dadurch die Aufgaben, die er dem Patienten gegenüber zu erfüllen
hat, sich bedeutend erschwert. Täglich kann man sich überzeugen,
wie schwierig und unangenehm die Thätigkeit des Arztes sich gestaltet, wenn derselbe bei seinen Patienten keine Autorität ge-
niesst. Der Rath, welchen der gefügige, von Höflichkeit über-
fliessende Hausarzt vergeblich Monate lang immer wieder ertheilt
hat, wird sofort befolgt, wenn ein anderer, dem Patienten fern
stehender Arzt, und dieser braucht durchaus kein berühmter Consiliarius zu sein, denselben giebt. Um Autorität bei den Patienten
zu erlangen, muss aber der Arzt sorgfältig alles meiden, was ihm
den Anschein geben könnte, als ob er auf anderem Wege als
durch seine medizinischen Leistungen sich die Gunst der sich ihm
Anvertrauenden erwerben wollte. Besonders knapp zu bemessen ist
die Freundlichkeit verzogenen Kindern und jungen Damen gegenüber, denen schon durch das erste Gegenübertreten klar gemacht
werden muss, dass sie sich dem ärztlichen Willen strikte zu fügen
haben. Hat man sich versichert, dass dieses Verhalten den erforderlichen Eindruck hervorgerufen hat, so kann man gelindere
Seiten aufziehen und sich zu dem Patienten auf einen freund-
schaftlicheren Fuss stellen. Wie nothwendig ein derartiges Vorgehen mitunter ist, hiefür will ich nur ein Beispiel anführen. Ein
hysterisches junges Mädchen, welches seine ganze Familie beherrschte,
beschwerte sich nach meinem ersten Besuche ihrer Mutter gegenüber über mein absichtlich schroffes Benehmen, das in einer ihr
sehr auffälligen Weise von der alle Zeit sehr liebevollen Theilnahme des sie bisher behandelnden Arztes abstach. Die Bemühungen dieses Kollegen hatten jedoch nicht zu verhindern vermocht,
dass das Leiden des Mädchens sich über eine Reihe von Monaten
hinzog und dabei sich stetig verschlimmerte, während unter meinem
etwas rauheren Anfassen alsbald Besserung und nach einer kleinen

Zahl von Wochen auch vollständige Genesung eintrat. Da die Behandlung im Wesentlichen eine psychische war, hätte mein Vorgänger sicherlich den gleichen Erfolg erzielen können. Die Patientin kam übrigens selbst nach Kurzem zu der Einsicht, dass ihr mein an sich weniger angenehmes Vorgehen mehr nützte als die Liebenswürdigkeit meines Vorgängers. Indess wird von dem Arzte, welcher den Kranken unter allen Verhältnissen geistig aufrichten, ihm über die schwierigsten Lagen hinweghelfen soll, viel mehr verlangt als mehr oder minder freundliches Entgegenkommen. Dem Schwerkranken gegenüber, welcher mit Angst in dem Gesichte des Arztes forscht, muss dieser es verstehen, den Ernst der Lage, seine Besorgnisse durch keinen Blick, keinen Zug zu verrathen, er muss es verstehen, zu lächeln, wenn der Menschheit ganzer Jammer ihn anfasst. Mehr als langathmige Trostreden wirken oft die heitere oder unbefangene Miene des Arztes, gemessenes Vorgehen und ein gelegentlich hingeworfenes harmloses Scherzwort, und auf der anderen Seite darf der Arzt nicht erwarten, dass seine beruhigenden Versicherungen viel Eindruck machen, wenn er mit ängstlicher Hast den Kranken untersucht und von seinen Zügen Bestürzung abzulesen ist. Auch die Stimmung, in welche der Arzt durch seine eigenen Verhältnisse versetzt wird, darf sich nicht in seinem Aeusseren und seinem Gebahren wiederspiegeln, wenn er dem Kranken gegenübertritt; dieser mag den ungewöhnlichen Ernst seines Berathers auf seinen Zustand beziehen und mit Besorgnissen erfüllt werden, welche nicht ohne nachtheilige Folgen bleiben können. Für die psychische Beeinflussung des Kranken sind auch die Geduld und Aufmerksamkeit, welche der Arzt seinen Klagen gegenüber bekundet, nicht ohne Bedeutung. Nicht wenige Kranke nehmen, wenn sie einmal im Sprechzimmer sich befinden, die Zeit des Arztes in einer Weise in Anspruch, als ob dieser mit Niemand in der Welt ausser mit ihnen sich zu befassen habe. Besonders und mit Recht sind in dieser Beziehung die hypochondrischen Neurastheniker, les hommes aux petits papiers Charcot's gefürchtet, die ab ovo anfangend die unbedeutendsten Vorkommnisse ihres Lebens dem Arzte mittheilen zu müssen glauben, weil sie diese für die Beurtheilung ihres Zustandes für wichtig halten und auch der Meinung sind, dass alle Details ihres Leidens für den Arzt in

hohem Maasse interessant seien.   Zur Beruhigung dieser Patienten
trägt es sehr viel bei, wenn man ihnen (wenigstens bei dem ersten
Zusammentreffen) gestattet, ihrem Erzählungsdrang einigermassen
nachzugeben und ihre Detailmalerei mit Aufmerksamkeit verfolgt;
es wird hiedurch dem bei diesen Patienten allzuleicht sich ein-
stellenden Zweifel begegnet, ob ihr Leiden auch genügend er-
gründet und nicht für die Behandlung wichtige Umstände über- .
sehen worden seien.

Die Untersuchung des Kranken bildet, auch wenn mit derselben seitens des Arztes durchaus keine andere Absicht als die
Gewinnung einer Grundlage für die Diagnose verknüpft wird, ebenfalls einen Faktor der psychischen Therapie.   Es liegt nahe, dass
bei ernster Erkrankten oder solchen, die es zu sein glauben, eine
gründliche, alle Organe berücksichtigende Untersuchung das Vertrauen zu dem Arzte hebt und zugleich beruhigend wirkt.   Bei
ängstlichen Gemüthern ist der Einfluss einer eingehenden Untersuchung bei leichteren Affektionen jedoch verschieden.   Ein Theil
derselben wird durch dieselbe angenehm berührt, weil sie dadurch
die Gewissheit erlangen, dass ihre Befürchtungen unbegründet
waren.   Bei anderen wirkt dagegen die Untersuchung beängstigend;
die Exploration der Brustorgane erregt Vorstellungen eines vielleicht
bestehenden Lungen- oder Herzleidens, die Untersuchung des Urins
Befürchtung eines Diabetes oder Morb. Brightii.   Ich habe es mehrfach erlebt, dass speziell die Urinuntersuchung Kranke in hohe
Aufregung versetzte.   Es unterliegt keinem Zweifel, dass bei sug-
gestiblen Personen durch die Untersuchung und selbst durch
einfache Fragen neue Krankheitserscheinungen hervorgerufen
werden können (so z. B. Anästhesien bei Hysterischen).   Es
ist daher öfters nothwendig, wenn man die Untersuchung
auf Organe oder Körpertheile ausdehnt, bezüglich welcher der
Kranke sich völlig gesund erachtet, dass man demselben ausdrücklich erklärt, die Exploration der betreffenden Theile geschehe
nur der Vollständigkeit der Untersuchung halber oder aus Prinzip,
nicht auf Grund der Annahme, dass derselbe Sitz irgend welcher
krankhafter Veränderungen sein könnte oder müsste.   Durch die
Aengstlichkeit eines Patienten allein darf sich der Arzt jedoch
auch nie abhalten lassen, zur Sicherheit seiner Diagnose eine voll-

ständige Untersuchung vorzunehmen. Hat er sich jedoch von dem
normalen Verhalten einzelner oder aller inneren Organe überzeugt,
so empfiehlt es sich nicht, die Untersuchung derselben immer
wieder vorzunehmen, wenn dies nur den Wünschen des Kranken
entspricht, in dem vorhandenen Leiden dagegen eine Veranlassung
hiezu nicht gegeben ist. Durch diese häufigen Untersuchungen
wird bei ängstlichen Patienten keine nachhaltige Beruhigung erzielt, sondern der Zustand des Zweifels erhalten und ihre Aufmerksamkeit immer wieder auf einzelne Organe in nachtheiliger
Weise gelenkt. Dagegen kann durch in grösseren Intervallen
wiederholte Untersuchungen mitunter entschieden genützt werden.
So habe ich bei hypochondrischen Herzneurasthenikern gefunden,
dass es auf dieselben immer wieder günstig wirkte, wenn eine
nach längerer Pause wiederholte Untersuchung ihnen die Gewissheit verschaffte, dass in der Zwischenzeit ihr Herz keine Veränderung erfahren hatte. Die Untersuchung muss in manchen
Fällen, wenn sie dem Arzte die erforderliche Aufklärung bringen
und damit auch für den Patienten sich nützlich erweisen soll, in
der Weise geführt werden, dass die Aufmerksamkeit des Patienten
von dem untersuchten Körpertheile abgelenkt wird. Bei Patienten,
z. B., die an Tremor leiden und desshalb ängstlich sind, sieht man
häufig, dass dieselben erheblich zittern, wenn sie sich bei irgend
welchen verlangten Bewegungen von dem Arzte beobachtet wissen;
gelingt es, die Kranken zur Vornahme gewisser Bewegungen zu
veranlassen, während man ihre Aufmerksamkeit in anderer Richtung völlig in Anspruch nimmt, sodass sie weder an die Bewegung,
noch an das Beobachtetwerden denken können, so findet man mitunter, dass das Zittern nur minimal oder überhaupt nicht sich
geltend macht. Dieser Nachweis verfehlt bei keinem Kranken
seine beruhigende Wirkung. Aehnlich muss man bei der Untersuchung hyperästhetischer Körperpartien vorgehen, wenn die Hyperästhesie voraussichtlich psychischen Ursprungs ist. Wenn der
Kranke erfährt, dass der nach seiner Meinung so überaus empfindliche und bei blosser Berührung schon schmerzhafte Theil starken
Druck erträgt, ohne dass dabei eine unangenehme Sensation entsteht, so wird derselbe, wenn er auch nicht immer von der
psychischen Natur seines Schmerzes sofort überzeugt ist, doch

wenigstens von der Vorstellung abgebracht, dass der empfindliche
Theil Sitz irgend eines schweren Leidens ist.

An die Untersuchung des Kranken reiht sich naturgemäss die
Aufklärung an, welche wir demselben über seinen Zustand geben.
Dass diese einen überaus wichtigen Faktor der psychischen Behandlung bildet und ihre Formulirung sorgfältige Berücksichtigung
der Individualität des Kranken und der ganzen Sachlage erheischt,
hierüber kann für den erfahrenen und denkenden Praktiker kein
Zweifel bestehen. Wir sehen jedoch fast täglich, dass gerade in
diesem Punkte Aerzte schwerwiegende Missgriffe machen und Ver-
stösse begehen, durch welche nicht nur die Kranken geschädigt
werden, sondern öfters auch das Ansehen des ärztlichen Standes
erheblich leidet. Dass mitunter irrthümliche Diagnosen und Prog-
nosen Patienten und deren Angehörigen mitgetheilt und dadurch
schwere Beängstigungen in Fällen hervorgerufen werden, in welchen
zu solchen ein Anlass de facto nicht besteht, ist noch keineswegs
das Schlimmste. Derartige Missgriffe begegnen gelegentlich selbst
sehr erfahrenen und gewissenhaften Aerzten, und es wäre bei der
Unzulänglichkeit unseres Einblickes in viele Krankheitszustände
ganz ungerechtfertigt, dieselben zum Gegenstande von Vorwürfen
zu machen, wenn für die Mittheilung der Diagnose in dem Zustande des Kranken oder dessen Verhältnissen ein ausreichender
Grund vorlag. Wenig und zum Theil überhaupt nicht entschuld-
bar ist dagegen der Usus so mancher Aerzte, ihre Diagnose, ob
sicher oder zweifelhaft, unverblümt und uneingeschränkt dem
Kranken bekannt zu geben, auch wenn dessen Interesse dies durchaus nicht erheischt und die Eröffnung geeignet ist, Angst oder
schwere Sorgen bei dem Leidenden hervorzurufen und dadurch
seinen Zustand zu verschlimmern. Ich habe es erlebt, dass Aerzte
selbst leiblichen Verwandten, einem Bruder und einer Schwester
gegenüber es nicht für nothwendig erachteten, von einem derartigen grausamen Vorgehen Umgang zu nehmen. Wenn wir uns
fragen, wie dieses Verhalten sich erklären lässt, so würden wir
entschieden irren, wenn wir dasselbe immer auf Gefühlsmangel oder
Gefühlsrohheit der betreffenden Aerzte zurückführen wollten. Diese
Faktoren spielen wahrscheinlich nur in einem kleinen Theile der
Fälle eine Rolle; viel häufiger haben wir es mit anderen Momenten

zu thun. Das Bestreben mancher Aerzte, dem Kranken und seinen
Angehörigen durch ihre Sachkenntniss zu imponiren und dadurch
ihren Vortheil zu wahren, oder wenigstens sich gegen die Nach-
rede einer falschen Auffassung der Erkrankung zu schützen, ist
so gross, dass daneben die Rücksicht auf das Empfinden des
Kranken und seinen Zustand nicht zur Geltung kommt. Bei anderen
handelt es sich dagegen lediglich um Gedankenlosigkeit; sie äussern
ihre Ansicht über den vorliegenden Zustand, ohne irgendwie den Einfluss zu erwägen, welchen ihre Erklärung auf das Gemüth des
Patienten ausüben mag. Mitunter sehen wir auch, dass sich uner-
fahrene oder übertrieben gewissenhafte Aerzte durch die Erklärung
des Kranken, er sei auf alles gefasst, und man solle ihm nur reinen
Wein einschenken, sich zu Aufschlüssen verleiten lassen, welche
im Interesse des Patienten besser unterblieben sein würden. Von
den vielen Patienten, welche dem Arzte versichern,
dass er ihnen rückhaltlos die Wahrheit über ihren
Zustand eröffnen darf, und welche dies geradezu
verlangen, ist nur ein sehr kleiner Theil wirklich ge-
willt und gefasst, die Wahrheit zu hören und zu ertragen, wenn dieselbe trauriger Natur ist; in den meisten
Fällen läuft das Verlangen nach wahrheitsgemässer Aufklärung
auf einen Selbstbetrug hinaus. Der Patient hofft und wünscht
nur etwas Tröstliches zu hören, und will durch seine Betheuer-
ungen sich eine Art Versicherung verschaffen, dass der voraussichtlich tröstliche Ausspruch des Arztes nicht lediglich durch die
Absicht der Schonung dictirt ist. Der Arzt, welcher sich durch
den anscheinenden Stoicismus des Kranken täuschen lässt, kann
daher leicht Unheil stiften, ebenso wie der allzu gewissenhafte, welcher
glaubt, dem ausdrücklichen Wunsche des Patienten gegenüber
keine Verschleierung des Sachverhaltes sich gestatten zu dürfen.
    Die Auffassungen, von welchen sich die Praktiker bei der
Aufklärung der Kranken über ihren Zustand leiten lassen, weichen
offenbar in manchen Punkten von einander ab. Es ist daher nicht
überflüssig, wenn wir vor allem hier hervorheben, dass der Arzt
weder eine moralische, noch eine rechtliche Verpflich-
tung hat, die Anschauungen, welche er bezüglich der
Diagnose und Prognose in einem Krankheitsfall ge-

wonnen hat, dem betreffenden Patienten mitzutheilen,
auch wenn derselbe dies bestimmt beansprucht. Wenn
der Arzt auch bei der Aufklärung, welche er dem Leidenden über
seinen Zustand giebt, seinem Berufe als Helfer treu bleiben und
sich gegen Missgriffe möglichst schützen will, so muss er dabei
die Grundsätze zur Richtschnur nehmen, welche sein Handeln dem
Kranken gegenüber überhaupt zu bestimmen haben, da die Aufklärung des Patienten zweifellos einen Theil und zwar keinen
untergeordneten der ärztlichen Thätigkeit bildet: Primum non
nocere und dem Kranken, soweit es die Sachlage ermöglicht, zu nützen, seinen Zustand zu erleichtern.
Von der Pflicht, diesen Grundsätzen Rechnung zu tragen, kann
den Arzt weder das persönliche Interesse, seine Sachkenntniss in
günstigem Lichte zu zeigen und eine Anzweiflung derselben zu vermeiden, noch der ausgesprochene Wunsch des Patienten entbinden.
So wenig der Arzt das Verlangen eines Schwerkranken
nach einer Morphiuminjektion, welche ihn von seinem
Leiden erlösen würde, erfüllen darf, ebensowenig darf
er auf Wunsch eine Aufklärung geben, welche schädigend wirken könnte, ausser in den Fällen, in welchen
gewichtige Interessen der Angehörigen oder des
Kranken selbst es nicht gestatten, diesem seinen Zustand zu verheimlichen. Gegen den Vorwurf, die Krankheit
nicht recht erkannt zu haben, kann der Arzt in den meisten Fällen
sich dadurch schützen, dass er den Verwandten oder Bekannten
des Patienten seine wirkliche Auffassung des Zustandes mittheilt.
        Um den therapeutischen Werth der Aufklärung im vollen
Maasse zu würdigen, müssen wir uns vergegenwärtigen, welch'
mächtigen Einfluss sowohl auf einzelne Krankheitssymptome, als
den gesammten Zustand die Anschauung ausüben kann, welche der
Patient von der Art seines Leidens, der Dauer und dem Ausgange
desselben hat. Wir erachten es als natürlich, dass ein Schwer-
kranker Besorgnisse wegen seines Zustandes hegt und ein mit
einem leichten Uebel Behafteter sich keinen schlimmen Gedanken
hingiebt. Diese der Art des Leidens adäquate Auffassung finden
wir jedoch keineswegs in allen Fällen. Wir sehen manche Schwerkranke, welche keine Ahnung der Gefahr ihres Zustandes be-

schleicht, welche bei den schlimmsten Zufällen sich keinem trüben Gedanken hingeben und am Rande des Grabes noch keineswegs der Hoffnung auf Genesung entsagen, und auf der anderen Seite eine Menge von Personen, welche sich durch unbedeutende oder wenigstens ganz gefahrlose Affektionen allen Lebensmuth rauben lassen und an jede geringfügige Störung die schwersten Befürchtungen knüpfen. Die Gemüthsruhe und Hoffnungsfreudigkeit jener Optimisten kann zwar den Verlauf einer fortgeschrittenen Phthise oder eines Carcinoms nicht aufhalten, ist aber trotzdem für die Leidenden von eminentem Vortheil; ihr Krankheitsgefühl sowohl als die Last und Qual vieler einzelner Beschwerden wird dadurch verringert und hiemit der Gesammtzustand wesentlich erleichtert. Bei schweren, aber ihrer Natur nach heilbaren Erkrankungen gesellt sich zu dieser schon sehr schätzenswerthen Wirkung noch eine andere viel wichtigere; durch das erwähnte seelische Verhalten des Kranken wird dessen Widerstandsfähigkeit wesentlich erhöht, so dass selbst bei verzweifelter Lage mitunter noch ein günstiger Ausgang eintritt, während unter gleichen Verhältnissen bei hoffnungsloser Stimmung des Kranken dessen Schicksal besiegelt ist. Bei den Pessimisten andererseits sehen wir nur zu häufig, dass durch ihre übertriebenen Befürchtungen an sich geringfügige Beschwerden gesteigert und unterhalten, daneben aber auch manche neue Störungen hervorgerufen werden. Was vielen Kranken eine glückliche seelische Disposition verschafft, muss der Arzt bei den Leidenden, welche dieser Naturanlage ermangeln, durch seinen Einfluss herbeizuführen trachten. Seine allerdings nicht immer leichte Aufgabe ist es, den Kranken von der Angst um das Kommende, dieselbe mag begründet sein oder nicht, und damit auch von allen durch diese verursachten Erschwerungen und Complikationen seines Zustandes zu befreien, Zweifel und Trübsinn bei ihm zu verscheuchen und ihm Hoffnung und Lebensmuth einzuflössen. Von Reil wird erzählt, dass die von ihm behandelten unheilbaren Kranken unter seiner Fürsorge zwar das Leben, aber nie die Hoffnung verloren. Aehnliches kann der schlichteste Praktiker erreichen, der bei seinem Wirken am Krankenbette lediglich vom Geiste der Humanität sich leiten lässt.

Zunächst haben wir hier der Frage näher zu treten, ob es

nothwendig oder erspriesslich ist, jedem Kranken eine Aufklärung
über seinen Zustand zu geben.   Nach meiner Erfahrung verlangen
viele Patienten keinen Aufschluss über die Art ihres Leidens, sie
begnügen sich mit der ärztlichen Verordnung, die ihnen Hilfe in
Aussicht stellt; mitunter ist es mir auch vorgekommen, dass sich
Patienten ausdrücklich jeden Aufschluss über die Art ihrer Erkrankung verbaten; es waren dies Menschen, welche befürchteten,
in der optimistischen Auffassung ihres Zustandes durch den ärztlichen Ausspruch gestört zu werden, und es für das Beste hielten,
die günstige Meinung, welche sie sich gebildet hatten, in keiner
Weise anfechten zu lassen.   Selbstverständlich hat der Arzt keine
Veranlassung, ja auch gar kein Recht, diese Sorte von Optimisten
durch Mittheilung einer peinlichen Wahrheit aus ihrer Gemüthsruhe zu reissen.   Denjenigen gegenüber, welche keinen Aufschluss
verlangen, hat der Arzt zu erwägen, dass dieses Verhalten durchaus
nicht immer auf Gleichgiltigkeit des Kranken gegen sein Leiden zurückzuführen ist.   Mitunter ist es sogar übertriebene Aengstlichkeit,
die unbegründete Furcht, etwas Ungünstiges zu vernehmen, was die
Kranken abhält, den Arzt um seine Meinung über den vorhandenen
Zustand zu fragen.   Wenn man nach der ganzen Sachlage erwarten
kann, durch eine beruhigende Aufklärung zu nützen, sollte man daher
nicht verabsäumen, eine solche dem Patienten zu ertheilen; sie wird
in der Regel dankbar auch von demjenigen hingenommen, welcher
wegen seines Leidens keine Besorgnisse hegte.   Besonders empfiehlt
sich eine Aufklärung des Patienten in allen Fällen, in welchen man
annehmen kann, dass der Kranke wegen seines Zustandes mehr
oder minder beunruhigt ist.   Das Schweigen des Arztes kann hier
bei dem Leidenden Muthmassungen wachrufen, welche geeignet
sind, dessen Befürchtungen zu steigern.   Ferner ist Aufklärung
des Patienten bei Leiden von längerer Dauer und schwankendem
Verlaufe sehr rathsam, weil hier durch die Voraussage des Verlaufes späteren Beunruhigungen vorgebeugt werden kann.   Wenn
die Aufklärung bei dem Kranken die Wirkung erzielen soll, welche
wir beabsichtigen, müssen wir dafür Sorge tragen, den Boden für
die Aufnahme derselben zu präpariren.   Wer da glaubt, einen
Kranken, ohne ihn ausreden zu lassen und zu untersuchen, durch
die Versicherung, dass sein Zustand nichts zu bedeuten habe, be-

ruhigen zu können, wird sich in den meisten Fällen täuschen.
Wenn wir mit Rücksicht auf die Beschränktheit unserer Zeit zur
Weitschweifigkeit neigenden Kranken auch nicht gestatten können,
ihre Leidensgeschichte mit allen Details ab ovo vorzutragen, so
müssen wir sie durch unser Examen wenigstens davon überzeugen,
dass uns kein für die Beurtheilung ihres Zustandes wichtiger Umstand unter ihren Antecedentien und ihren augenblicklichen Beschwerden entgeht. Und ebenso dürfen wir bei wortkargen Patienten
die Erhebung der erforderlichen anamnestischen Daten nicht unterlassen. Durch sorgfältiges Eingehen auf alle bei einer Krankengeschichte
in Betracht kommenden Momente und eine der Art des Falles entsprechende Untersuchung verschaffen wir nicht bloss uns für eine
Diagnose und Prognose die nöthigen Anhaltspunkte, sondern auch
dem Kranken die sehr werthvolle Ueberzeugung, dass unser Urtheil
über seinen Zustand auf einer zuverlässigen Basis fusst. Dass der
Aufschluss, welchen wir dem Kranken geben, immer dem Verständnisse desselben angepasst sein soll, liegt sehr nahe, und doch sehen
wir, dass gegen diese Vernunftregel sehr viel gesündigt wird.
Was soll es dem Aufklärung über seinen Zustand Wünschenden
nützen, wenn wir ihm einen lateinischen oder griechischen Krank-
heitsnamen nennen, mit welchem er keine bestimmte Vorstellung
verknüpfen kann? Dem Ungebildeten genügt es meist, wenn er
über den Sitz seines Leidens und dessen Natur, ob leicht oder
ernst, unterrichtet wird. Allein auch dem gebildeten Laien wird
sehr häufig durch die Mittheilung der wissenschaftlichen Diagnose
seines Falles keine Vorstellung von der Art seines Leidens beigebracht, und wir dürfen daher auch bei diesem nie unterlassen,
durch passende Erläuterungen Missdeutungen vorzubeugen, wenn
wir überhaupt es für zulässig und zweckmässig erachten, ihm
unsere Diagnose bekannt zu geben. Die Information des Kranken
soll sich jedoch nicht nur auf die Art des Leidens, sondern
auch auf die Dauer, den Verlauf und schliesslichen Ausgang desselben erstrecken. Die Vorhersage der Krankheitsdauer sollte sich,
wenn dieselbe einigermassen vorauszusehen ist, nicht allzusehr
von der Wirklichkeit entfernen. Zwar berührt es die Kranken,
welche mit der Hoffnung sich tragen, in wenigen Tagen wieder
hergestellt zu sein, in der Regel sehr unangenehm, wenn sie ver-

nehmen, dass sie Wochen und vielleicht Monate sich gedulden
müssen, allein sie trösten sich über die längere Dauer ihres Leidens
viel leichter, wenn sie hievon a priori schon unterrichtet werden
und in derselben nichts Aussergewöhnliches erblicken können, als
wenn man in ihnen Hoffnungen genährt hat, welche sich nicht erfüllen können und naturgemäss Enttäuschungen nach sich ziehen
müssen. Wenn erhebliche Schwankungen in dem Krankheitsver-
laufe zu erwarten sind, so ist es rathsam, auch auf diese den
Kranken aufmerksam zu machen. Viele Kranke sind geneigt, an
eine Wendung zum Besseren sofort weitgehende Hoffnungen zu
knüpfen, um dann bei einem Umschlage nach der ungünstigen
Seite allen Muth zu verlieren. Der Arzt muss derartige entschieden schädlich wirkende Enttäuschungen möglichst zu ver-
hüten trachten und sich bemühen, durch seine Aufklärung den
Muth und die Hoffnung des Kranken in allen Phasen des Leidens
aufrecht zu erhalten. Bei der Vorhersage des Ausganges haben
wir zwischen Lebenserhaltung und Genesung zu unterscheiden. Für
die meisten Menschen kommt es bei schwerer Erkrankung, sie
mögen dies gestehen oder nicht, in erster Linie darauf an, ob sie
Aussicht haben, dem Sensenmann zu entrinnen. Auch der Aermste,
dessen Leben nur eine Kette von Entbehrungen und Leiden ist,
wünscht sich noch keineswegs aufrichtig eine Befreiung von der
Last seines traurigen Daseins. Die Hoffnung auf Erhaltung des
Lebens bei dem Zweifelnden zu nähren und zu stärken und bei
dem Verzweifelnden, der sie bereits aufgegeben hat, wieder kräftig
anzufachen, ist eine der wichtigsten und würdigsten Aufgaben des
Arztes. Kann mit Rücksicht auf die religiösen Anschauungen des
Kranken oder seiner Angehörigen oder aus anderen triftigen
Gründen die Möglichkeit eines ungünstigen Ausganges nicht ganz
verhehlt werden, so lässt sich die betreffende Eröffnung zumeist
in einer Form geben, dass die Lebenshoffnung des Patienten nicht
erschüttert wird. Bei acuten Krankheiten ist zumeist mit der
Hoffnung auf Lebenserhaltung auch die auf Genesung ausgesprochen;
man darf aber auch in chronischen Fällen, wenn der Kranke keine
allzulange Lebensdauer mehr vor sich hat, kein Bedenken tragen,
neben der Lebenserhaltung auch die Genesung in Aussicht zu
stellen. Anders liegen die Dinge bei unheilbaren chronischen Krank-

heiten, welche ihrer Natur nach allein überhaupt nicht den Tod
herbeiführen oder wenigstens eine nicht vorher zu bestimmende
Lebensdauer zulassen. Bei solchen Zuständen ist das Hauptgewicht auf die Lebenserhaltung zu legen. Dem Leidenden daneben
das rosige Bild der Genesung vor das geistige Auge zu zaubern,
nach dessen Verwirklichung der Arme dann unter Umständen Jahre
lang vergeblich schmachtet, ist keine wahre Humanität, sondern
eher eine grausame Unbedachtsamkeit. Wenn wir dem Apoplektiker
mit seiner unheilbaren Hemiplegie, dem gehunfähigen Tabetiker,
dem hydropischen Nephritiker und ähnlichen Kranken vollständige
Wiederherstellung versprechen, so schädigen wir dieselben nicht
nur durch die unvermeidliche Enttäuschung, welche wir ihnen bereiten, sondern auch dadurch, dass wir ihnen den Glauben an
ärztliche Versicherungen nehmen. Allerdings begegnen wir Kranken,
welche bei den trostlosesten Zuständen die Hoffnung auf vollständige Genesung noch nicht aufgeben. Ich erinnere mich z. B.
eines Tabetikers, der, seit Jahren bereits hilflos an den Rollstuhl
gefesselt und zum Ueberfluss noch mit Schrumpfniere behaftet,
ganz untröstlich sich zeigte, dass ich ihm vollständige Wiederherstellung nicht in Aussicht stellte. Bei allem Mitleid, welches mir
der schwer heimgesuchte Patient einflösste, musste ich es für unverantwortlich und unrathsam erachten, in demselben so chimä-
rische Hoffnungen anzuregen. Es gelang mir übrigens, den Kranken
über seine Zukunft zu beruhigen, ohne von meiner ersten Erklärung etwas zurückzunehmen. Zu einem Widerrufe der quoad valetu-
dinem completam gestellten ungünstigen Prognose aus Mitleid mit
dem Kranken darf sich der Arzt meines Erachtens nie herbeilassen;
ein solcher würde schwerlich den beabsichtigten Zweck erreichen,
vielleicht eher die Glaubwürdigkeit des Arztes in den Augen
des Leidenden in Frage stellen. Man kann in derartigen Fällen
die erwünschte Beruhigung des Kranken erreichen, indem man
demselben vorstellt, dass die zu erwartende Besserung so weit
gehen mag, dass alle erheblicheren Beschwerden beseitigt werden
und ein der Heilung sich nähernder oder ihr praktisch gleich bedeutender Zustand erreicht wird.

Im einzelnen Falle ist bei den diagnostischen und prognostischen
Aufschlüssen, welche wir dem Kranken ertheilen, dessen körperliche

Constitution und geistige Individualität neben der Art des vorliegenden Krankheitszustandes sorgfältig zu berücksichtigen. Die
Kenntniss, welche dem einen nützt, bringt dem anderen Schaden.
Das Vorhandensein einer Lungenentzündung wird man einem jungen
kräftigen Manne kaum je verheimlichen müssen. Bei einem Greise
oder bei einer sehr entkräfteten Person jüngeren Alters, bei
welcher jede depressive gemüthliche Erregung den Verlauf der
Krankheit ungünstig beeinflussen kann, haben wir dagegen im
gleichen Falle in der Regel, wenigstens so lange eine Gefahr vorliegt, jede Andeutung über die Art der bestehenden Erkrankung
zu meiden und etwaige Muthmassungen des Patienten in dieser
Richtung zu bekämpfen. Für Herzleidende von ruhiger Gemüthsart ist es gewöhnlich nur von Nutzen, wenn sie von ihrer Krankheit unterrichtet sind. Diese Kenntniss bildet für sie keine Quelle
von Beängstigungen, wohl aber einen nicht zu unterschätzenden
Antrieb, den ärztlichen Anordnungen betr. ihrer Lebensweise etc.
Folge zu leisten. Sehr ängstliche Individuen werden dagegen durch
die Mittheilung, dass an ihrem Herzen irgend welche organische
Veränderungen sich finden, in Sorgen um ihr Leben versetzt, welche
auf ihren Zustand sehr ungünstig wirken können; bei solchen
Patienten empfiehlt es sich entschieden, ihnen von dem Bestehen
einer organischen Herzaffektion keine Kenntniss zu geben.

Bei einer grossen Anzahl von Kranken ist es wünschenswerth
oder sogar erforderlich, dass die von dem Arzte gegebene Information
sich auch auf die Ursache ihres Zustandes erstreckt. Wir be-
friedigen dadurch nicht nur die in dieser Hinsicht oft sehr lebhafte Wissbegierde der Patienten, sondern wir erhöhen auch das
Vertrauen derselben in unser Urtheil über ihr Leiden und die
zur Bekämpfung desselben erforderlichen Mittel. In manchen
Fällen können wir dadurch auch unnöthige Sorgen und Selbst-
quälereien beseitigen. So sind Patienten, welche sich sogenannter
Jugendsünden schuldig wissen, nicht selten geneigt, noch in späteren
Jahren auftretende Uebel auf diese zurückzuführen und sich wegen
derselben unbegründete Vorwürfe zu machen. Wir gewähren diesen
Leidenden eine grosse Erleichterung, indem wir ihnen die Irrthümlichkeit ihrer Anschauung darlegen. Bei öfters wiederkehrenden Affektionen werden von den Patienten mitunter die Schädlich-

keiten übersehen oder unterschätzt, welche diese bedingten, und eine andauernde, vielleicht unheilbare Erkrankung irrthümlich angenommen. Durch die Darlegung der Ursachen, welche die einzelnen Attaquen herbei führten, sind wir im Stande, solche Leidende von einer schweren Sorge zu befreien. Die dem Kranken gegebene Aufklärung darf, wenn sie ihren Zweck erfüllen soll, auch der Bestimmtheit nicht ermangeln. Hin und her schwankende, unsichere und dunkle Aeusserungen, Achselzucken und dergl. können dem Kranken kein Vertrauen zu dem Arzte einflössen und ihn auch nicht über seinen Zustand beruhigen. Auch in den Fällen, in welchen die Sachlage augenblicklich nicht gestattet, eine bestimmte Diagnose zu stellen oder über den weiteren Verlauf der Krankheit ein sicheres Urtheil abzugeben, kann der Arzt seinen Ausspruch in einer Weise formuliren, welche den Kranken von unnöthigen Befürchtungen befreit und ihm die Ueberzeugung verschafft, dass das für seinen Zustand Erforderliche nicht verabsäumt wird. Handelt es sich um Krankheiten, bei welchen der weitere Verlauf oder fortgesetzte ärztliche Beobachtung binnen Kurzem die nöthige Aufklärung verschafft, so hat der Arzt keine Ursache, diese Sachlage dem Patienten zu verheimlichen und ein Wissen zu simuliren, das er nicht besitzt; er darf dabei nur keine Verlegenheit, keine Beunruhigung documentiren. Ergiebt auch längere Beobachtung des Kranken nicht die für eine Diagnose erforderlichen Anhaltspunkte, so wird der gewissenhafte Praktiker nicht säumen, wenn es die Verhältnisse gestatten, je nach der Art des Falles einen Specialarzt oder Kliniker als Consiliarius beizuziehen oder den Patienten an einen solchen zu verweisen. Die Eröffnung, dass zur Aufhellung der Sachlage die Beihilfe eines weiteren Arztes erforderlich oder wünschenswerth ist, wirkt jedenfalls minder beunruhigend auf den Leidenden als fortwährendes Schwanken in der Diagnose und unsicheres Herumtappen in der Behandlung. Ist auch der beigezogene Arzt, wie es öfters vorkommt, nicht in der Lage, in den Fall vollständig Licht zu bringen, insbesonders über den weiteren Verlauf sich bestimmt zu äussern, so darf der Patient unter dieser Sachlage nicht leiden. Eine für den Patienten tröstliche Erklärung lässt sich unter allen Umständen vereinbaren und die Aerzte, welche dieselbe abgeben, brauchen

sich nicht darum zu kümmern, ob der Ausgang des Falles ihren
Ausspruch bestätigt oder nicht. Ihre Pflicht dem Patienten gegenüber haben sie jedenfalls gethan. Die Beiziehung eines Consiliarius
erweist sich oft auch vortheilhaft in Fällen, in welchen der be-
handelnde Arzt seiner Diagnose vollständig sicher ist, aber die
Wahrnehmung macht, dass seine Worte nicht den erforderlichen
Eindruck auf den Kranken machen, ihn nicht von quälenden
Zweifeln befreien. Die Bestätigung der Diagnose durch den Consiliarius wirkt hier (von Hypochondern abgesehen) gewöhnlich nicht
nur momentan beruhigend; sie hebt und festigt auch das Vertrauen des Kranken zu seinem Arzte und erweist sich hiedurch
von nachhaltigem Nutzen.

Abgesehen von den bereits erwähnten sind noch einige Umstände zu berücksichtigen. Bei den Aufschlüssen, welche wir
Kranken über ihren Zustand ertheilen, sind Weitschweifigkeiten
zu meiden. Je kürzer und bündiger die Erklärung des Arztes
gefasst ist, um so besser wirkt dieselbe im Allgemeinen. Lange
Erörterungen schaden meist mehr als sie nützen. Es empfiehlt
sich auch nicht, in bedenklichen Fällen an die Besprechung mit
dem Kranken sofort längere Berathungen mit der Umgebung desselben anzuschliessen; wenn solche überhaupt nöthig erscheinen,
sollen dieselben ausserhalb der Wohnung des Patienten statthaben.

In der grössten Mehrzahl der Fälle verlangt der Kranke von
dem Arzte nicht nur Aufklärung, sondern auch thatsächliche Hilfe.
Der Schwerkranke verlangt, dass wir ihn über die Gefahren seines
Zustandes hinwegbringen, der Leichtkranke, dessen Zustand ein
Eingreifen an sich nicht erheischen würde, wünscht, dass wir den
Verlauf seines Leidens abkürzen. Der Prozenttheil derjenigen,
welche sich mit der Versicherung vollständig begnügen, dass ihr
Leiden ohne jedes Zuthun bei geeignetem Verhalten innerhalb
dieser oder jener Zeit sich verlieren werde, ist ein sehr geringer.
Auch sehr intelligente Personen glauben z. B. bei einer einfachen
Angina auf den Gebrauch eines Gurgelwassers nicht verzichten zu
dürfen. Ob wir nun durch die Art des vorhandenen Leidens zu
einem Eingreifen genöthigt sind, oder lediglich dem psychischen
Zustande des Kranken Rechnung tragen wollen, immer müssen wir
berücksichtigen, dass die Verordnungen, welche wir geben, wie die

Maassnahmen, welche wir selbst vornehmen, bei dem Kranken auch psychische Wirkungen hervorrufen, und je nach dem Einflusse auf das Befinden des Leidenden das Vertrauen in den ärztlichen Ausspruch heben und befestigen oder schwächen. Bei der Auswahl der ersten Mittel, die wir in Anwendung ziehen, ist daher besondere Vorsicht nöthig. Gelingt es, dem Patienten, dem wir Besserung oder Genesung in Aussicht gestellt haben, sofort oder alsbald Erleichterung in irgend einer Beziehung zu verschaffen, so wird dadurch in demselben die Hoffnung auf einen günstigen Verlauf seines Leidens wesentlich gestärkt, während ein Missgriff bei der ersten Verordnung diese Hoffnung erheblich herabsetzen und damit den Zustand des Kranken ungünstig beeinflussen kann.

Für den Neuling in der Praxis möchten wir hier einige beachtenswerthe Rathschläge einschalten. Man schiesse nicht mit Kanonen nach Spatzen und berücksichtige die möglichen Nebenwirkungen der Arzneien. Wer wegen einer geringfügigen Affektion Medikamente verordnet, welche Uebelkeit und Erbrechen hervorrufen, wird selten Lob ernten. Wenn das vorhandene Leiden die Anwendung von Mitteln erheischt, deren Gebrauch Schmerzen oder sonstige Störungen des Befindens nach sich zieht, so ist der Patient auf diese Umstände vorzubereiten; man thut auch immer gut, mit einer solchen unangenehmen Therapie einzuschleichen. Auf der anderen Seite ist es eine schlechte Praxis, lediglich des momentanen Erfolges halber Mittel zu gebrauchen, welche entbehrlich sind und nicht ohne ungünstige Nachwirkung bleiben. Einem Schlaflosen Chloral oder Sulfonal zu verschreiben, ist keine Kunst, und die meisten Laien wissen auch, dass diese Mittel ihre Schattenseiten haben und nur vorübergehend wirken. Wir befreien daher den Kranken durch derartige Verordnungen, auch wenn wir mit denselben einen Erfolg erzielen, nicht auf die Dauer von der Sorge wegen seines Schlafdefizits, wir fügen vielmehr zu dieser häufig eine neue, die Sorge wegen der Angewöhnung an das gebrauchte Medikament. Ganz anders wirkt es auf das Gemüth des Patienten, wenn wir ihm auf diätetischem Wege den vermissten Schlaf verschaffen. Der Kranke hat in diesem Falle das wohlthuende Gefühl, dass sein Schlaf nicht durch Nachtheile in anderer Hinsicht erkauft, sondern lediglich die Folge einer Besserung seines Zustandes

ist. Diese berechtigte Deutung der Wiederkehr des Schlafes erfüllt den Kranken auch mit Hoffnung auf Besserung in anderen
Beziehungen.

Sind wir genöthigt Mittel anzuwenden, deren Erfolg zweifelhaft
ist, so ist es zumeist besser, diesen Umstand dem Kranken nicht
mitzutheilen, weil wir hiedurch das Vertrauen in das Mittel herabsetzen und damit dessen mögliche psychische Wirkung beeinträchtigen würden. Wir sehen nicht selten, dass Verordnungen, von
welchen wir wenig oder nichts erwarten, doch einen entschiedenen
Nutzen erzielen und andererseits solche, von welchen wir grosse
Dinge erhoffen, uns im Stiche lassen. Schon dieser Umstand berechtigt uns, unsere Zweifel dem Kranken vorzuenthalten. Ein
weiterer Grund liegt darin, dass viele Patienten eine ausgesprochene
und mitunter auch durch Erfahrungen wohl begründete Abneigung
haben, mit sich therapeutische Experimente anstellen zu lassen,
weil sie fürchten, dass das Versuchsmittel, wenn es nichts nützt,
ihnen schaden könnte. Haben wir eine Mehrzahl von Mitteln zur
Erreichung eines bestimmten Zieles zur Verfügung, so empfiehlt
es sich nicht, dem Leidenden, wenn nicht besondere Umstände
dies wünschenswerth machen, die Auswahl zu überlassen; dadurch
können bei demselben schädliche Zweifel angeregt und die psychische Wirkung des Mittels geschmälert werden. Wir müssen immer
dahin streben, soweit es angeht, bei dem Kranken die Ueberzeugung
hervorzurufen, dass das gewählte Mittel das beste, für seinen Zustand geeignetste ist.

Da Thatsachen auch für Kranke gewöhnlich bessere Argumente
sind als blosse Versicherungen, so müssen nicht nur die speziellen
therapeutischen Maassnahmen, sondern überhaupt alle Anordnungen
des Arztes, das, was er erlaubt sowohl, als was er verbietet, und
die Art seines Verkehrs mit dem Kranken dahin bemessen sein,
dass sie mit dem ärztlichen Ausspruche in Einklang stehen und
dadurch das Vertrauen des Kranken zu diesem kräftigen. Wenn
wir dem Patienten ankündigen, dass sich sein Zustand gebessert
hat, so soll diese Auffassung auch praktisch in der Verminderung
der Zahl der Besuche, die wir dem Patienten erstatten, oder
der Consultationen, die wir ihm ertheilen, zum Ausdruck kommen.
Haben wir es mit Kranken zu thun, welche längere Zeit das Bett oder

das Zimmer hüten mussten, so dürfen wir nicht säumen, wenn der
Zustand derselben es zulässt, denselben die Erlaubniss zum Ver-
lassen des Bettes oder zum Ausgehen zu geben; allzu ängstliche
Kranke müssen hiezu sogar aufgefordert werden, wenn die richtige
Zeit gekommen ist. Solche Anordnungen tragen sehr wesentlich
dazu bei, den Kranken von dem Fortschritte in seinem Befinden
zu überzeugen und in demselben den Glauben an die bevorstehende
Genesung zu befestigen. Von grosser Wichtigkeit ist aber auch
bei vielen Patienten, dass wir sie, wenn die Fortschritte in ihrem
Befinden weit genug gediehen sind, als genesen und gesund erklären und sie auch dahin bringen, dass sie an ihre Gesundheit
glauben. Wir wissen, dass gar manche Krankheiten nach ihrem
Ablaufe gewisse andauernde oder nur zeitweilig auftretende Beschwerden hinterlassen und in vielen Krankheitsfällen nach der
Beseitigung der Hauptsymptome geringere Störungen lange Zeit
hartnäckig sich erhalten. So lange die Leidenden als Kranke behandelt werden und sich selbst als solche betrachten, besitzen auch
unerhebliche Beschwerden für sie keine untergeordnete Bedeutung;
diese bilden für sie Zeichen des Fortbestandes ihrer Krankheit, und
wenn die betreffenden Störungen lange andauern, verlieren sie
nicht selten alle Hoffnung auf Wiedererlangung ihrer Gesundheit
und damit allen Muth. Dieser seelische Zustand begünstigt hinwiederum die Fortdauer mancher Beschwerden und trägt auch zur
Steigerung derselben bei. Ganz anders gestaltet sich die Sachlage,
wenn wir im gleichen Falle den Kranken als gesund erklären und
ihn auch dahin bringen, dass er an diesen Ausspruch glaubt. Er
misst dann den verbliebenen Störungen keine Wichtigkeit mehr
bei, schenkt denselben keine ungebührliche Beachtung und lässt
sich durch dieselben in seiner Stimmung nicht beeinflussen; dieses
seelische Verhalten ist der Beseitigung vieler Beschwerden entschieden förderlich[1]). Ganz besonders kann man sich bei Neurasthenischen und Hysterischen davon überzeugen, wie sehr der feste
Glaube, gesund zu sein, das Gewicht mancher restirenden Krank-

[1]) Wenn ich erkranke, weil ich mir einbilde zu erkranken — sollte ich
mich nicht gesund erhalten können dadurch, dass ich mir fest einbilde, es zu
sein? Feuchtersleben.

heitserscheinungen in der Auffassung der Leidenden herabdrückt
und dadurch zur wirklichen Gesundung derselben beiträgt.

Mit der Aufklärung des Kranken über sein Leiden und den
Verordnungen, welche wir ihm geben, gewinnen wir unleugbar schon
einen erheblichen Einfluss auf dessen Geisteszustand. Wir erfüllen
hiemit jedoch nur einen Theil der Aufgaben, welche uns hinsichtlich der geistigen Direktion des Kranken zufallen. Für einen
grossen Theil der Leidenden, insbesonders der Nervenkranken,
muss der Arzt geradezu die Rolle des Spiritus rector übernehmen;
seine Fürsorge muss ihr ganzes geistiges Verhalten umfassen und
dieses in einer Weise zu lenken suchen, dass durch dasselbe die
Heilung oder Besserung gefördert, nicht aber erschwert oder unmöglich gemacht wird. Es genügt hier nicht, wenn wir unser
Augenmerk darauf richten, dass den gegebenen therapeutischen
Anordnungen beständig Folge geleistet wird und das Vertrauen
des Kranken in unseren Ausspruch auch unter den Wechselfällen,
mit welchen sein Zustand verknüpft ist, sich erhält; unsere Aufsicht und Controlle muss sich auf das ganze Thun und Lassen
des Patienten, sein Verhalten gegenüber der Aussenwelt, nicht
minder aber auch auf das nicht unmittelbar zu Tage tretende
Seelenleben, seinen Gemüthszustand und die vorherrschende Richtung
seines Denkens erstrecken. Dadurch allein kann der Kranke dahin
gebracht werden, dass er die in ihm selbst liegenden Hilfsmittel
gegen sein Leiden in vollem Maasse gebraucht und an seiner Gesundung ernsthaft mitarbeitet. Zweifellos handelt es sich hiebei
um recht schwierige Aufgaben; um denselben gerecht zu werden,
bedarf der Arzt neben einer gewissen Lebenserfahrung psychologischer Kenntnisse sowie einer grossen Dosis Geduld und Festig-
keit; auch sorgfältiges Eingehen auf die Individualität des Patienten
ist unerlässlich. Wer sich selbst nicht beherrschen kann, darf
nicht erwarten, dass er eine sichere Herrschaft über den Geist
der sich ihm Anvertrauenden erlangt, und wer bei einem Misserfolge selbst den Muth verliert, wird auch dem Kranken die Hoffnung auf Genesung nicht nachhaltig einzuflössen im Stande sein.
Ohne Berücksichtigung der geistigen Individualität des Kranken
können Missgriffe in der Wahl der Mittel, deren wir uns zur Erreichung unseres Zieles bedienen müssen, nicht vermieden werden.

Wenn es auch Aerzte giebt, die alle Kranken gleichmässig, z. B. grob, behandeln und dabei nicht schlecht fahren, so dürfen wir deren Gepflogenheit doch nicht als mustergiltig betrachten. Auch ist der Satz wohl zu berücksichtigen: si duo faciunt idem, non est idem. Je nach dem Zwecke, den wir anstreben und der Persönlichkeit, mit welcher wir zu thun haben, muss sich unser Vorgehen gestalten. Hier sind wir in der Lage, mit liebevollen Worten, geduldigem, freundlichem Zureden immer auszukommen, dort sind wir mitunter zu energischen Mahnungen, zum Gebrauche der Imperativform genöthigt. In einem dritten Falle müssen wir gelegentlich eine noch schärfere Tonart anwenden und können sogar mitunter von einer derben Zurechtweisung nicht absehen. Gar häufig sind wir genöthigt, unsere Taktik im Laufe der Behandlung zu ändern, da wo wir mit Geduld und freundlichem Zuspruch das Gewünschte offenbar nicht erreichen, straffere Seiten aufzuziehen. Bei dem Allzuängstlichen, bei welchem wiederholte Darlegung der Unbegründetheit seiner Befürchtungen und wohlwollende Mahnungen zur Selbstbeherrschung keine nachhaltige Wirkung äussern, erzielen wir oft durch tüchtiges Ausschelten die gewünschte Beruhigung. Der allzu Wehleidige, welcher jedes Ungemach wie die Pest scheut und durch freundliche Worte von seiner übermässigen Selbstbemitleidung nicht abzubringen ist, der in Trägheit und Apathie Versunkene, welcher sich zu keiner Thätigkeit aufraffen will, können oft durch derbe Zurechtweisung und ungeschminkte Kennzeichnung der Erbärmlichkeit ihres Gebahrens auf bessere Wege geleitet werden. Eines muss dem Kranken, auch wenn wir ihn noch so unsanft behandeln, immer deutlich zum Bewusstsein gebracht werden, dass es uns nicht darum zu thun ist, unserem Unwillen Luft zu machen, sondern seinem Interesse zu dienen, und dass wir nichts beabsichtigen als ihm zu nützen. Wir dürfen auch nicht verabsäumen, den Kranken, welche in schwierigen Lagen den Muth nicht verloren, welche Schmerzen und anderes schweres Ungemach tapfer ertragen oder auf gewohnte Genüsse beharrlich verzichtet haben, unsere Anerkennung in vollem Maasse auszusprechen, ihnen die hiedurch erzielten Vortheile darzulegen und sie dergestalt zum Fortfahren in diesem löblichen Verhalten zu ermuntern.

Einen sehr wichtigen Faktor unter den für die geistige Direk-

tion der Kranken erforderlichen Maassnahmen bildet die Regulirung
der Lebensweise. Bei den allzu ängstlichen Patienten, welche über
das zu Unternehmende fortwährend in Zweifeln befangen sind und
von den harmlosesten Verrichtungen Unheil gewärtigen, beseitigen
wir eine Quelle fortwährender Beunruhigung, indem wir ihnen
genaue und detailirte Vorschriften über ihre ganze Lebensführung,
über die Ernährungsweise, die Art und Dauer der Beschäftigung,
passende Zerstreuungen etc. etc. geben. Die Regulirung der Lebensweise schliesst aber auch noch andere für die psychische Behandlung
in den meisten Fällen wichtige Momente in sich: Die Entfernung
von Schädlichkeiten, welche in den bisherigen Lebensgewohnheiten
des Kranken liegen mögen, und die Anleitung des Kranken zu einer
für den Gesammtzustand erspriesslichen Thätigkeit und zweckmässigem Verhalten unter wechselnden äusseren Verhältnissen. Welch
bedeutende Heilresultate wir durch die Beseitigung von Schädlichkeiten auf psychischem Gebiete wie geistiger Ueberanstrengung und
widriger gemüthlicher Erregungen allein erzielen können, ist bekannt. Ein sehr wesentlicher Theil der Erfolge, welche durch
Badereisen, Aufenthalt an Luftkurorten und in Anstalten erzielt
werden, fällt diesem Heilfaktor zu. Auch die Wegräumung rein
somatischer Schädlichkeiten ist durchaus nicht als belanglos für
die Psyche und die psychische Behandlung zu erachten. Wenn
wir z. B. einem an nervösem Herzklopfen leidenden Patienten das
Rauchen und Kaffeetrinken untersagen, beseitigen wir eine Ursache
der erwähnten nervösen Störungen und damit eine Quelle von
Angstzuständen und hypochondrischen Gedanken. Was wir durch
Anleitung zur geeigneten Thätigkeit erreichen können, werden wir
weiter unten sehen. Ganz besonders bedürfen einer detailirten
geistigen Direktion und unablässigen Ueberwachung die Kranken
mit höheren Graden von Willensschwäche, welche speziell unter
den Neurasthenischen und Hysterischen reichlich vertreten sind.
Diese Leidenden erheischen auch besonders vorsichtiges und ge-
duldiges Vorgehen. Nur durch ganz allmähliches Steigern unserer
Anforderungen können wir hier jene Aenderungen der Lebensweise
erreichen, die wir für den Heilzweck für erforderlich erachten.
Dabei dürfen wir uns keineswegs auf das Geben theoretischer
Weisungen beschränken, deren Ausführung allzu leicht an der vor-

handenen Abulie scheitert. Der Arzt muss hier zum Theil direkt die Kranken zur Folgeleistung gegenüber seinen Anordnungen mit dem nöthigen Nachdruck anhalten, zum Theil durch die Umgebung oder zuverlässiges Pflegepersonal sich der Folgeleistung versichern.

Die Beschäftigung, insbesonders die berufliche Beschäftigung ist einerseits eine häufige Quelle von Krankheitszuständen, andererseits ein wichtiges psychisches Heilmittel und als solches von einsichtigen Aerzten schon lange gewürdigt. Wenn Müssiggang als aller Laster Anfang gilt, so ist damit sein depravirender Einfluss noch keineswegs genügend gekennzeichnet; da der Geist des Menschen einer gewissen Beschäftigung bedarf, so liegt es nahe, dass die Aufmerksamkeit desjenigen, dessen Gedanken weder durch Arbeit, noch durch Zerstreuungen nach aussen gelenkt werden, sich auf den eigenen körperlichen Zustand richtet und diesen ständig in den Vordergrund des Denkens rückt. „Woher kommt es", bemerkt Hufeland, „dass die arbeitende, durch Noth oder Pflicht zur Arbeit getriebene Klasse viel weniger kränkelt als die müssiggehende? Hauptsächlich daher, dass jene keine Zeit hat, krank zu sein, und also eine Menge Anwandlungen von Krankheiten übergeht, das heisst in der Arbeit sie vergisst und dadurch wirklich überwindet und aufhebt, statt dass der Müssige, den Gefühlen nachgebend und sie pflegend, dadurch oft den Keim zu Krankheiten ausbildet."

Als obersten Grundsatz müssen wir daher hinstellen, dass jeder Leidende, dessen Zustand eine gewisse Thätigkeit gestattet, zu solcher anzuhalten ist. Die Vortheile, welche eine regelmässige Thätigkeit dem hiezu befähigten Leidenden bringt, sind mehrfach. Zunächst wird hiedurch die Aufmerksamkeit des Kranken von seinem Befinden abgelenkt, wodurch allein schon die Intensität und Dauer vieler Beschwerden verringert wird. Besonders wirksam erweist sich die Arbeit in dieser Richtung, wenn sie dem Leidenden sympathisch ist und dessen Interesse in vollem Maasse in Anspruch nimmt. Auch die Befriedigung, welche die Thätigkeit an sich oder das Resultat derselben, die geleistete Arbeit, dem Leidenden gewährt, bildet einen nicht zu unterschätzenden Heilfaktor. Sie trägt dazu

bei, den Kranken mit seinem Schicksale auszusöhnen, die Bedeutung seines Leidens in seinen Augen herab zu drücken und dadurch
eine dem allgemeinen Zustande förderliche Stimmung herbeizuführen und zu unterhalten. Bei einem grossen Theile der Kranken
kommt auch die Bedeutung der Arbeit für ihre wirthschaftliche
Lage sehr in Betracht. Trotz Unfalls- und Krankenversicherung
sehen wir auch gegenwärtig noch täglich, dass Arbeiter durch
Erkrankung oder Unfälle mit ihren Familien in schlimme Noth
gerathen und dieser Zustand auf das vorhandene Leiden in ungünstiger Weise einwirkt. Das gewährte Krankengeld oder die
Unfallsrente bleibt ja bekanntlich in der Regel weit hinter dem
Verdienste zurück, welchen der Arbeiter als Gesunder erzielt. Je
früher wir den Kranken dazu bringen, dass er seine Beschäftigung
wieder aufnimmt, um so früher entreissen wir ihn der bestehenden
Nothlage, deren Beseitigung die Genesung wesentlich fördert. Was
für den versicherten Arbeiter gilt, gilt in noch höherem Maasse
für die Menge von nicht versicherten selbständigen Kleingewerbetreibenden und alle auf den täglichen Verdienst für ihren Unterhalt angewiesenen Personen. Ist die regelmässige berufliche oder
sonstige Beschäftigung des Kranken nicht mit Schädlichkeiten verknüpft, welche der Beseitigung der bestehenden Störungen Hindernisse bereiten, so haben wir keine Veranlassung, der Fortsetzung
dieser Thätigkeit entgegenzutreten; dieselbe ist nur vortheilhaft.
Allein auch in den Fällen, in welchen wir uns der Ansicht nicht
verschliessen können, dass die gewohnte Thätigkeit mancherlei für
den Leidenden nachtheilige Einflüsse in sich schliesst, dürfen wir
nicht immer die Unterbrechung derselben verlangen. Durch diese
werden bei Un- und Minderbemittelten häufig schwere materielle
Sorgen hervorgerufen, welche den Vortheil der Arbeitsentlastung
vollständig aufwiegen, selbst übercompensiren können. Bei den
Angehörigen der besser situirten Klassen bilden oft Ehrgeiz, leb-
haftes Pflichtgefühl oder wichtige Geschäftsinteressen, bei den
Frauen namentlich die Sorge um das Wohl der Kinder mächtige
Hindernisse, wenn der vorhandene Zustand eine Lostrennung von
den Geschäften oder der häuslichen Thätigkeit wünschenswerth
macht. Des Weiteren kommt in Betracht, dass bei hypochondrisch
veranlagten Patienten der Mangel einer regelmässigen, einen grös-

seren Theil der Tageszeit in Anspruch nehmenden Beschäftigung
meist dazu führt, dass sie ihre Aufmerksamkeit in erhöhtem Maasse
ihrem körperlichen Befinden zuwenden, über die unbedeutendsten
Erscheinungen anhaltend grübeln und sich ängstigen und dadurch
den Nutzen, welchen die Ruhe ihrem Nervensystem bringt, illusorisch
machen. Im einzelnen Falle haben wir daher immer die Vortheile, welche die Arbeitsentlastung dem Leidenden gewährt, gegen
die etwa daran haftenden Schattenseiten abzuwägen und danach
unsere Entscheidung zu treffen.

Wo die berufliche Thätigkeit mangelt oder nur sehr beschränkt
geübt werden kann, müssen wir auf eine angemessene anderweitige
Beschäftigung Bedacht nehmen, wenn das vorhandene Leiden nicht
völlige Ruhe erheischt. Art und Dauer der Beschäftigung, die
wir erlauben oder verlangen, müssen sich nach der Art der bestehenden Erkrankung, dem Kräftezustande des Patienten, dessen
Berufstellung, Neigungen und Gewohnheiten richten. Bei Erwägung dieser Umstände ist es meist für den Arzt nicht schwer, für
den Patienten geeignete Beschäftigungen zu ermitteln, sehr oft
aber für den Patienten schwierig und sogar unmöglich, sich diese
ihm nützliche Beschäftigung zu verschaffen. Am meisten Noth hat
man in dieser Beziehung mit den Arbeitern, welche zu schweren
körperlichen Anstrengungen unfähig, wohl aber zu leichteren Verrichtungen tauglich sind. Den Betreffenden fällt es meist sehr
schwer, eine passende Beschäftigung zu finden und dadurch gerathen sie nicht nur in materielle Noth, sondern auch in hypochondrische Verstimmung, welche ihren Zustand und damit auch
ihre Arbeitsfähigkeit sehr ungünstig beeinflusst.

Den ungebildeten Arbeiter können wir zu geistiger Beschäftigung, die ihm ganz ungewohnt ist, nicht anhalten, von dem
Gebildeten dagegen, welcher zu körperlichen Leistungen befähigt
ist, können wir sowohl körperliche als auch geistige Beschäftigung verlangen, und unsere Aufgabe ist es, ihm die Anleitung
zu einem angemessenen Wechsel zwischen beiden Thätigkeitsarten
zu geben, wenn der Zustand nicht vorwaltend oder ausschliesslich
die eine oder andere Beschäftigung rathsam erscheinen lässt. Der
Einfluss körperlicher und geistiger Arbeit auf das Nervensystem
und die Psyche differirt in mehrfacher Hinsicht, was bei der Ver-

werthung derselben in psychotherapeutischer Absicht sehr zu berücksichtigen ist. Geistige Arbeit, welche ein völliges Vertiefen gestattet, lenkt den Kranken intensiver von seinem Zustande ab, als körperliche Thätigkeit, welche die Aufmerksamkeit nicht beständig in Anspruch nimmt. Geistige Arbeit kann durch die Befriedigung, welche sie verschafft, günstig auf das Nervensystem wirken, sie ruft aber nicht unmittelbar jenes Wohlbehagen hervor, welches wir durch körperliche Thätigkeit, insbesonders passende Leibesübungen erzielen. Geistige Thätigkeit steigert die Erregbarkeit der psychischen Centren; dem Zustand der geistigen Ermüdung geht eine längere oder kurz während Phase der Erregung vorher[1]). Uebermässige geistige Arbeit begünstigt die Entwicklung andauernder erhöhter Reizbarkeit und von Erregungszuständen im Bereiche der psychischen Centren, welche in mannigfachen Störungen sich äussern (Schlafmangel, psychischer Unruhe, erhöhter emotioneller Erregbarkeit, Zwangsvorstellungen etc.) Auf die überreizten psychischen Centren wirkt körperliche, dem vorhandenen physischen Kräftezustande angepasste Thätigkeit direkt beruhigend, indem sie die funktionellen Hyperämie der betreffenden cortikalen Regionen beseitigt und die übermässige Entwicklung von Erregungsarbeit in denselben durch stärkeren Verbrauch von Nervenkräften in den motorischen Abschnitten des Nervensystems hintan hält. Systematische körperliche Anstrengungen bilden ferner eines der werthvollsten Mittel zur Erziehung und Kräftigung des Willens und zur Hebung des Selbstvertrauens; sie verschaffen dem Leidenden ein Urtheil über das Maass seiner körperlichen Leistungsfähigkeit, welches einer günstigen Auffassung seines Zustandes eine wesentliche Stütze bietet. Uebermässige sexuelle Erregbarkeit wird sicherer durch energische Muskelthätigkeit als durch intensive geistige Anspannung herabgedrückt. Zwei französische Autoren, Grimand de Caux und Martin St. Ange, glaubten speziell mathematische Studien als ein wirksames Mittel zur Unterdrückung übermässigen sexuellen Dranges empfehlen zu dürfen. Den gleichen Dienst leistet jedoch sicher jede intensive und nachhaltige Beschäftigung mit ernsten geistigen Dingen. Bei manchen Personen werden

---

[1]) V. Mosso, Die Ermüdung, p. 236.

jedoch durch geistige Anstrengungen die sexuellen Bedürfnisse nicht unterdrückt, sondern gesteigert, wie Mosso ermittelte.

Hinsichtlich der geistigen Arbeit haben wir des Weiteren zu berücksichtigen, dass für Leidende, welche wegen ihres Zustandes ihre Berufsthätigkeit aussetzen müssen, intensive geistige Anstrengung gewöhnlich überhaupt nicht rathsam ist und für die geistige Beschäftigung am besten Gebiete gewählt werden, welche eine gewisse Abwechslung gestatten und von der Berufssphäre entfernt liegen. Oft können gewisse Nebenbeschäftigungen, mit welchen der Leidende sich früher befasste und sogenannte Passionen mit Vortheil verwerthet werden (sprachliche oder andere Studien, Sammlerpassionen, Blumenzucht, Photographiren, Vereinsthätigkeit etc.). Bei der körperlichen Beschäftigung hat der Arzt heutzutage namentlich bei Sportsübungen der sehr verbreiteten Neigung zum Uebermaass Rechnung zu tragen und darauf hinzuwirken, dass Art und Maass der Thätigkeit den vorhandenen physischen Kräften entspricht. Wo die Verhältnisse es gestatten, sollen die Leibesübungen, welche mit Aufenthalt in freier Luft und einem gewissen Naturgenusse verknüpft und daher in besonderem Maasse geeignet sind, dem Vergnügen zu dienen, herangezogen werden (Schlittschuhlaufen, Jagen, Bergsteigen, Reiten, Rudern, ausgedehntere Märsche, Radfahren). Gartenarbeit, die sicher in vielen Fällen sehr erspriesslich wäre, ist in den Städten nur Wenigen zugänglich, ebenso auch geeignete gewerbliche Beschäftigung bei nicht dem Handwerkerstand Angehörigen. Mit der einfachsten Leibesübung, dem Spazierengehen, dürfen wir uns nur in den Fällen begnügen, in welchen die Kraft des Leidenden keine intensivere Leistung gestattet; die geistige Ablenkung, welche das Spazierengehen gewährt, ist von sehr untergeordneter Bedeutung; der Hypochonder kann auch promenirend seinen selbstquälerischen Gedanken nachhängen. Ungleich wirksamer sind in dieser Hinsicht die gymnastischen Uebungen jeder Art (Schreiber'sche Zimmergymnastik, Hantelübungen, Turnen etc.).

Aehnliche Wirkungen auf die Psyche wie die verschiedenen Arten der Beschäftigung äussern die sogenannten Zerstreuungen, welche sich von den Beschäftigungen auch nicht stricte trennen lassen. Sie dienen in erster Linie dazu, die Gedanken des Leidenden

von seinem Zustande abzulenken; sie können aber auch durch den
geistigen Genuss, welchen sie bereiten, direkt förderlich die Stimmung beeinflussen und zur Restauration durch Ueberanstrengung erschöpfter und überreizter Gehirngebiete beitragen. Diese
günstigen Wirkungen sind von zwei Bedingungen abhängig: Der
Gegenstand, mit welchem die zerstreuende Thätigkeit sich befasst,
muss geeignet sein, die Aufmerksamkeit des Leidenden in Anspruch zu nehmen und fest zu halten — Interesse erregen;
dann muss auch die zerstreuende Thätigkeit in ihrer Art und
Dauer der Leistungsfähigkeit des Nervensystems angepasst sein.
Das Anhören eines langweiligen Vortrages, der einen dem Leidenden fern liegenden Gegenstand behandelt, wird dessen Gedanken
von seinem Zustande nicht lange ablenken. Eine lebhafte, gesellige Unterhaltung von längerer Dauer, welche im einen Falle sich
sehr nützlich erweist, kann in einem anderen Falle (bei hochgradiger
cerebraler Erschöpfung z. B.) sehr unangenehme Zufälle herbeiführen.

Unter den Zerstreuungsmitteln verdient die Lektüre in erster
Linie Erwähnung, weil dieselbe bei Kranken jeden Standes ver-
wendbar und bei unserem gegenwärtigen Kulturzustande auch
fast jedem Patienten in gewissem Maasse zugänglich gemacht
werden kann. Der psychotherapeutische Werth der Lektüre ist
jedoch seitens der Aerzte bisher noch nicht genügend gewürdigt
worden. Wenn Sydenham behauptet, dass die Ankunft eines
Hanswurstes in einem Städtchen noch einmal so viel werth sei
als die Ankunft von zwanzig mit Medikamenten beladenen Eseln,
so wird man ihm nicht unbedingt beipflichten können; allein ein
gutes Buch ist jedenfalls für manchen Kranken von grösserem
Nutzen als irgend ein Rezept, und viele Aerzte würden sicher,
wenn sie mit unserer Litteratur besser bekannt wären, Leidende
öfters an den Buchladen statt in die Apotheke verweisen. Dem
Gebildeten kann man es in der grossen Mehrzahl der Fälle überlassen, nach seinem Geschmacke und Verständnisse die Wahl seiner
Lektüre zu treffen, soweit es sich nicht um medizinische Schriften
handelt. Nur wo die Neigung des Patienten sich Büchern zu-
wendet, welche durch ihren Inhalt in der einen oder andern Richtung einen ungünstigen Einfluss auszuüben vermögen, müssen wir
unser Veto einlegen. So eignen sich Romane und Schauspiele

mit Darstellungen sehr aufregender Scenen für Kranke mit sehr erregbaren Nerven durchaus nicht; bei solchen kommt es nicht selten, insbesonders bei abendlicher Lektüre, vor, dass sie die geschilderten Greuel nicht aus dem Kopfe bringen, davon träumen und dadurch der erquickenden Wirkung des Schlafes beraubt, verstimmt und aufgeregt werden. Hypochondrische Leidende werden durch dichterische Werke, in welchen Krankheitszustände ausführlich behandelt sind, zu schädlichen Grübeleien angeregt. In vielen Erzeugnissen der modernen erzählenden und dramatischen Litteratur begegnen wir ferner einer mehr oder minder phantastischen Verwerthung der Vererbungs- und Degenerationstheorien; diese Sorte von dichterischen Produkten hat bei Belasteten schon manchen Schaden gestiftet und kann daher bei solchen nicht als Lektüre zugelassen werden. Für sexuell sehr erregbare Individuen, insbesonders solche jugendlichen Alters, ist die Lektüre mancher älterer erzählender Schriften, in welchen das Sexuellsinnliche mit einer die Lüsternheit anregenden Vordringlichkeit und Breite behandelt wird (wie z. B. bei dem von H a u f f so treffend charakterisirten C l a u r e n) und eines erheblichen Theiles unserer neueren belletristischen Litteratur, die mit Recht als „pornographisch" bezeichnet wird, geradezu Gift. Was die Machwerke letzterer Art, die der neueren Zeit entstammen, von den älteren unterscheidet, ist nicht nur der grössere Realismus oder, um es geradezu zu sagen, die grössere Schamlosigkeit in der Zeichnung von Vorgängen, welche auf sexuellem Gebiete sich bewegen, sondern auch die Heranziehung der sexuellen Perversitäten; die neuere pornographische Litteratur bildet daher eine noch viel bedenklichere geistige Nahrung als die verwandten älteren litterarischen Produkte. Bei Leidenden, deren Gemüthszustand normal ist, kann die wünschenswerthe Zerstreuung durch Lektüre verschiedenster Art, von poetischen Werken ebensowohl als von Schriften historischen, geographischen, politischen oder naturwissenschaftlichen Inhalts, von Tageszeitungen wie von belletristischen Journalen gewonnen werden. Was die poetische Litteratur anbelangt, so sind zwar die Schöpfungen der Klassiker aller Nationen für die Geistesbildung und die Veredelung des Gemüthes der Leser von ungleich grösserer Bedeutung als das Gros der modernen Romane, doch können letztere dem Zwecke

der Zerstreuung im gleichen Maasse dienen wie erstere; die grosse
Menge namentlich der weiblichen Kranken zieht die Lektüre von
Romanen vor, weil sie dem seichten Ideengang derselben leichter
folgen können, als dem in höhere Regionen führenden Gedanken-
fluge der Klassiker. Dagegen ist, wenn dieser Art von Lektüre
nicht im Uebermaasse gehuldigt wird, ärztlich kaum etwas einzu-
wenden. Nur bei Leidenden mit Verstimmungszuständen melancholischen oder hypochondrischen Charakters müssen wir darauf
sehen, dass dieselben sich nicht ausschliesslich mit ernsterer Lektüre
befassen, sondern die in der humoristischen Litteratur vorhandenen
Heilkräfte möglichst ausgiebig sich zu Nutzen machen. Humoristische
Schriften wirken bei den erwähnten Zuständen nicht nur als Ab-
lenkungsmittel intensiver, sondern sind auch im Stande, durch den
Genuss, welchen sie bereiten, die Stimmung nachhaltig in vortheilhafter Weise zu beeinflussen. Ich selbst besitze eine kleine humoristische Bibliothek, die ich oft schon mit Nutzen bei meinen
Patienten verwerthete, und ich glaube, jeder Arzt sollte eine Anzahl solcher Schriften als Bestandtheile seines therapeutischen
Armamentariums sich anschaffen. Schade ist es, dass gerade auf
humoristischem Gebiete die litterarische Produktion der Neuzeit so
wenig Gediegenes zu Tage fördert. Unser Geschmack ist anspruchs-
voller als der früherer Generationen, die Werke eines Lichtenberg
und Jean Paul mögen unseren Vorfahren manches Vergnügen
bereitet haben, wir können uns durch dieselben nicht ohne eine
gewisse Ueberwindung hindurch arbeiten, wenn uns nicht gerade
das litterarhistorische Interesse zu Hilfe kommt. Dagegen werden
die Schriften Fritz Reuter's, eines Spitzer, Chiavacci,
Pötzl, J. Stinde's Frau Buchholz, Tillier's Onkel Benjamin,
Daudet's Tartarin von Tarascon, Jerome's Idle Thoughts of an
idle fellow, auch manche Erzählungen Mark Twain's und
Maupassant's wohl nur bei wenigen unserer Zeitgenossen ganz
ohne erheiternde Wirkung bleiben. In den Erzählungen des letzt-
genannten Autors ist der mitunter köstliche Humor leider zum
grossen Theile mit einer ansehnlichen Dosis von Unläthigkeit
gemischt, so dass dieselben für Damen und sexuell sehr erregbare
Jünglinge keine geeignete Lektüre bilden.

Wir können an dieser Stelle die Frage nicht ganz unberührt

lassen, wie wir uns der heutzutage so sehr verbreiteten Neigung
zum Lesen populär-medizinischer Schriften gegenüber zu verhalten
haben. Die Zahl dieser Schriften ist bereits eine enorme und
wächst noch täglich; die Aufklärung, welche sie den Leidenden
liefern, ist für die grosse Mehrzahl derselben zweifellos von keinem
wesentlichen Nutzen, für nicht wenige geradezu schädlich. Besonders
nachtheilig macht sich der Einfluss der von Anhängern der sogenannten Naturheilmethode ausgehenden Schriften bemerklich,
in welchen neben zum Theil ganz einfältigen pathologischen Theorien
Anleitungen zum Selbstkuriren sich finden. Trotz alledem müssen
wir darauf verzichten, die Lektüre populär-medizinischer Schriften
principiell zu bekämpfen und zu verpönen; es wäre dies auch
nutzlos. Dem in allen Kreisen sich kundgebenden Verlangen nach
Aufklärung über medizinische und hygienische Angelegenheiten
wird gegenwärtig nicht nur durch die vorgenannten Schriften,
sondern auch auf anderem Wege, in der Tagespresse, in belletristischen Zeitschriften, in öffentlichen Vorträgen etc. etc. Rechnung getragen. Wir müssen uns dieser Sachlage gegenüber darauf
beschränken, die Lektüre unserer Patienten soweit als möglich zu
überwachen und diejenigen unter denselben, welchen das Lesen
gewisser populär-medizinischer Arbeiten oder überhaupt von Schriften
medizinischen oder verwandten Inhalts nachtheilig werden könnte,
vor solcher Lektüre nachdrücklich zu warnen. In erster Linie
kommen hier die Hypochonder in Betracht, welche bekanntlich
sehr häufig eine wahre Leidenschaft haben, was sie von Gedrucktem
medizinischen Inhalts nur irgendwie sich verschaffen können, zu
studiren. Aus dem Gesichtskreise dieser Leidenden muss jedes
Buch entfernt werden, welches in das medizinische Gebiet ein-
schlägige oder dasselbe nur berührende Gegenstände behandelt.
Bei allen einigermassen ängstlichen Patienten ist die Lektüre von
Schriften zu verbieten, in welchen sich Mittheilungen über die
Symptome von Krankheiten, deren Verlauf und Ausgang finden.
Dagegen können wir solchen als eine sehr schätzbare geistige
Medizin das Lesen des berühmten Aufsatzes Kant's „Von der
Macht des Gemüthes durch den blossen Vorsatz seiner krankhaften
Gefühle Meister zu sein", und Feuchtersleben's „Zur Diätetik
der Seele" empfehlen.

Was wir soeben von der Lektüre als Zerstreuungsmittel bemerkten, gilt im Grossen und Ganzen auch vom Theater- und
Concertbesuche. Stücke mit Grauen erregenden Scenen, wie Mak-
beth, Hamlet, eignen sich für ängstliche, schwachnervige und leicht
erregbare Personen durchaus nicht, ebensowenig Schauspiele, in
welchen psychische Krankheitszustände eine hervorragende Rolle
spielen (so Ibsen's „Gespenster", P. Lindau's „Der Andere"). Bei
Verstimmten wird im Allgemeinen Ablenkung und Erheiterung durch
Lustspiele, Possen und komische Opern leichter herbeigeführt als
durch ernste Dramen und Opern; Tragödien und tragische Opern
können die bestehende Depression sogar steigern. Nur für die
durch ausgebildetes Musikverständniss zu höheren Kunstgenüssen
Befähigten kommt bei Opern der Inhalt der Darstellung weniger
in Betracht, weil bei solchen der ästhetische Genuss an dem musikalischen Theile der Aufführung den durch den Inhalt derselben
bewirkten Eindruck überwiegt. Bei vielen Leidenden kommt die
geistige Anstrengung sehr in Betracht, welche das Anhören eines
Stückes erheischt, bei Opern und anderen musikalischen Aufführ-
ungen auch die Empfindlichkeit der Nerven für Gehörseindrücke.
Dramatische Vorstellungen, welche mehrere Stunden dauern, Opern,
in welchen gewaltige Tonmassen vielfach zur Geltung kommen,
wie bei einem grossen Theile der Wagner'schen Musikdramen,
und Oratorien mit sehr mächtigen Chören wirken auf die grosse
Mehrzahl der nervös Erschöpften in der einen oder anderen Weise
ungünstig.

Für Leidende, welche eines Instrumentes kundig sind, bildet
das Musiziren unstreitig eine werthvolle Zerstreuung; wir haben
nur darauf zu sehen, dass dabei das rechte Maass eingehalten, dem
bestehenden Krankheitszustande sowohl hinsichtlich der Dauer als
der Art der musikalischen Uebung Rechnung getragen wird. Bei
Leidenden, welche sich durch Beschäftigung mit Musik überanstrengt
haben und daher eine Disposition zu musikalischen Zwangsvorstellungen besitzen, wird man am besten von der Zerstreuung durch
Musik ganz absehen[1]). Aehnlich wie mit dem Musiziren verhält

---

[1]) Der Heilwerth der Musik wurde früher viel höher taxirt als gegenwärtig.
Die ältere medizinische Litteratur weist eine Reihe von Schriften auf, welche sich
mit der therapeutischen Verwerthung der Musik bei Krankheiten beschäftigen.

es sich mit der geselligen Unterhaltung. Dem Patienten, welcher solche liebt und sich verschaffen kann, soll diese Zerstreuung nicht ohne dringende Veranlassung entzogen werden. Manche Leidende, deren Zustand eine gewisse Ablenkung und Erheiterung wünschenswerth macht, zeigen jedoch keine Neigung zu geselligem Verkehr. Diese müssen ermuntert werden, aus ihrer Vereinsamung herauszutreten und passende Gesellschaft aufzusuchen. Bei sehr vielen Leidenden können wir darauf verzichten, genauere Vorschrift über den Umfang, in welchem sie gesellige Unterhaltung geniessen dürfen, zu geben. Bei allen Schwerkranken und Reconvalescenten von schweren Erkrankungen, bei mit organischen Gehirnleiden und mit Neurosen (insbesonders schlimmeren Formen der Cerebrasthenie) Behafteten dürfen wir dagegen nicht unterlassen, Direktiven bezüglich der Dauer und Art der geselligen Unterhaltung zu geben, wenn wir solche überhaupt für zulässig erachten. Ein kurzer Besuch einer dem Kranken sympathischen Person, welche ihre Stimme zu beherrschen weiss, kann einen sehr erfreulichen Einfluss äussern, während eine geräuschvolle oder zu lange ausgedehnte Unterhaltung unangenehme Zufälle herbeiführt. Es giebt Menschen, mit welchen sozusagen Beruhigung und Heiterkeit in das Krankenzimmer tritt, und andere, welche schon durch ihre Stimme und ihre Gesticulationen die Kranken aufregen. Manchen Leidenden ist es eine Erleichterung, wenn sie sich Freunden oder Verwandten gegenüber über ihren Zustand aussprechen können, andere wollen an denselben gar nicht erinnert werden; immer ist darauf zu sehen, dass die Unterhaltung im Krankenzimmer und bei sonstigem Verkehr mit dem Leidenden, wenn es irgendwie thunlich ist, die Aufmerksamkeit desselben von seinem Zustande ablenkt.

Bei Kranken, welchen wir einen gewissen geselligen Verkehr gestatten dürfen, können meist auch die verschiedenen Spiele (Karten, Domino etc.) zu Zerstreuungszwecken Verwerthung finden. Wir haben nur darauf zu sehen, dass die Dauer des Spieles der geistigen Leistungsfähigkeit des Leidenden entspricht und die Höhe des Einsatzes keinen Anlass zu schädlichen Gemüthserregungen bildet.

Ein Zerstreuungsmittel, welches häufig in ungeeigneten Fällen und zum Schaden der Leidenden in Anwendung gezogen wird, sind Reisen. Nur bei einer beschränkten Anzahl von Kranken dürfen wir von den zerstreuenden Wirkungen des Reisens Vortheil erwarten. Am häufigsten nehmen in ihrem Beruf überanstrengte Neurasthenische und Melancholische mit und ohne ärztliche Verordnung zu diesem Mittel ihre Zuflucht. Bei Neurasthenischen, deren psychische und geistige Leistungsfähigkeit erheblich reduzirt ist, wird jedoch durch die Anstrengungen und die Unruhe des Reisens und die Fülle und den stetigen Wechsel neuer Eindrücke der Nervenzustand gewöhnlich verschlimmert; Melancholische andererseits finden in dem Umstande, dass ihr Leiden sie unfähig macht, den neuen Eindrücken ein Interesse entgegenzubringen und sich dadurch aus der Verstimmung herauszureissen, nur eine weitere Quelle der peinlichsten seelischen Erregungen. Nur bei leichten und insbesonders bei hypochondrischen Verstimmungszuständen und bei noch nicht lange bestehenden Neurasthenien, bei welchen sich die Erschöpfung wesentlich auf gewisse funktionelle Gebiete des Gehirns beschränkt und die Leistungsfähigkeit des Nervensystems im Allgemeinen noch keine erhebliche Herabsetzung erfahren hat, können wir Reisen gestatten oder selbst empfehlen; passende Gesellschaft trägt namentlich bei Verstimmungszuständen sehr zu einer günstigen Wirkung des Reisens bei, unpassende kann dessen Erfolg sehr beeinträchtigen[1]).

Bei kürzeren Bahnausflügen und Fusstouren ist eine Ueberreizung durch den Wechsel neuer Eindrücke im Allgemeinen kaum zu befürchten. Leidende, welche einen lebhaften Sinn für die Reize der Natur haben und deren Zustand Excursionen gestattet, finden in solchen eine äusserst wirksame Zerstreuung und Anregung, welche in vielen Fällen einen nachhaltigen günstigen Einfluss äussert, und auch derjenige, dessen Neigungen mehr materiellen Genüssen zugewendet sind, kann durch Ausflüge dahin gebracht werden, dass er den Herrlichkeiten der Natur gegenüber die Last seines Zustandes weniger empfindet.

---

[1]) Reisen können auch auf anderem Wege als durch Zerstreuung bei Nervenleiden Nutzen bringen. So kommt bei längeren Seereisen — die von englischen und einzelnen deutschen Aerzten bei inveterirten neurasthenischen Zuständen sehr empfohlen werden — der Einfluss der Seeluft wesentlich in Betracht; daneben mag auch die geistige Ausspannung und die Monotonie der Umgebung eine gewisse Rolle spielen.

Der Genuss, welchen die Betrachtung der Natur und die Beschäftigung mit derselben zu bereiten vermag, schliesst für Leidende mit einigermassen empfänglichem Gemüthe, abgesehen von seiner zerstreuenden Wirkung, noch eine Heilkraft von nicht zu unterschätzender Bedeutung in sich. Bei Patienten, welche durch ihren Zustand längere Zeit an das Zimmer gefesselt waren oder durch ihren Beruf einen grossen Theil des Tages in enge Räume gebannt sind, wird mit Recht allgemein darauf gesehen, dass sie möglichst viel im Grünen, ausserhalb des Häuserbereiches oder in Anlagen im Stadtbezirke sich ergehen oder auch Spazierfahrten unternehmen. Neben dem Genusse der frischen Luft spielen hier die heilsamen Eindrücke, mit welchen die Natur das Gemüth erfüllt, eine wesentliche Rolle. Wegen des förderlichen Einflusses auf das Gemüth, welchen Naturschönheiten überall ausüben, können wir auch bei der Auswahl von Bädern, Luftkurorten und Anstalten Lage und Umgebung des Ortes nicht ganz ausser Betracht lassen. Die Ansprüche und der Geschmack der Einzelnen in Bezug auf Naturgenüsse sind jedoch sehr verschieden. Für den Städter, dessen Blick beständig durch des Grünes entbehrende Strassen mit hohen Gebäuden eingeengt ist, kann eine Wanderung durch Wiesengelände, wobei das Auge über weite, grüne Flächen mit da und dort eingestreuten Ortschaften streift, oder durch einen Wald mit schattig sich dahinziehenden Pfaden ein wahres Labsal bilden. Ganz neue eigenartige Landschaftsbilder und Scenerien, in welchen uns neben der Schönheit auch die Majestät der Natur entgegentritt, sind jedoch in besonderem Maasse geeignet, den Menschen aus seinen gewohnten Gedanken heraus zu heben, sein Herz zu erleichtern und sein Sinnen zu erweitern. Das Vergnügen, welches uns der Anblick einer lieblichen Flusslandschaft mit burggekrönten Höhenzügen bereitet, der Zauber, mit welchem uns der tiefblaue, von majestätischen Bergesriesen eingerahmte Gebirgssee gefangen nimmt, das Gefühl des Staunens und der Ehrfurcht, welches in uns bei der Wanderung durch eine Klamm die zum Theil seltsam geformten und himmelanstrebenden Felsmassen und das in unheimlicher Tiefe dahintosende Gewässer, oder am Meerestrande die ungeheuren Wassermassen mit ihrer unaufhörlichen Bewegung, ihrem Wechsel von schaumgekrönten Wellenbergen und Wellen-

thälern erregen, die andachtsvolle Bewunderung, zu welcher uns das
Bild hinreisst, das auf einem Bergesgipfel im Alpengebiete vor
unserem Auge sich entrollt, vor und um uns die hintereinander
sich aufthürmenden, so mannigfach geformten und gegliederten
Bergesketten mit ihren zum Theil in ewigem Schnee und Eis
prangenden Häuptern, in der Tiefe die in verschiedenartigen
Windungen sich dahinziehenden Einschnitte der Thäler mit ihren
Flussläufen und mit wie Miniaturgebilde aussehenden Ortschaften
und Kirchthürmen, — alles dies kann auf das Fühlen und Denken
der meisten Leidenden nicht ohne förderliche Nachwirkung bleiben.
„Die Natur", bemerkt Feuchtersleben, „denkt lauter grosse
Gedanken, und die des Menschen, indem er ihnen nachsinnt, lernen
sich ausdehnen und werden den ihrigen ähnlich. Das kleine Ich
lernt sich als Atom begreifen, und wird doch, mitten im Anschauen
der Unendlichkeit, seines Daseins froh, da es die Harmonie des
Ganzen gewahr wird".

Von grösster Bedeutung für die Psyche des Kranken sind die
von der Umgebung desselben ausgehenden Einflüsse; Besserung
und Heilung eines Leidenden kann durch dieselben ebensowohl
gefördert als erschwert und selbst unmöglich gemacht werden. Unser
Augenmerk muss daher diesen Einflüssen stetig zugewendet und
unser Bestreben darauf gerichtet sein, sie in einer unseren therapeutischen Intentionen entsprechenden Weise zu gestalten. Bei
Patienten, welche bettlägerig oder an das Zimmer gefesselt sind,
ist schon die Beschaffenheit des Raumes, in welchem sie sich vorherrschend aufhalten müssen, des eigentlichen Krankenzimmers,
für die Psyche nicht gleichgiltig. Ein grosses, helles, luftiges
Zimmer mit der Aussicht in das Grüne macht jedenfalls auf das
Gemüth eines Leidenden einen ungleich angenehmeren, eine gute
Stimmung förderlicheren Eindruck als ein enges, dumpfes, dem
Lichte wenig zugängliches Gemach, von welchem aus nur die
kahlen Mauern gegenüber liegender Gebäulichkeiten zu erblicken
sind. Wir dürfen daher nicht zugeben, dass der Kranke in ein
solches Zimmer verbannt wird oder sich selbst verbannt, wenn
ihm bessere Räumlichkeiten zur Verfügung stehen. Sehr geräuschvolle Lage ist für ein Krankenzimmer im Allgemeinen nicht zu
empfehlen; viele Patienten wünschen aber auch nicht zu viel Ruhe

in ihrer Umgebung, namentlich Kranke, welche längere Zeit bettlägerig waren, haben das Bedürfniss, von ihrem Zimmer aus wieder
in das Getriebe der Strasse zu sehen; der Hausarrest, zu welchem
sie ihr Zustand verurtheilt, wird ihnen dadurch erträglicher, ihre
Absonderung von der Menge gesunder, thätiger Menschen minder
fühlbar gemacht. Der Arzt wird immer gut thun, diesem Bedürfnisse Rechnung zu tragen, wenn der Zustand des Patienten
es irgend erlaubt. Auch die Ausstattung des Krankenzimmers
(oder Wohnzimmers des Kranken) ist nicht ganz ohne Bedeutung.
Helle Vorhänge und helle Tapete, einige Blumenstöcke, an den
Wänden ein gewisser Bilderschmuck, grösste Sauberkeit und
Ordnung im Zimmer bleiben selten ohne günstige Wirkung auf
das Gemüth des Leidenden, und ein Strauss, von einer geliebten
oder befreundeten Persönlichkeit gespendet, leistet oft grössere
Dienste als ein Glas Medizin.

Das Verhalten, welches wir im Interesse der psychischen
Behandlung seitens der näheren Umgebung des Patienten und insbesonders seitens der Pflegepersonen, sie mögen Familienmitglieder
oder Fremde sein, beanspruchen müssen, ist mit wenigen Sätzen
festzustellen, die Durchführung der im einzelnen Falle nöthigen
Weisungen gestaltet sich jedoch oft sehr schwierig, und mitunter
wird dieselbe durch den Charakter oder die Intelligenzstufe der
betreffenden Personen oder andere Umstände auch ganz und gar
verhindert. Die Umgebung soll dem Kranken vor allem durch ihr
eigenes Thun und Lassen keine schädlichen Gemüthserregungen verursachen, sie soll ihm weder durch Vernachlässigung, liebloses
oder gar rohes Benehmen, noch durch Uebereifer Aerger oder
Kummer bereiten, sie soll ihm nicht durch aufgeregtes, ängstliches
Gebahren oder überflüssige und übertriebene Bemitleidung Besorgnisse einflössen, in ihm nicht durch unpassende Aeusserungen schädliche Vorstellungen bez. seines Zustandes oder einzelner bei ihm vorhandener Symptome erwecken, auch schädliche Aufregungen des
Kranken von anderer Seite her möglichst hintan zu halten trachten.
Sie soll ferner die ärztlichen Intentionen auch direkt unterstützen,
indem sie in dem Kranken das Vertrauen zu seinem Arzte und
dessen Verordnungen hebt und festigt, die Hoffnung auf Besserung
und Genesung nährt, nachtheilige Vorstellungen bekämpft, und

jede Gelegenheit wahrnimmt, dem Leidenden Freude zu bereiten oder ihn von trüben Gedanken abzulenken, seinen Muth zu beleben und seine Ausdauer zu fördern.

Auch die weitere Umgebung des Leidenden, das Milieu, in welchem derselbe lebt, darf nicht als für seinen Zustand oder die Wirkung bei ihm angewandter Mittel belanglos betrachtet werden. Es giebt Orte, an welchen eine gewisse Suggestivatmosphäre zu Gunsten gewisser Behandlungsmethoden vorhanden ist; Beispiele in dieser Richtung bilden Wörishofen bez. der Kneipp'schen Wasser- kur und Nancy bez. der hypnotischen Behandlung. In Bädern, Anstalten und selbst im Wartezimmer der Aerzte, erweist sich der Verkehr mit Patienten, welche mit ihrem Kurerfolg sehr zufrieden sind und denselben rühmen, als ein förderlicher suggestiver Faktor, der Umgang mit skeptischen, nörgelnden, mit der Behandlung un- zufriedenen Personen dagegen unter Umständen als nachtheiliger Suggestiveinfluss. Nachtheilig wirken auch im Allgemeinen und ganz besonders bei Nervenleiden allzu gedehnte Unterhaltungen der Patienten über ihren Zustand und gegenseitiges Vorklagen. Der Umgang mit sehr ängstlichen hypochondrischen Personen zieht bei den meisten Kranken ungünstige Folgen nach sich, für manche Nervöse ist er geradezu verderblich. Sehr mit Recht ist man in den Wasser- und Nerven-Heilanstalten bestrebt, die Patienten davon abzuhalten, dass sie sich bei dem Verkehr unter- einander mit ihren Leiden beschäftigen; doch ist dieses Bemühen aus leicht begreiflichen Gründen von beschränktem Erfolge und der Vorwurf, den man gegen die Anstaltsbehandlung geltend macht, dass dieselbe den Kranken zu sehr Gelegenheit giebt, sich durch die Erzählung ihrer Leidensgeschichten und Vorklagen gegenseitig psychisch zu infiziren und aufzuregen, daher keineswegs ganz un- begründet. Manche sehr suggestible und ängstliche Kranke eignen sich daher auch für Anstaltsbehandlung durchaus nicht.

Machen wir die Wahrnehmung, dass das Verhalten der Um- gebung eines Kranken nicht den Anforderungen entspricht, welche wir an dieselbe stellen müssen, dass durch dieselbe der Kranke geschädigt und eine erfolgreiche Behandlung desselben verhindert wird und können wir durch Belehrung und Mahnungen eine wesent- liche Aenderung dieser Sachlage nicht herbeiführen, so müssen wir natürlich trachten, diesem Missstande, soweit dies möglich ist, abzuhelfen. Es kann dies dadurch geschehen, dass wir den Verkehr des Leidenden mit seiner bisherigen Umgebung (Familienangehörigen etc.) gänzlich untersagen, diesen auch keinen Zutritt zu den Krankenräumen gestatten und die Pflege Personen übertragen, welche dem Patienten ganz fremd sind oder wenigstens bisher nicht um ihn waren. Diese Art der Isolirung in der Häuslichkeit findet namentlich bei Schwerkranken Anwendung, ihre strikte Durchführung bereitet jedoch oft erhebliche Schwierigkeiten. Bei Kranken, deren Zustand und äussere Verhältnisse eine Entfernung aus der Häuslichkeit gestatten, kommt vorzugsweise eine andere Art der Isolirung, die Abtrennung des Patienten von seiner Umgebung durch Aenderung seines Aufenthaltsortes oder wenigstens seines Logements, in Betracht. Diese Maassnahme kann auch durch andere Umstände als ungeeignetes Verhalten der Umgebung wünschenswerth oder nothwendig gemacht werden. Viele Kranke finden, so lange sie zu Hause weilen, nicht die Ruhe, welche ihr Zustand erheischt; Männer können sich oft mit dem besten Willen den Anstrengungen und Aufregungen ihres Berufes, Frauen den Obliegenheiten ihrer Wirthschaft und der Kinderpflege nicht genügend entziehen. Manche Kranke zeigen, während sie es im Verkehre mit Fremden nicht an Selbstbeherrschung und selbst an Liebenswürdigkeit mangeln lassen, ihren Familienangehörigen gegenüber eine Gereiztheit und Unverträglichkeit, welche zu fortwährenden Reibereien und Aufregungen führt; andere (namentlich psychopathisch belastete Hysterische) quälen ihre Angehörigen durch maasslose Ansprüche und gerathen ausser sich, wenn ihre oft bizarren und thörichten Wünsche nicht befriedigt werden. In allen diesen Fällen liegt die Entfernung der Patienten aus ihrer Häuslichkeit sowohl im Interesse derselben als ihrer Angehörigen.

Man betrachtet heutzutage die Isolirung mit Recht als eine Maassnahme, welche für viele Nervenkranke von grösster Bedeutung ist. Bei Neurasthenischen und Hysterischen wollen ihr jedoch manche Beobachter einen unfehlbaren, fast zauberhaften Einfluss zuschreiben. Dieser bekundet sich jedoch in vielen Fällen nicht, kann sich auch nach der Natur der Dinge nicht zeigen. Wir dürfen eben nicht übersehen, dass durch die Versetzung der

Kranken in eine neue Umgebung man dieselben nur räumlich, nicht
geistig von ihrer Familie abtrennt und die seelischen Quellen ihrer
Leiden nicht ohne Weiteres zum Schwinden gebracht werden. Die
Sorgen, Kümmernisse und anderen Gemüthsbelastungen, welche in
der Lebenslage der Kranken, ihren Familienverhältnissen oder Beziehungen zu einzelnen Personen und früheren Erlebnissen begründet
sind, nehmen dieselben ungeschmälert mit, wobin wir sie auch versetzen, und zu diesen schädigenden psychischen Momenten können
unter Umständen durch die Entfernung von der Familie neue hinzu-
gefügt werden, Sorgen um das Ergehen der zu Hause befindlichen
Angehörigen, quälende Sehnsucht nach diesen, Entbehrung eines
liebgewordenen Umganges. Auch dié materiellen Opfer, welche
die Pflege der Kranken ausserhalb ihrer Häuslichkeit erheischt,
bilden in vielen Fällen einen sehr zu berücksichtigenden Umstand.
Wir haben daher allen Grund, in jedem einzelnen Falle bei der
Frage der Isolirung das Pro und Contra in Betracht zu ziehen
und, wenn wir die Maassnahme für angezeigt erachten, auch den
Modus derselben, der im vorliegenden Falle den angestrebten Zweck
am besten erfüllt, sorgfältig zu erwägen.

Wir können die Isolirung in verschiedenen Modifikationen
und Abstufungen anwenden. In vielen Fällen handelt es sich
nur darum, die Kranken den Schädlichkeiten des häuslichen oder
beruflichen Lebens zu entziehen; dies lässt sich durch einen Besuch bei an einem anderen Orte wohnenden Verwandten, eine
Reise, einen Land- oder Gebirgsaufenthalt etc. erreichen; vollständige Trennung von den Familienmitgliedern ist dabei nicht
immer nothwendig, mitunter sogar nicht einmal wünschenswerth:
ängstliche und hypochondrische Kranke bedürfen einer Gesellschaft
und sie finden oft eine für sie völlig geeignete unter ihren nächsten
Angehörigen. Der Verkehr mit Fremden bedarf in diesen Fällen
in der Regel keiner Einschränkung. Mitunter ist neben der Entfernung aus der Häuslichkeit noch die vollständige Aufhebung des
persönlichen Contakts mit den Familienmitgliedern erforderlich,
weil diese sämmtlich mehr oder minder einen ungünstigen Einfluss
auf den Kranken ausüben. Der Verkehr mit anderen Personen
kann dagegen unbehindert bleiben. In einer weiteren Reihe von
Fällen endlich muss auch der Verkehr mit Fremden ausgeschlossen

werden. Die Kranken werden in einem Zimmer untergebracht,
zu welchem ausser dem Arzte und der gewählten Pflegeperson
Niemand Zutritt hat. Diese strenge Art der Isolirung wird insbesonders bei der Mitchell-Playfair'schen Mastkur und zwar
hier in Verbindung mit Bettruhe und anderen Heilfaktoren in Gebrauch gezogen. Dass dieses Verfahren geeignet ist, bedeutende
und sehr heilsame Wirkungen auf die Psyche der Leidenden auszuüben, unterliegt keinem Zweifel. Sie werden aus der Umgebung,
die mit ihrem Leiden sozusagen verwachsen war, unter ganz neue
Verhältnisse, in eine Atmosphäre der Ruhe und Ordnung gebracht;
sie können hier weder durch ein Uebermaass von Theilnahme,
noch durch Rücksichtslosigkeiten gemüthlich alterirt werden; auch
jene so häufige Form der Selbstquälerei durch den Gedanken,
lieben Angehörigen Kummer und Mühe zu bereiten, kommt hier
in Wegfall, Klagen und Bedenken gegen die ärztlichen Verordnungen finden kein Echo, keine Unterstützung mehr bei der Umgebung; hiedurch wird dem Kranken manche schmerzliche Gemüthsbewegung erspart und die Fügsamkeit gegenüber den ärztlichen Verordnungen wesentlich erleichtert.

Zu dieser absoluten Isolirung besteht, wenn dieselbe auch
durchaus nicht selten geübt werden mag, jedoch nur in wenigen
Fällen eine ausreichende Veranlassung. Wenn wir auch alle Verwandten des Kranken als gefährliche oder bedenkliche Elemente
fern halten müssen, so können wir noch immer ab und zu kurze
Besuche von verständigen Freunden oder guten Bekannten gestatten;
solche sind oft für den Gemüthszustand der Leidenden von sehr
vortheilhafter Wirkung. Mit der Isolirung ist ein weiterer wichtiger
psychischer Heilfaktor enge verknüpft, die geistige Ruhe; diese
lässt eine gewisse Dosirung, ähnlich wie die Isolirung zu. Viele
Kranke erlangen das Maass geistiger Ruhe, dessen sie bedürfen,
schon dadurch, dass sie sich der beruflichen oder gewohnten häuslichen Beschäftigung enthalten; bei anderen ist dies ungenügend,
sie müssen überhaupt auf jede ernstere und anhaltende geistige
Beschäftigung verzichten, und bei Krankheitszuständen, in welchen
die geistige Leistungsfähigkeit hochgradig herabgesetzt ist, gehen
die Anforderungen, welche wir bez. geistiger Ruhe zu stellen
haben, noch viel weiter; wir müssen hier auch diejenigen geistigen

8*

Thätigkeiten, welche man gewöhnlich nicht als Anstrengung betrachtet und desshalb als Erholungs- und Zerstreuungsmittel benützt, einschränken oder ganz untersagen, dabei zum Theil auch für möglichste Abhaltung von Sinnesreizen Sorge tragen. Hiebei dürfen wir jedoch nicht ausser Acht lassen, dass das Maass wirklicher geistiger Ruhe, welches wir durch Isolirung und Verbot von Beschäftigung und Zerstreuungen erzielen, nicht immer das gleiche ist, dass es nicht in unserer Macht steht, Intensität und Art der geistigen Thätigkeit eines Kranken nach Belieben zu ändern. Der Hypochondrische, den wir zu absoluter Unthätigkeit anhalten, kann nicht verhindert werden, sich in Grübeleien über seinen Zustand zu ergehen, die an ihren Kindern hängende Mutter, sich wegen dieser Sorgen zu machen und sich in Sehnsucht nach denselben zu verzehren, der von Schicksalsschlägen Verfolgte, sich über seine Lebensgestaltung den Kopf zu zerbrechen. Die ganz schablonenmässige Anwendung von Isolirung und Ruhe, wie sie namentlich bei den Mastkuren öfters geschieht, ist daher nicht nur zwecklos, sondern unter Umständen auch schädlich. Das Maass und die Art geistiger Ruhe, die wir im einzelnen Fall auferlegen, muss sich nicht nur nach dem vorhandenen Krankheitszustande, sondern auch nach der Individualität des Patienten richten. Da schädliche Gedanken durch vollständige Unthätigkeit nicht verhindert und nicht gebannt werden, müssen wir, wenn eine Neigung zu solchen sich bemerklich macht, selbst bei schweren Erschöpfungszuständen des Nervensystems gewisse Zerstreuungen, etwas Lektüre, kurze Besuche, Spiele und dergleichen gestatten, während wir in anderen Fällen dieser Art, in welchen eine solche Neigung nicht besteht, diese Concession nicht zu machen brauchen. Sehr wesentlich kommen auch der Thätigkeitstrieb, sowie die geistigen Bedürfnisse und Gewohnheiten der Leidenden in Betracht. Manche Menschen fühlen sich schon unglücklich, wenn sie ihre gewohnte Thätigkeit einschränken müssen, ein Leben ohne jede Beschäftigung erscheint ihnen geradezu unerträglich; andere hinwiederum finden sich ohne Schwierigkeit zum Aufgeben jeder Thätigkeit bereit und die Beschäftigungslosigkeit verursacht ihnen eher angenehme als bittere Gefühle. Wenn wir den Kranken, welcher in der Beschäftigung sein Lebenselement findet, ohne ganz zwingende Gründe zu vollständiger Unthätigkeit veranlassen, so haben wir zu gewärtigen, dass ihm durch die Alteration hierüber vielmehr geschadet wird als durch Zulassung einer beschränkten passenden Thätigkeit. Für den Grossstädter, welcher an den Lärm der Strassen, an grösseren geselligen Verkehr und geräuschvolle Unterhaltung gewöhnt ist, mögen sich die Theilnahme an einer längeren Mittagstafel, das Anhören von Konzerten einer Kurkapelle und der Verkehr mit einer grösseren Anzahl von Personen an einem Badeorte nicht als Störungen der für ihn erforderlichen Ruhe, sondern als angenehme Zerstreuungen geltend machen, während von dem an ruhige Umgebung gewöhnten und der Geselligkeit abholden Leidenden regeres Badeleben und der Zwang zu irgend welchem Verkehr an einem Kurorte als die Ruhe beeinträchtigende Umstände empfunden werden. Letzterer isolirt sich so weit als möglich, um seinem Ruhebedürfnisse zu genügen, ersterer findet in der Isolirung und Ruhe, die ihm z. B. ein langweiliger Badeort aufnöthigt, keinen Vortheil, sondern einen seinen Gemüthszustand ungünstig beeinflussenden Faktor.

Die nachtheiligen Wirkungen, welche die geistige Isolirung in Folge Fehlens passender Gesellschaft oder von Beschäftigungsmangel bei manchem Leidenden nach sich zieht, können unter Umständen uns veranlassen, die Eheschliessung als psychisches Heilmittel zu empfehlen. Man hat früher, so lange man die Hysterie noch lediglich als eine virginum et viduarum affectio betrachtete, d. h. von geschlechtlicher Nichtbefriedigung ableitete, die Ehe als wichtigstes Heilmittel für diese Erkrankung angesehen, eine Anschauung, die bezüglich der hysterischen Virgines et viduae noch heute manche Anhänger hat und mitunter auch auf Neurasthenische übertragen wird. Es lässt sich auch nicht in Abrede stellen, dass bei manchen Hysterischen und Neurasthenischen die Verheirathung eine vortheilhafte Veränderung in dem Gesammtbefinden herbeiführt. Diese günstigen Wirkungen lassen sich jedoch nicht lediglich dem geschlechtlichen Verkehr zuschreiben, sie hängen zum grossen Theil von psychischen Einflüssen ab, die im ehelichen Leben zur Geltung kommen; als solche kommen in Betracht: die Annehmlichkeiten einer geordneten Häuslichkeit, die Ablenkung der Aufmerksamkeit von dem eigenen Zustande zum Theil durch die

häuslichen Pflichten und Sorgen, zum Theil durch den geselligen
Verkehr der Gatten untereinander, die Befriedigung, die besonders
bei Frauen aus dem Bewusstsein entspringt, eine Stütze für das
Leben gefunden zu haben, endlich die Freuden, welche Kinder
bereiten.

Alle diese Vortheile können jedoch die hysterische Disposition
nicht tilgen und liefern daher auch keine Gewähr gegen die
Wiederkehr (oder das Fortbestehen) hysterischer Zufälle nach der
Verheirathung. Wir müssen uns daher bei Hysterischen darauf
beschränken, unseren Rath bezüglich der Zulässigkeit oder Nütz-
lichkeit einer Verheirathung im gegebenen Fall zu ertheilen, wenn
derselbe verlangt wird, dagegen von direkter Empfehlung der
Ehe als Heilmittel absehen. Eine solche erscheint uns nur bei
jenen hypochondrischen Neurasthenischen gerechtfertigt, deren Gemüthszustand offenbar durch geistige Isolirung oder Beschäftigungsmangel[1]) bedingt und unterhalten wird; bei solchen erweist sich
die Ehe mit einer verständigen, nicht allzu sinnlich angelegten
Person gewöhnlich entschieden vortheilhaft; bei der ärztlichen
Empfehlung ist hier das Hauptgewicht auf die geistige Gemein-
schaft mit einer Persönlichkeit zu legen, welche durch Eigenschaften
des Gemüthes und Verstandes befähigt ist, auf die geistige Verfassung des Patienten einen günstigen Einfluss auszuüben.

B. Besondere psycho-therapeutische Verfahren.

I. Psychische Gymnastik.

Unter psychischer Gymnastik im therapeutischen Sinne verstehen wir eine Uebung gewisser geistiger Thätigkeiten, welche
dahin zielt, die Leistungsfähigkeit der Psyche auf dem betreffenden
funktionellen Gebiete zu erhöhen und dadurch die Bekämpfung
gewisser krankhafter Erscheinungen durch psychische Einwirkungen
zu erleichtern oder zu ermöglichen. In erster Linie kommt hier

---

1) Bei den Männern kommt gewöhnlich die geistige Isolirung, bei weiblichen Personen der Mangel einer ausreichenden Beschäftigung und eines eigentlichen Lebenszweckes als schädigendes Moment in Betracht.

in Betracht und zweifellos von grösster therapeutischer Tragweite ist:

I. Die Willensgymnastik.

Unser Wollen äussert sich, wie wir bereits gesehen haben, im Wesentlichen in zwei Formen, einer anregenden, bahnenden (aktiven) und einer hemmenden regulirenden; beide Arten der Willensbethätigung können sowohl nach aussen hin, als im Bereiche unserer geistigen Thätigkeiten sich kund geben. Die aktive Seite der Willensthätigkeit wird dadurch geübt, gekräftigt und zu weiterer Entwicklung gebracht, dass wir den Kranken in Situationen bringen, in welchen er gewisse willkürliche Handlungen ausführen, sohin ein gewisses Maass von aktivem Willen aufwenden muss. In erster Linie sind hier systematische Leibesübungen zu verwerthen. Bei Willensschwachen und auch körperlich nicht leistungsfähigen Patienten können wir durch successive Steigerung der Anforderungen in Bezug auf Muskelanstrengung und Dauer der Uebung neben der Kräftigung der Muskeln und neben der Mehrung der Leistungsfähigkeit der motorischen Centren und Bahnen eine entschiedene Kräftigung des Willens erzielen, namentlich wenn wir darauf achten, dass die verlangten Bewegungen mit Präzision, rasch und mit vollem Kraftaufwande ausgeführt werden. Jede Bewegung erheischt einen ihrer Kraft entsprechenden Willensimpuls; je schwieriger die Leistung ist, die wir verlangen, und je mehr der Einfluss der Ermüdung sich geltend macht, um so grössere Willensanspannung ist erforderlich. Neben den Leibesübungen können auch körperliche Beschäftigungen anderer Art, indem wir dem Patienten ein seiner Leistungsfähigkeit entsprechendes Pensum geben und dieses successive steigern, mit Vortheil Anwendung finden (Gartenarbeit, Holzspalten, bei Frauen Beschäftigung im Haushalte, Handarbeiten etc.); auch die Gewöhnung an Frühaufstehen und Raschsichankleiden, an regelmässige tägliche Bewegung im Freien, an pünktliches Einnehmen der Mahlzeiten und Einhalten der für die Beschäftigung und Ruhe bestimmten Zeit, überhaupt geordnete Lebensführung ist von nicht zu unterschätzendem Einflusse. Bei dem Kranken, welcher dazu angehalten wird, seine Willenskraft bei Leibesübungen und anderen Beschäftigungen, sowie zur Durchführung einer streng

geregelten Lebensweise in energischer Weise in Anspruch zu nehmen,
wird das Wollen auch in anderen Richtungen erleichtert und gekräftigt; er sieht durch seine Thätigkeit ein, was er leisten kann,
und gewinnt dadurch an Muth, Selbstvertrauen und Entschluss-
fähigkeit.

Wenn wir einem unangenehmen oder peinlichen Eindrucke
ausgesetzt sind, so zielt die natürliche Reaktion der psychischen
(cortikalen) und subcortikalen Centren dahin, den lästigen Reiz zu
entfernen oder uns demselben zu entziehen. Aeussere und innere
Veranlassungen, Rücksicht auf unser eigenes Interesse oder die
Interessen Anderer nöthigen uns jedoch oft, dem· unangenehmen
Eindrucke Stand zu halten, also die natürliche Reaktion unserer
Centren zu hemmen. Auch müssen wir so manche aggressive motorische Erregung, welche von unseren Trieben, Wünschen und
Bedürfnissen ausgeht, durch unseren Willen niederhalten und
unterdrücken. Für die systematische Uebung der ungemein wichtigen und beständig in Anspruch genommenen hemmenden Willens-
funktionen — die Willenshemmungsgymnastik — stehen
uns jedoch erheblich weniger Mittel zu Gebote als für die aktive
Willensgymnastik, wenn wir im Bereich des mit unseren
Anschauungen ·von Humanität und Schicklichkeit Vereinbaren
bleiben wollen. Die Zeit ist vorüber, in welcher körperliche Züchtigungen als ein zulässiges Medicament bei manchen Krankheitszuständen erachtet wurden. Wir sind in der Hauptsache auf die
Verwerthung der Hydrotherapie angewiesen. Kalte Abreibungen
und Douchen kommen in erster Linie in Betracht. aber auch
kühle Halbbäder und Vollbäder können unseren Zwecken dienen.
Es ist für viele Personen schon eine Leistung, morgens um 6 Uhr
sich dem warmen Bette zu entreissen, noch grösser aber die That.
sich unmittelbar aus der Bettwärme kommend mit einem feuchten
kalten Laken umhüllen zu lassen. Der erste Eindruck, welchen
dieser hervorruft, ist kein angenehmer, der Kranke weiss dies und
muss eine gewisse Willenskraft aufwenden, um trotzdem die unangenehme Procedur über sich ergehen zu lassen. Die Gewöhnung,
sich dieser und ähnlichen, in den ersten Momenten der Einwirkung
unangenehmen hydriatischen Proceduren zu unterziehen. befähigt
den Leidenden, auch unangenehmen Eindrücken anderer Art besser

Stand zu halten, erhöht sein Selbstvertrauen, kräftigt sein hemmendes Willensvermögen überhaupt. In vielen Fällen muss die hemmende Willensthätigkeit zur Bekämpfung krankhafter oder abnorm gesteigerter Affekte herangezogen werden. Der Kranke, welcher ein Spielball seiner Gemüthsbewegungen ist, muss lernen, seinen Willen zu gebrauchen, um diese im Zaum zu halten, i. e. Selbstbeherrschung zu üben. Diese Art von Willensgymnastik stellt unleugbar die grössten Anforderungen an den Kranken und erheischt auch seitens des Arztes viel Geduld und Umsicht. Haben wir es nur mit krankhaft gesteigerter gemüthlicher Erregbarkeit zu thun, einer Neigung bei unbedeutenden Anlässen sich maasslos zu ärgern, zu sorgen, ängstigen oder mit Vorwürfen zu quälen, so müssen wir die Kranken über den Schaden, welchen sie sich auf diesem Wege zufügen, belehren und energisch zur Bethätigung ihres Willens, gegenüber dieser Neigung mahnen. Der Patient, welcher sich dahin gebracht hat, einige Male, wenn auch nur mit Mühe, eine aufsteigende mächtige Zornregung zu unterdrücken, wird später derartige Anwandlungen leichter und immer leichter niederhalten und im Laufe der Zeit seine Zornmüthigkeit zum grössten Theile abstreifen. Ebenso verhält es sich mit der krankhaften Aengstlichkeit und der abnormen Inclination zu anderen Gemüthsbewegungen. Bei der Bekämpfung dieser Neigungen haben wir zwei Umstände besonders im Auge zu behalten. 1. Der Kranke muss dazu angehalten werden, durch den vorhandenen Affekt sich zu keiner Handlung oder Unterlassung, die er nicht auch sonst für gerechtfertigt erachten würde, verleiten zu lassen, überhaupt dem Affekte keinen Einfluss auf sein Thun zu gestatten. Dies erheischt in der Regel anfänglich einen sehr bedeutenden Aufwand von Willensenergie, welcher aber mit der Wiederholung mehr und mehr sich verringert; je grösser der Drang, sich des Affektes in irgend einer Weise zu entäussern, um so grösser der moralische Erfolg, welchen die Selbstüberwindung dem Kranken bringt. Die Thatsache, dass dem Willen der Sieg über den Affekt gelang, erhöht bei demselben mächtig das Selbstbewusstsein und das Vertrauen in die eigene Willenskraft. 2. Die Hintanhaltung von Affekthandlungen und die Unterdrückung von Affekten wird dadurch wesentlich erleichtert, dass der Kranke seine Gedanken von dem

Gegenstande, welcher sein Gemüth erregt, ablenkt und anderem zu-
wendet, resp. sich in anderer Richtung beschäftigt. Hiedurch
wird offenbar ein Theil der gesteigerten centralen Erregung, welche
mit dem Affekte einhergeht, in sozusagen neutrale Bahnen über-
gelenkt, es wird das Niveau der centralen Erregung herabgesetzt.
Man kann seinen Zorn, seinen Aerger durch Toben, Schimpfreden
und dergleichen entladen, seinen Schmerz durch Jammern und
Weinen erleichtern; allein auch durch jede die Aufmerksamkeit
von dem affekterzeugenden Umstande abziehende geistige oder
körperliche Thätigkeit lässt sich Zorn und Aerger kühlen, der
Schmerz lindern. Wird es dem Leidenden anfänglich auch schwer,
sehr schwer, diesen Weg zur Entladung und damit zur Beherrschung seiner Affekte zu wählen, durch Uebung seiner Willensthätigkeit
in dieser Richtung wird auch diese Leistung leichter und leichter und
der Gewinn, welcher dadurch erzielt wird, ist in mehrfacher Hinsicht von grosser Bedeutung. Wir sehen sehr oft, dass Kranke
dadurch, dass sie sich ihren Affekten widerstandslos hingeben, nicht
nur sich selbst die grössten Unannehmlichkeiten bereiten, sondern
auch ihrer Umgebung das Leben erschweren und verbittern,
mitunter sogar Leib und Leben derselben gefährden. Eine Neurasthenische meiner Beobachtung versuchte im Zorn, die brennende
Petroleumlampe nach ihrem Mann zu werfen, glücklicher Weise
gelang es dem Manne, dies zu verhindern, eine andere schlägt zu
ihrem eigenen grossen Leidwesen ihre Kinder im Zorne blutig. ein
neurasthenischer Herr wirft im Zorne nach seiner Frau und seinen
Kindern mit allem, was ihm unter die Hände kommt. In allen
diesen Fällen handelt es sich durchaus nicht um von Haus aus
rohe, zu Gewaltthätigkeiten geneigte, sondern nur um unter dem
Einflusse krankhaft gesteigerter Emotivität stehende Personen.
Gegen diese Emotivität kann der Wille mit entschiedenem Erfolge
aufgeboten werden. Den von pathologischen Zuständen abhängigen
Zwangsaffekten gegenüber besitzt der Wille nicht die Macht, die
ihm den normalen oder nur krankhaft gesteigerten, aber äusserlich motivirten Affekten gegenüber zukommt. Wir dürfen desshalb jedoch keineswegs auf die Heranziehung der Willenskraft des Patienten bei der Bekämpfung der Zwangsaffekte
verzichten. Systematische Willensgymnastik leistet auch bei die-

sen, wie wir an späterer Stelle sehen werden, sehr werthvolle
Dienste.

Aehnlich wie den Affekten gegenüber muss die Willensgymnastik
auch bei schlimmen und krankhaften Neigungen und Gewohnheiten (Missbrauch geistiger Getränke, übermässigem Rauchen, Onanie, Neigung zu sexuellen Excessen etc.) gehandhabt werden.
Die Willensgymnastik muss sich in vielen Fällen endlich auch
auf die Richtung der Vorstellens, die Ablenkung desselben von
schädlichen Bahnen, i. e. die richtige Zucht der Gedanken erstrecken. Der Verlauf unseres Vorstellens ist innerhalb gewisser
Grenzen unserem Willen unterworfen. Wir können unseren Ge-
dankengang auf ein gewisses Ziel durch unseren Willen richten und
einem Abschweifen von den nach diesem Ziele führenden Pfaden
durch unseren Willen entgegenwirken. Bei Kranken wird häufig
das Denken durch Affekte, Stimmungen, Triebe oder üble Gewohnheiten in ungebührlicher Weise beeinflusst und vorherrschend in
eine Richtung gelenkt, welche wir als nachtheilig für den Gesammtzustand oder hinsichtlich einzelner vorhandener Symptome erachten
müssen. Der Hypochondrische grübelt fortwährend über seinen
Zustand und dessen mögliche Weiterentwicklung, der durch Schick-
salsschläge traurig Verstimmte ergiebt sich oft einem Brüten über
die Quellen und Folgen seines Unglückes und quält sich mit nutz-
losen Vorwürfen, bei dem an übermässiger geschlechtlicher Erregt-
heit Leidenden zeigen die Gedanken beständig eine Neigung, auf
das Sexuelle abzuschweifen und sich mit lasciven Gegenständen
zu beschäftigen (Gedankenonanie) [1]. Bei anderen (namentlich weiblichen) Leidenden begegnen wir einem Hange zur Träumerei, zum
Sichversenken in ein rein phantastisches Gedankenleben; hiedurch
werden die Betreffenden nicht nur der Wirklichkeit und ihren
Anforderungen entrückt, sondern auch das Auftreten nervöser
(hysterischer) Störungen bei denselben begünstigt.

In allen diesen und ähnlichen Fällen müssen wir die Kranken
anspornen, alle Kraft ihres Willens aufzubieten, um ihren Gedanken

---

[1] Man beobachtet diese Gedankenunzucht vorzugsweise bei solchen,
welche manuelle Masturpation getrieben oder in Venere excedirt haben; sie
kommt jedoch mitunter auch als primäre, von jedem sexuellen Abusus unabhängige psychische Anomalie vor.

eine passendere, ihrem physischen und psychischen Wohle förder-
lichere Richtung zu geben; doch genügen hiebei blosse Mahnungen
gewöhnlich nicht; wir müssen auch Anleitungen zu geistiger oder
körperlicher Beschäftigung geben, welche geeignet ist, die Gedanken
auf erspriesslichere Wege zu leiten. Auch Zwangsvorstellungen und
Autosuggestionen gegenüber ist oft eine gewisse Willensgymnastik
erforderlich, auf welche wir bei der Besprechung der speciellen
Psychotherapie eingehen werden.

II. Intellektuelle Gymnastik.

Für die Zwecke der psychischen Behandlung muss neben der
Willensgymnastik, deren verschiedene Richtungen wir im Vorstehenden kennen gelernt haben, in einer Reihe von Fällen eine
intellektuelle Gymnastik angewandt werden.

Kranke, deren geistige Arbeitskraft längere Zeit in Folge
ihres Leidens herabgesetzt war und die ihre gewohnte berufliche
oder sonstige Thätigkeit wieder aufzunehmen geneigt sind, müssen
wir durch systematische Uebungen hiezu befähigen. Wir dürfen
nie zugeben, dass ein Beamter, ein Kaufmann, ein Lehrer, der längere
Zeit sich jeder geistigen Anstrengung enthalten musste, ohne jede
Vorbereitung seine Berufsgeschäfte in vollem Umfange wieder aufnimmt. Ruhe trägt ja zweifellos durch ihren restaurirenden Einfluss auf das Nervensystem sehr viel zur Hebung gesunkener Arbeitskraft bei, Ruhe allein kann dieselbe jedoch nur bis zu einer
gewissen Grenze fördern, dann tritt wieder die Uebung in ihr
Recht. Wir müssen daher den in Frage stehenden Leidenden ein
gewisses Pensum geben, das ihrer momentanen Leistungsfähigkeit
entspricht und dieses allmählich steigern, wenn wir sehen, dass
die verlangte Leistung ohne Nachtheil prästirt wurde. Anfänglich
wird man in den meisten Fällen auf Lektüre sich beschränken
müssen, später können je nach den Neigungen und Kenntnissen des
Patienten schwierigere Beschäftigungen, wie Sprach- oder Geschichts-
studien, berufliche Arbeiten etc. herangezogen werden. Durch
diese Trainirung kann der Kranke allmählich so weit gebracht
werden, dass er den Anforderungen seines Berufes wieder in vollem
Maasse zu entsprechen im Stande ist.

Als „Suggestionsgymnastik" hat vor einigen Jahren Lehmann (Oynhausen) folgendes Verfahren für die Behandlung gelähmter Muskeln beschrieben: „Ich sitze z. B. vor einem von Hemiplegie getroffenen Patienten, dessen gelähmte rechte Hand in meiner linken ruht. Nun fordere ich den Patienten auf, den gelähmten Daumen, den ich zwischen Zeigefinger und Daumen meiner rechten Hand halte, zu abduziren. Sein zwar fruchtloses Bemühen kennzeichnet sich deutlich, indem die geforderte Bewegung mit dem linken, gesunden Daumen andeutungsweise vom Patienten — unwillkürlich und unbewusst — ausgeführt wird. Der nach rechts eingesetzte Willensreiz des Patienten findet verlegte Bahnen, auf denen er nicht fortlaufen kann. Aber der Reiz, den man sich als Bewegung vorstellen kann, wird, für die beabsichtigte Richtung gehemmt, nach der wegsamen, analogen Nervenbahn der gesunden Körperhälfte weiterschreiten und sich an dem entsprechenden Muskel äussern. Nur schwach, andeutungsweise erfolgt diese Aeusserung, gleichsam auf einem Umweg und indirekt zu Stande gekommen, aber deutlich wahrnehmbar. Freilich ist dies nicht ausnahmslos, jedoch häufig und in den meisten Fällen wahrzunehmen.

Während nach einigen Sekunden Abwartens diese indirekte Reizäusserung sich vollzieht, bewirke ich mit meinen Fingern die gewollte Abduktion des gelähmten Daumens, so gewissermassen, dass es dem Patienten scheint, er habe selbst die Bewegung ausgeführt. Nach einer kleinen Pause wiederhole ich diesen selben Vorgang, und zwar mit je einer Pause 2—5 mal. Dann geschieht dieselbe Uebung gegenüber dem Extensor, Flexor, Opponens, ferner den Muskeln am Ballen des kleinen Fingers, ebenso gegenüber den anderen kleinen Handmuskeln, den Interossei u. s. w., alsdann gegenüber den Streckern und Beugern der Finger, des Handgelenks, den Pronatoren und Supinatoren, Flexoren und Extensoren des Vorderarms, der Hebung des Humerus u. s. w. In gleicher Weise übe ich die gelähmten Muskeln der Unterextremität, die Extensoren und Flexoren der Zehen etc., diejenigen an der vorderen und hinteren Fläche des Unterschenkels, sowie dessen Strecker, Beuger und Adduktoren, endlich die Beuger und Strecker des Oberschenkels; die Rollmuskeln desselben werden durch passive Bewegungen in Thätigkeit gesetzt. Die Behandlung der Unterextremität geschieht, während der Patient im Bette oder auf dem Sopha, theils in Rücken-, theils in Bauchlage sich befindet.

Lehmann glaubt in fünf Fällen von Hemiplegie ohne hochgradige Contraktur durch dieses Verfahren Erfolge erzielt zu haben. Weitere Mittheilungen liegen darüber nicht vor.

II. Suggestivbehandlung.

A. Suggestivbehandlung im Wachzustande.

In das Gebiet der Suggestivbehandlung fällt jedes Verfahren, welches darauf hinzielt, einen gegebenen krankhaften Zustand oder eine einzelne Krankheitserscheinung dadurch zu beseitigen, dass bei dem Patienten die Vorstellung — Suggestion —

der Heilung, des Schwindens des betreffenden Zustandes oder
Symptomes hervorgerufen wird.   Diese Art von Therapie ist ur-
alt und zweifellos in früheren Jahrhunderten in viel grösserem
Umfange als in der Jetztzeit geübt worden, allerdings zumeist,
ohne dass die Aerzte eine Ahnung von dem wirklichen Sachverhalte
hatten.   Erst in den letzten Decennien sind wir durch das Studium
der hypnotischen Phänomen und die dadurch gewonnene Kenntniss
von dem mächtigen Einflusse, welchen Vorstellungen auf das Entstehen und Schwinden von Krankheitserscheinungen äussern, dahin
gelangt, diese therapeutische Methode in zielbewusster Weise zu
verwerthen und auch einigermassen die Rolle zu würdigen, welche
die Suggestion überhaupt in unserer Therapie spielt.

Die Suggestivbehandlung kann sowohl im gewöhnlichen wachen
Zustande des Kranken als in einem artificiell erzeugten psychischen
Zustande, der Hypnose, vorgenommen werden.   Wir werden uns
hier zunächst mit der Suggestivbehandlung im Wachen beschäftigen.

Die Vorstellung der Heilung, des Schwindens einer vorhandenen Krankheitserscheinung kann auf verschiedene Weise bei dem
zu Behandelnden erweckt (demselben suggerirt) werden.

a) Durch das blosse Wort, die mündliche Versicherung, dass
die betreffende Störung nicht mehr vorhanden ist, oder durch die
Ankündigung, dass dieselbe innerhalb einer gewissen Zeit verschwinden werde oder müsse, in manchen Fällen auch durch Be-
fehle, welche zu einer bis dahin für unmöglich gehaltenen Leistung auffordern.   Die angeführten psychischen Einwirkungen lassen
sich, wenn bei dem Patienten der erforderliche Grad von Gläubigkeit — Suggestibilität — vorhanden ist, insbesonders bei einer
Reihe neurasthenischer und hysterischer Zufälle mit Erfolg verwerthen.   So ist es mir z. B. öfters gelungen, topophobische Neurasthenische, welche längere Zeit schon nicht mehr allein auszugehen im Stande waren, durch die energische Versicherung, dass
sie überall hin allein gehen könnten, und dass ihnen dabei nicht
das Geringste zustossen werde, dahinzubringen, dass sie ohne Anstand wieder allein ausgehen konnten.   Es ist mir ferner gelungen,
intensiven Schlundkrampf, welcher das Schlucken verhinderte, durch
die energische Versicherung: „Sie können schlucken“, hysterischen
Trismus durch die Versicherung: „Sie können den Mund öffnen“

wenigstens zeitweilig zu beseitigen, ebenso fand ich die energische
Versicherung: „Sie können" bei manchen hysterischen Lähmungen
und Schwächezuständen (hysterischer Aphonie z. B.) von Nutzen.
Durch Zureden lassen sich auch die hysterischen Anfälle z. Th.
beeinflussen, wie wir später des Näheren ersehen werden.

Die Ankündigung, dass eine vorhandene Störung alsbald
weichen werde, hat begreiflicherweise am meisten Aussichten auf
Erfolg bei Symptomen, die gewöhnlich von transitorischem Charakter
sind (Schmerzen, Tremor, Zuckungen etc.). Das Schwinden einer
seit längerer Zeit bestehenden Krankheitserscheinung für einen
bestimmten (näheren oder entfernteren) Termin anzukündigen, ist
immer eine sehr unsichere Sache und empfiehlt sich für den ärztlichen Praktiker wenig, wenn auch durch diesen modus procedendi
in manchen Fällen (namentlich von Charlatanen) unstreitig Heilresultate herbeigeführt worden sind. Auch die Befehlsform der
Heilsuggestion ist bei länger bestehenden Leiden ein sehr unsicheres
und riskirtes Vorgehen und darum wohl nur in ganz vereinzelten
Fällen rathsam. Zwar ist es öfters gelungen, seit längerer Zeit
bettlägerige Hysterische mit Lähmung der Beine dadurch, dass
man sie ohne Weiteres aus dem Bette nahm, auf die Füsse stellte
und ihnen den Befehl ertheilte, nunmehr zu gehen, von ihrer
Lähmung zu befreien. Allein der Versuch, derartige Wunderkuren
zu vollbringen, ist, wenn er ohne entsprechende Vorbereitung
unternommen wird, nicht viel besser als ein Glückspiel. Auch der
Arzt von grösster Autorität ist keineswegs sicher, bei dem Patienten sofort jenen Grad von Suggestibilität zu finden, welcher seinem
Worte Erfolg verschafft. Bleibt die erwartete Wirkung aus, so
büsst der Arzt gewöhnlich das Vertrauen des Patienten sogleich
ein; hiemit verliert er auch die Möglichkeit, auf anderem Wege
dem Patienten sich nützlich zu erweisen. Jedenfalls empfiehlt es
sich daher, in derartigen Fällen den Kranken, bei welchem man
mit dem Imperativ vorgehen will, für die Annahme dieser Art von
Heilsuggestion vorher durch geeignete psychische Einwirkungen zu
präpariren, wenn auch hiedurch ein Erfolg noch keineswegs ge-
sichert wird [1]).

---

[1]) **C h a r c o t** bemerkte schon, dass man den Arzt nicht genug warnen
könne, selbst bei unzweifelhaften psychischen Lähmungen die Rolle eines

Weniger Bedenken erheben sich gegen die Anwendung der
Befehlsform der Heilsuggestion bei manchen nicht zu lange bestehenden Störungen, auf deren Unterdrückung der Wille Einfluss
hat, so bei nervösem Husten oder Aufstossen (insbesonders bei
jugendlichen Individuen). Der Befehl, aufzuhören, kann hier sofort
eine Unterdrückung der vermeintlich unwillkürlichen, in Wirklichkeit jedoch dem Willen unterworfenen Bewegungen herbeiführen.
Ein Beispiel mag dies erläutern. Vor Jahren wurde ich Nachts
um 1 Uhr ungefähr durch Läuten geweckt und war sehr über-
rascht, als in meiner Wohnung statt eines Boten, der mich zu
irgend einem Kranken rufen sollte, ein Mann erschien, der mich
vor Kurzem wegen leichter dyspeptischer Beschwerden consultirt
hatte. Der Ankömmling erklärte mir, dass er nicht umhin könne,
mich zu dieser nachtschlafenden Zeit zu stören, „weil er seinen
Magen nicht mehr zubringen könne". Ich errieth aus dieser Bemerkung bereits den Sachverhalt einigermassen, und nachdem eine
kurze Beobachtung des Mannes mich von der Richtigkeit meiner
Vermuthung überzeugt hatte, rief ich demselben in sehr energischem
Tone zu: „Was soll denn dies sein; wollen Sie augenblicklich mit
dem Unsinn aufhören?" Diese Bemerkung wirkte auf den zweifellos wegen seines Zustandes sehr ängstlichen Mann wie ein kalter
Wasserstrahl. Das vermeintlich unwillkürliche, in Wirklichkeit
aber willkürliche Luftschlucken und Rülpsen, welches der Mensch
fortwährend übte, hörte sofort und zwar zur grossen Ueberraschung
des Betreffenden auf. Der Magen war wieder „geschlossen" und
blieb so.

Wenn wir uns fragen, wie dieser Erfolg zu erklären ist, so
unterliegt es keinem Zweifel, dass die energisch und quasi durch
Ueberrumpelung in die Psyche des Patienten eingeführte und
widerstandslos aufgenommene Vorstellung des Aufhörenmüssens
oder Könnens den Drang zu der fraglichen Bewegung hemmte.
Eine längere Darlegung des Sachverhaltes hätte wahrscheinlich eine
derartige Wirkung nicht gehabt.

Die Heilsuggestion in Befehlsform kann auch sozusagen
à échéance i. e. für eine gewisse Zeit gegeben werden, wie folgende

Thaumaturgen zu übernehmen, da der Erfolg eines Befehles abgesehen von
dem Bereiche der Hypnose nicht zu berechnen sei.

Beobachtung zeigen wird. Ich behandelte eine Hysterische aus der Provinz, welche in Folge eines Unfalles erkrankt war, einige Zeit mit sehr wechselndem Erfolge; jedes neue Verfahren führte anfangs eine entschiedene Besserung herbei, die sich jedoch alsbald wieder verlor. Da ich die Ueberzeugung hatte, dass lediglich das psychische Verhalten der Patientin, i. e. von Zeit zu Zeit immer wiederkehrende schädliche Vorstellungen (Zweifel und Befürchtungen wegen der Heilbarkeit ihres Leidens, Erwägungen über die möglichen Folgen desselben für die Zukunft etc.) diese Hartnäckigkeit ihres Zustandes bedingten, so erklärte ich ihr eines Tages, dass sie binnen 14 Tagen gesund werden müsse, und ich sie nach Ablauf dieser Zeit unter allen Umständen nach Hause schicken werde. Diese Erklärung wirkte ganz wunderbar; das Leiden besserte sich von diesem Tage an ganz stetig, Rückfälle blieben aus, und die Patientin konnte nach Ablauf der angegebenen Zeit, abgesehen von einigen geringen Beschwerden, als gesund entlassen werden; sie ist auch nach den mir zugegangenen Berichten gesund geblieben. Die durch meine Erklärung bei der Patientin energisch geweckte Vorstellung des Gesundwerdenmüssens hat hier offenbar die Heilung dadurch angebahnt, dass sie alle entgegenstehenden Vorstellungen unterdrückte und das ganze Vorstellen in eine der Gesundung förderliche Bahn lenkte.

Die Beeinflussung durch das Wort (verbale Suggestion) spielt auch, wie wir später sehen werden, eine grosse Rolle bei der in den Glaubens- (oder Gebet-) Heilanstalten der Schweiz, Englands und anderer Länder geübten Behandlung.

Die Beseitigung von Krankheitserscheinungen durch rein verbale Heilsuggestion im wachen Zustande setzt einen Grad von Gläubigkeit voraus, welchen wir bei nicht sehr vielen Menschen finden. In der Mehrzahl der Fälle ruft diese Suggestion eine Reihe von Gegenvorstellungen hervor, durch welche deren Annahme und Wirksamkeit verhindert wird. Desshalb sind wir zumeist genöthigt, die Vorstellung der Heilung durch ein associatives Vehikel in den geistigen Organismus des Kranken einzuführen, ein Vehikel, welches das Haften und Unbekämpftbleiben dieser Vorstellung in gewissem Maasse sichert oder wenigstens erwarten lässt. Es geschieht dies, indem wir Mittel in Anwendung ziehen, welche den

Kranken allgemein als Heilmittel bekannt sind oder im speziellen
Falle als solche betrachtet werden. Das benützte Mittel braucht
durch seine chemischen oder physikalischen Eigenschaften keine
Wirkung auf das zu bekämpfende Symptom auszuüben, seine Beschaffenheit ist überhaupt nebensächlich, sofern es nur geeignet
ist, bei dem Kranken die Erwartung einer Heilwirkung hervorzurufen, resp. die in dieser Richtung gegebene ärztliche Suggestion
zu unterstützen (larvirte, maskirte, materielle Suggestion).
Es kann daher auch ein zufällig und nicht in therapeutischer Absicht angewandtes Mittel unter Umständen einen Heilerfolg herbeiführen. So erzählt Sobernheim von einem mit Zungenlähmung
behafteten Kranken, dessen Arzt nach vielen vergeblichen Bemühungen, die Lähmung zu beseitigen, ein neues Instrument seiner
Erfindung versuchen wollte, zuvor jedoch ein Thermometer in den
Mund einführte. Der Kranke glaubte, dass dieses das heilbringende
Instrument, sei und war einige Minuten nach der Einführung von
seiner Lähmung befreit. Da die grosse Mehrzahl der Menschen
an die Heilkraft von Medikamenten glaubt, so liegt es nahe, dass
sehr häufig die Heilsuggestion in medikamentöser Form gegeben
wird. Die Wirkungen, welche durch Brotpillen, Aqua colorata,
Milchzuckerpulver, homöopathische und Mattei'sche Tinkturen
und Kügelchen in manchen Fällen erreicht werden, sind bekannt.
Ebenso können äusserlich, in Form von Einreibungen, Pflastern,
Ueberschlägen etc. angewandte Mittel und subcutane Injektion von
Aq. dest. oder indifferenten Lösungen in geeigneten Fällen gute
Dienste leisten. Natürlich kommt es auch und zwar nicht selten
vor, dass Aerzte in dem Glauben an die physiologische Wirksamkeit
eines Mittels dasselbe darreichen, während dasselbe in den betreffenden Fällen, wenn überhaupt, nur auf suggestivem Wege nützt.

Die Gruppe der physikalischen Heilmittel liefert uns ebenfalls
sehr geeignete, oft sogar viel brauchbarere Vehikel für die therapeutische Suggestion als die Apotheke. Dazu kommt in Betracht,
dass viele Gebildete zu den physikalischen Agentien (den sogenannten
Naturheilmitteln) mehr Vertrauen haben als zu den pharmazeutischen
Präparaten. Die verschiedenen Elektrisationsmethoden; hydriatische Prozeduren, Mineralquellbäder und Bäder mit verschiedenen
Zusätzen, Magnete, Massage, Handgriffe, Suspension können je

nach den Umständen des Falles, dem zur Verfügung stehenden
Heilapparate und den Neigungen des Patienten in Gebrauch gezogen werden. Besonders ausgedehnte Verwerthung gestattet die
Elektricität, weil dieselbe an den verschiedenen Körperstellen in
beliebiger Intensität von der Stufe des noch nicht Fühlbaren bis
zu sehr schmerzhafter Stärke sich anwenden lässt. Ich möchte
jedoch nicht unterlassen, hier vor unnöthiger elektrischer Misshandlung der Kranken, speziell allzu liberalem Gebrauche des von
manchen Beobachtern besonders empfohlenen faradischen Pinsels
bei nervösen Störungen zu warnen. Ich habe manche Fälle gesehen, in welchen durch sehr schmerzhafte Elektrisirung lediglich
geschadet wurde, obwohl die Art des Leidens für eine suggestive
elektrische Behandlung ganz geeignet war. Es giebt viele Kranke,
welche einen Heilerfolg nur von einer Elektrisation erwarten, die
deutliche Empfindungsn bei ihnen hervorruft, dagegen nur wenige,
welche a priori ein besonderes Vertrauen zu sehr schmerzhaften
Prozeduren haben. Jedenfalls ist aber der Arzt zumeist im Stande,
den nur mässige Empfindungen hervorrufenden Prozeduren die
gleiche Suggestivwirkung zu verleihen wie den sehr unangenehmen
Applikationen, so dass man thatsächlich zur Verwerthung solcher
nur in wenigen Fällen genügenden Grund hat. Die statische
Elektricität bietet den besonderen Vortheil, dass sie in einer dem
Kranken imponirenden Weise sich anwenden lässt, ohne nennenswerthe Schmerzen zu verursachen.

Zu suggestivem Zwecke können ferner verschiedene Arten
der Lokalbehandlung (Pinselungen des Rachens z. B. bei hysterischem Husten, Sondeneinführung bei hysterischem Oesophagus-
krampf, Magenausspülungen bei nervösen Magenbeschwerden und
insbesonders bei hysterischem Erbrechen[1]), Gebrauch farbiger
Gläser bei hysterischer Achromatopsie[2], auch Schein-Opera-

---

[1] Bei der Hyperemesis gravidarum, deren hysterische Natur in neuerer
Zeit von Kaltenbach, Alt und Keil nachgewiesen wurde, nahmen erstere
Beobachter die Magenausspülung vor und suggerirten nach dieser, dass nunmehr alles Schädliche aus dem Magen entfernt sei und das Erbrechen aufhören müsse. Diese Suggestion erwies sich auch als wirksam, und die Kranken
erholten sich alsbald.

[2] In einigen von Féré beobachteten Fällen von Hysterie mit Achromatopsie für Violett stellte sich nach Durchsehen durch ein rothes Glas

tionen dienen. Dass bei der Beseitigung nervöser Beschwerden
durch gynäkologische Behandlung geringfügiger Sexualleiden bei
Frauen die Suggestion die Hauptrolle spielt, wird heutzutage auch
von den Gynäkologen mehr und mehr anerkannt. Nach meinem
Dafürhalten sind aber auch die wunderbaren Erfolge, welche
manche Aerzte durch Lokalbehandlung der Pars prostat. urethrae
durch Einführen medikamentöser Stäbchen oder Einspritzung von
adstringirenden Lösungen etc. in dieselbe erzielt haben wollen,
zum grössten Theile auf Suggestivwirkung zurückzuführen [1]).

Es ist leicht verständlich, dass seitens der Aerzte die Vehikel
der Heilsuggestion gewöhnlich dem Arsenal der regulären Therapie
entnommen werden. Bei gläubigen (speziell religiös-gläubigen) und
zum Mysticimus neigenden Gemüthern können jedoch auch durch
reine Phantasieheilmittel, i. e. Mittel, welche an sich keinerlei
Heilwerth besitzen und lediglich auf die Phantasie, zum Theil auch
auf die religiösen Vorstellungen des Kranken wirken, Heilresultate
herbeigeführt werden. In diese Kategorie gehören: die Amulette,
die Perkin'schen Traktoren (kleine Metallplatten), die sogenannten [2])
Heilmystikartikel, Lourdeswasser, geweihte Oele, Reliquien, die ver-
schiedenartigsten Sympathiemittel und allem Anscheine nach auch
die von Burq in die Praxis eingeführte „externe Metallotherapie“.
Durch alle diese Mittel sind schon Krankheitserscheinungen beseitigt worden, welche anderen, anscheinend rationellen therapeuti-
tischen Einwirkungen getrotzt hatten.

Die Wichtigkeit der larvirten Suggestivtherapie für die alltägliche ärztliche Praxis veranlasst uns hier noch einige Bemerkungen über dieselbe anzufügen. Je grösser das Vertrauen,
welches der Patient dem Arzte entgegenbringt, und je grösser

---

während mehrerer Minuten die Empfindung für Violett wieder ein. Zugleich
erfuhr die centrale Sehschärfe eine Besserung, und das Gesichtsfeld zeigte eine
Erweiterung.

  [1]) Vgl. Löwenfeld, Nervöse Störungen sexuellen Ursprungs, p. 169.

  [2]) Während der Abfassung dieser Schrift ging mir von einem Leipziger
Verleger eine kleine Schrift über Heilmystikartikel und deren Gebrauch zu.
Nach derselben soll ein kleiner runder Spiegel in der Hand verborgen getragen
(noch besser ein Spiegel in jeder Hand) bei Aengstlichkeit, Schwindel, nervösem
Zittern, Trübsinn etc., ein Spiegelwürfel bei allerlei Kopfleiden grosse Dienste
leisten. Das Verzeichniss führt eine Anzahl derartiger „Heilartikel“ auf, deren
Gebrauch „Heilmystikärzten“ empfohlen wird.

dessen Gläubigkeit im Allgemeinen ist, um so einfachere Mittel
genügen zur Erzielung eines Heilerfolges. So habe ich bei hysterischen Kindern wiederholt heftige Schmerzanfälle, gegen welche
verschiedene Medikamente vergeblich angewendet worden waren,
durch kalte Waschungen der betreffenden Theile zu unterdrücken
vermocht. Bei Erwachsenen würde man mit einem derartigen
Verfahren wohl nur sehr selten reüssiren. Der Arzt, der überhaupt irgend ein Mittel zu suggestivem Zwecke verwendet, darf
bei einigermassen verständigen Personen in keiner Weise merken
lassen, dass er die Art und Gebrauchsweise desselben für gleichgiltig hält. Je eingehender und präciser die Vorschrift für die
Anwendung des gewählten Mittels gestaltet wird, um so bedeu-
tendere Suggestivwirkung ist zu erwarten. Der Arzt thut auch
immer gut, wenn er darauf achtet, dass die Beschaffenheit des
gewählten Mittels und dessen Applikationsweise eine leicht ver-
ständliche Beziehung zu dem zu beseitigenden Symptome zeigt, so
dass der Patient kein besonderes Sacrificium intel-
lectus zu leisten hat, um an eine Heilwirkung zu
glauben, vielmehr die Vorstellung der Heilung in
ihm durch das Mittel an sich schon, unabhängig von
der ärztlichen Suggestion, erweckt wird. Das Tragen
eines Amuletts als Mittel gegen Schlaflosigkeit zu empfehlen,
dürfte nur bei einer sehr beschränkten Kranken zu riskiren sein
und Erfolg haben, während die Darreichung eines indifferenten
Pulvers, dessen Inhalt der Patient nicht controlliren kann, auch
bei intelligenten Personen den vermissten Schlaf herbeiführen
kann. Die hysterische Anurie ist öfters durch Pillen aus Mica
panis mit entsprechender Suggestion behoben worden; solche
leisten auch bei nervösem Husten, Schmerzen und Krämpfen nicht
selten gute Dienste; bei hysterischen Lähmungen und Anästhesien
wird man dagegen meist mit Pillen viel schwerer zu einem Resultate
gelangen als mit Elektrisation und Massage, welche Proceduren
örtlich auf den funktionsgestörten Theil einwirken.

Soweit es sich um innerlich zu nehmende Mittel handelt, ist
die Verordnung lediglich indifferenter Substanzen für die Zwecke
der Suggestivbehandlung nicht immer rathsam und durchführbar.
Bekanntlich haben viele Kranke und insbesonders Nervenleidende

eine Neigung, vom Arzte gewisse Aufschlüsse über die Art der verordneten Mittel zu verlangen und die Recepte zu studiren. Wollte der Arzt hier jede Aufklärung verweigern, so würde er doch nicht verhindern können, dass sich der Patient solche auf anderem Wege (z. B. durch den Apotheker) verschafft. Um etwaigem Misstrauen bezüglich der Wirksamkeit der gegebenen Verordnungen vorzubeugen, empfiehlt es sich daher häufig, statt ganz indifferenter Substanzen sehr geringe, selbst ganz minimale Dosen von Mitteln zu verschreiben, welche auf rein chemischem Wege nur in grösserer Menge die im betreffenden Fälle erforderliche Wirkung herbeiführen könnten, oder Mittel, durch welche im besten Falle nur eine Erleichterung, keine Beseitigung der betreffenden Beschwerden ohne Mitwirkung der Suggestion zu erreichen wäre, so bei Schlafmangel $1/2 - 1$ Decigr. Sulfonal oder Trional, einige Esslöffel Bromwasser, wenige Tropfen Baldriantinktur oder Baldrianthee, bei Schmerzen minimale Gaben von Antipyrin, Phenacetin u. dgl., bei Obstipation einige Tropfen Sagradawein oder einen Theelöffel voll Tinct. Rhei. aq., bei Schwächezuständen einige Tropfen von Fellow's Syrup. Bei dieser Art von Suggestionsbehandlung wird die von dem Arzte ausgehende Suggestion durch die Vorstellungen, welche der Patient von der Heilkraft des verordneten Mittels hat, sehr wesentlich unterstützt und das dargereichte Mittel kann, soweit dasselbe überhaupt auf somatischem Wege eine Wirkung äussert, nur die intendirte psychische fördern. Ich habe durch Durchlesen vieler mir von Patienten übergebener Recepte von Aerzten, welche dieselben früher behandelten, die Ueberzeugung gewonnen, dass das in Frage stehende Suggestivverfahren von den Praktikern häufig ohne Absicht geübt wird. Es werden nämlich sehr oft differente Arzeneistoffe in ganz unzulänglichen Dosen verschrieben, die aber zum Theil doch nicht unwirksam bleiben, weil die Suggestion ersetzt, was an der Stoffgabe fehlt.

Dass der larvirten Suggestion, in welcher Form dieselbe auch angewendet werden mag, eine verbale beigefügt wird, ist durchaus nicht immer nothwendig, mitunter nicht einmal wünschenswerth. Wenn wir es dem Patienten überlassen, sich selbst die betreffende Suggestion zu geben, seine Phantasie in dieser Richtung frei walten lassen und nur durch unser Vorgehen die erwünschten Suggestionen ihm nahe legen, so kommt es gelegentlich vor, dass derselbe in seinen Autosuggestionen über das hinausgeht, was wir ihm verbal suggeriren könnten oder würden. So sonderbar die ungünstigen Wirkungen sind, welche manche Patienten in Folge sogenannter Idiosynkrasien, in Wirklichkeit von Autosuggestionen, beim Gebrauche ganz harmloser Arzeneien und Proceduren an sich beobachten, ebenso sonderbar und unerwartet sind auch die günstigen Wirkungen, von welchen andere berichten. Namentlich in Bezug auf Appetit, Schlaf und das Allgemeinbefinden äussern die Autosuggestionen der Patienten mitunter einen förderlichen Einfluss, welchen man nach der Art des angewandten Mittels nicht erwarten kann.

B. Hypnose und hypnotische Suggestivbehandlung.

In der Beurtheilung der Hypnose nach ihrer psychologischen und therapeutischen Seite machen sich noch gegenwärtig annähernd dieselben Meinungsverschiedenheiten geltend wie vor etwa einem Decennium, nachdem man angefangen hatte, sich allgemeiner mit diesem Zustande zu beschäftigen. Die Schule der Salpetrière huldigt noch jetzt wie während des Lebens ihres grossen Meisters der Anschauung, dass die Hypnose lediglich eine Aeusserungsform der Hysterie ist. „L'hypnotisme", bemerkt Gilles de la Tourette (1895), „n'est pas autre chose qu'un paroxysme hysterique, qui est provoqué au lieu d'être spontané", eine Anschauung, zu welcher auch in Deutschland manche Beobachter (so insbesonders Strümpell) sich bekennen. Die Schule von Nancy auf der anderen Seite vertritt jetzt noch ebenso entschieden wie früher die Ansicht, dass die Hypnose mit der Hysterie nichts zu thun hat, überhaupt keinen krankhaften Zustand darstellt, und dass es sich bei derselben lediglich um einen eigenartigen, auch bei der grössten Mehrzahl Gesunder durch gewisse Einwirkungen hervorzurufenden psychischen Zustand handelt, der insbesonders durch erhöhte Suggestibilität charakterisirt ist[1]). Diese Auffassung wird gegen-

---

[1]) Oder auch um eine besondere Art des Schlafes; Forel definirt die Hypnose als den veränderten Seelenzustand des Hypnotisirten, spezieller des suggestiven Schlafes.

wärtig, man kann sagen von dem Gros derjenigen getheilt, welche
sich ernsthaft mit dem Studium der Hypnose oder ihrer therapeutischen Verwerthung befassen.

Für denjenigen, welcher ganz unbefangen an die Prüfung der
Erscheinungen der Hypnose herantritt, kann es keinem Zweifel
unterliegen, dass gewisse Beziehungen zwischen der Hypnose und
der Hysterie obwalten [1]), dass aber trotzdem die Hypnose nicht
als pathologischer Zustand sich betrachten lässt. Man muss sonst
auch den Traumzustand während des natürlichen Schlafes als
krankhaft auffassen, weil auch dieser seine Analoga im Bereiche
der Hysterie hat (die Delirperiode der grande attaque und manche
Formen des hysterischen Somnambulismus). Auf der anderen
Seite ist man neuerdings mit Recht mehr und mehr von der Auffassung abgekommen, zu welcher der Gründer der Nancyer Schule
sich bekannte, dass die Hypnose im Grunde identisch sei mit dem
natürlichen Schlafe und sich von demselben nur durch den Umstand unterscheide, dass der Hypnotisirte mit seinem Hypnotiseur
in Rapport bleibt. Man hat auch die Bezeichnung des in Frage
stehenden psychischen Zustandes als Hypnose (von ὕπνος Schlaf)
als unpassend erklärt, doch bisher keinen entsprechenderen Namen
dafür gefunden. Der hypnotische Zustand ist allerdings äusserlich
dem natürlichen Schlafe sehr ähnlich; er kann auch in diesen
übergehen, wenn man den Hypnotisirten sich selbst überlässt, und
es ist mir und anderen gelungen, den natürlichen Schlaf in Hypnose
überzuführen. Trotz alledem müssen die beiden Zustände als verschieden betrachtet werden; sowohl die Bedingungen ihres Eintrittes als die Erscheinungen, welche sie darbieten, weichen in
wichtigen Beziehungen von einander ab, was hier allerdings mit
Rücksicht auf die Zwecke dieser Arbeit nicht näher dargelegt
werden kann. Intelligente Personen, welche von mir hypnotisirt
wurden und in der Lage waren, über die Veränderung, welche
ihr Geisteszustand während der Hypnose darbot, ein Urtheil abzugeben, erklärten mir auf Befragen, dass sie den Zustand, in
welchen sie waren, nicht als eigentlichen Schlaf anerkennen könnten. „Es ist wie ein Bann“, bemerkte mir eine Patientin und

---

[1]) Vergl. Löwenfeld, Pathologie und Therapie der Neurasthenie und
Hysterie, p. 541.

diese Auffassung scheint mir dem Kerne der Sache sehr nahe zu kommen. In der That handelt es sich in der Hypnose um einen psychischen Zustand, in welchem das geistige Gesichtsfeld eingeengt, die Willensfähigkeit mehr oder minder herabgesetzt und dementsprechend die Suggestibilität erhöht ist. Will man diesen Zustand als hypnotischen oder suggestiven Schlaf bezeichnen, so lässt sich dagegen nichts einwenden; man darf nur die Verschiedenheit von dem natürlichen Schlafe nicht aus dem Auge verlieren.

Die Fähigkeit, in den hypnotischen Zustand versetzt zu werden, — die Hypnotisirbarkeit — ist nach den übereinstimmenden Angaben der Aerzte, die über grössere Erfahrung auf diesem Gebiete verfügen (Bernheim, Liébault, Forel, Wetterstrand u. A.) erheblich verbreiteter als man früher annahm. Sie kommt der grossen Mehrzahl, wenigstens 80—90% der in entsprechendem Alter stehenden Personen zu. Dieses Verhältniss ist in den verschiedenen Ländern, aus welchen Berichte vorliegen (Frankreich, Deutschland, Holland, Skandinavien), so ziemlich das gleiche. Um die angegebenen Zahlen zu erreichen, ist jedoch erhebliche Uebung im Hypnotisiren erforderlich[1]. Sodann sind bei dem angegebenen Prozentverhältnisse auch die leichtesten Grade hypnotischer Beeinflussung eingeschlossen, bei

---

[1] Bernheim hält Jeden, der nicht wenigstens 80% seiner Patienten einzuschläfern im Stande ist, für ungenügend geübt. Forel und Vogt erachten die Hypnotisirbarkeit für noch verbreiteter. Forel erklärt: „Es ist jeder geistig gesunde Mensch mehr oder weniger hypnotisirbar; nur gewisse momentane Zustände der Psyche, d. h. der Grosshirnthätigkeit, sind es, welche die Hypnose verhindern können"; und Vogt glaubt auf Grund seiner Erfahrungen sogar behaupten zu können, dass bei jedem geistig gesunden Menschen Somnambulismus erzielt werden kann und momentan störende Momente sich mit Geduld immer beseitigen lassen. In der That hat Vogt auch unter 119 Fällen, in welchen er die Hypnotisirung versuchte, keinen refraktären gefunden, 117 mal erreichte er tiefere Beeinflussung und 99 mal Somnambulismus; zu den Somnambulen gehörten sämmtliche Nervengesunde, an welchen Versuche angestellt wurden. Eine Verallgemeinerung dieser Erfahrungen scheint mir jedoch vorerst unzulässig. Dieselben weichen zu sehr von den Beobachtungen anderer auf hypnotischem Gebiete sehr erfahrener Autoren ab. So erwähnt z. B. Lloyd Tuckey, dass er unter 500 Patienten kaum mehr als 50 Somnambule fand, und man kann nicht annehmen, dass diese geringe Zahl lediglich auf Unzulänglichkeit der angewandten Hypnotisirungsmethode zurückzuführen ist.

welchen das Individum das Bewusstsein hat, nicht geschlafen
zu haben, und höchstens eine gewisse Schläfrigkeit zugiebt. In
diesen Fällen ist Simulation möglich und der Nachweis des Nicht-
vorhandenseins einer solchen nicht oder wenigstens nicht immer
stricte zu liefern. Sicher ist, dass mit öfterer Wiederholung der
hypnotisirenden Proceduren die Empfänglichkeit für dieselben
häufig wächst und anfänglich ganz refraktäre Personen doch noch
schliesslich in einen ausgesprochenen hypnotischen Zustand versetzt
werden können. Das Geschlecht scheint auf die Hypnotisirbarkeit
keinen wesentlichen Einfluss auszuüben. Das Lebensalter bedingt
nur insoferne Unterschiede, als Kinder (mit Ausnahme solcher in
den ersten Lebensjahren) und junge Leute im Allgemeinen leichter
einzuschläfern und auch in höhere Grade des hypnotischen Schlafes
(Somnambulismus) zu versetzen sind als ältere Personen. Was
speziell die Hysterischen anbelangt, so finden sich unter diesen
allerdings viele, die ausserordentlich leicht zu hypnotisiren und in
die tiefsten Schlafzustände zu versetzen sind; allein manche derselben (sehr aufgeregte, ängstliche Naturen insbesonders) erweisen
sich schwer beeinflussbar oder selbst ganz und gar refraktär. Im
Allgemeinen darf man wohl sagen, dass Leute ohne grössere geistige Kultur, Personen, die nicht viel zu denken pflegen und durch
ihre Lebensverhältnisse an einen gewissen passiven Gehorsam gewöhnt sind, entschieden leichter sich hypnotisiren lassen als die
Angehörigen der höheren Bildungsklassen, weil es diesen schwer
fällt, sich kritischer Reflexionen zu enthalten und in den Zustand
einfacher geistiger Passivität zu versetzen, welcher für den Eintritt der Hypnose erforderlich ist. Der zu Hypnotisirende muss
einschlafen wollen oder wenigstens im Allgemeinen den guten Willen haben, sich den Einwirkungen seitens des Hypnotiseurs widerstandslos und ganz passiv zu unterwerfen. Die Ueberzeugung, un-
empfänglich für hypnotisirende Einflüsse zu sein, ebenso Angst
oder Misstrauen bezüglich des Vorzunehmenden oder der Folgen
des hypnotischen Zustandes, überhaupt alle gemüthlichen Erregungen, auch allzu intensive Richtung der Aufmerksamkeit auf
das Bevorstehende bilden selbst bei Individuen, die im Allgemeinen leicht einzuschläfern sind, z. B. bei Kindern, sehr bedeutende,
z. Th. selbst unüberwindliche Hindernisse. Andererseits sind Ver-

trauen zu dem Hypnotiseur als Persönlichkeit und ein ausge-
sprochener Glaube an dessen Fähigkeit zu hypnotisiren (resp. je
nach der Vorstellungsweise des Einzuschläfernden der Glaube an
eine besondere dem Hypnotiseur innewohnende magnetische
Kraft etc.) entschieden förderliche Momente. Die Persönlichkeit
des Hypnotiseurs muss daher auch heutzutage noch als ein nicht
ganz zu unterschätzender Faktor erklärt werden, wenn wir auch
wissen, dass es zur Herbeiführung der Hypnose durchaus keiner
von dem Hypnotiseur ausgehenden magnetischen oder vitalelektri-
schen Kraft bedarf, mit deren besonderem Besitze sich die Heil-
magnetiseure brüsten — ebenso auch keiner force neurique rayon-
nante der modernen französischen Mesmeriker. Ein ruhiges,
selbstbewusstes Auftreten, das geeignet ist, dem Einzuschläfernden
Vertrauen einzuflössen, erweist sich für den Erfolg des Hypnoti-
sirungsversuches im Allgemeinen, namentlich aber bei Nervenleidenden, die von mancherlei Bedenken erfüllt sind, von zweifel-
loser Bedeutung.

Da es bei der Hypnotisirung sich um Erzielung eines dem
natürlichen Schlafe in verschiedenen Beziehungen ähnlichen Zustandes handelt, müssen auch die äusseren Verhältnisse des zu
Hypnotisirenden so gestaltet werden, dass sie das Einschlafen
begünstigen odar wenigstens nicht stören. Man lässt daher, nachdem man den zu hypnotisirenden Patienten über den Vorgang aufgeklärt, ihm jede Aengstlichkeit benommen und auch für die Entfernung störender Einwirkungen von Seiten der Umgebung Sorge
getragen hat, denselben in völlig bequemer Lage auf einem Sopha,
Fauteuil oder dergleichen Platz nehmen und ermahnt ihn, zunächst
nur an das Einschlafen zu denken, resp. ein Wandern seiner Gedanken nach anderen Richtungen möglichst zu vermeiden. Zur
Herbeiführung des hypnotischen Zustandes wurden und werden
zum Theil noch jetzt sehr verschiedene Proceduren benützt: Anwendung schwacher, einförmiger Sinnesreize (Fixation eines mehr
oder weniger glänzenden oder auch nicht glänzenden ruhenden
Gegenstandes, eines rotirenden Spiegels, Horchen bei geschlossenen
Augen auf ein eintöniges Geräusch, z. B. das Ticken einer Taschen-
uhr, sogenannte mesmerische Striche — Passes der Franzosen —,
Einschläferung durch verbale Suggestion u. s. w. Die mesmeri-

schen Striche werden in verschiedener Weise ausgeführt. Man
streicht mit den Handflächen langsam, sanft und immer in gleicher
Richtung über einen Theil der Körperoberfläche, insbesondere über
das Gesicht hinweg, oder auch nur über die Augengegend, oder
man bewegt die Handflächen in gleicher Weise in der Nähe der
Körperoberfläche. Bei der Einschläferung durch verbale Suggestion
führt man dem zu Hypnotisirenden die Zustandsänderungen beim
Einschlafen in möglichst plastischer Weise vor. Die grosse Mehrzahl der hypnotisirenden Aerzte bedient sich jedoch derzeit einer
kombinirten Methode, insbesondere einer Verbindung der Suggestion
mit der Fixation; ich habe dieselbe ebenfalls bis vor einiger
Zeit vorwaltend angewandt. Man lässt den Kranken einen oder
zwei Finger (der Hand des Hypnotiseurs), einen kleinen Hufeisen-
magneten oder sonstigen wenig oder nicht glänzenden kleineren
Gegenstand derart fixiren, dass eine besondere Anstrengung der
Augen nicht statthat, und spricht dabei ungefähr Folgendes: „Sehen
Sie jetzt unverwandt meine Finger an und denken Sie dabei
nur an den Schlaf.“ Sodann fährt man fort mit möglichst mono-
toner, nicht zu lauter Stimme: „Ihre Augen fangen an zu ermüden, Ihre Lider werden schwer und immer schwerer, Sie
blinzeln, Ihre Augen thränen, das Sehen wird undeutlicher, Ihre
Lider senken sich mehr und mehr und fallen jetzt (alsbald) ganz
zu. Sie sind schon schläfrig und die Neigung zum Schlafen
nimmt stetig zu. Ihr Kopf, Ihr ganzer Körper ist müde, in Ihren
Armen und Beinen tritt eine bleierne Schwere auf, Sie fühlen
nichts mehr, Sie hören nur mehr undeutlich und wie von Ferne.
Sie sehen nichts mehr. Die Schläfrigkeit wird stärker, Sie
schlafen jetzt ein.“ Des öfteren ist letzteres auch der Fall. Ja
es bedarf mitunter gar nicht dieser weitschweifigen Suggestionen,
die Versicherung, dass der Schlaf eintreten wird, genügt, um
denselben in wenigen Sekunden herbeizuführen. In zahlreichen
anderen Fällen ist dagegen eine mehrfache Wiederholung der
erwähnten einschläfernden Suggestionen zur Erzielung eines ausgeprägten, für therapeutische Zwecke verwerthbaren hypnotischen
Zustandes erforderlich, und in nicht wenigen Fällen lässt sich
ein solcher bei den ersten Versuchen oder überhaupt nicht herbeiführen.

Bernheim und Forel nehmen an, dass alle die verschiedenen in der Praxis zur Herbeiführung der Hypnose verwendeten Proceduren nur durch den einen Umstand eine hypnogene Wirksamkeit erlangen, dass sie die Vorstellung des Schlafes oder der Hypnose bei dem zu Beeinflussenden erwecken. Nach dieser Annahme ist die Unterscheidung zwischen somatischen und psychischen Einschläferungsmitteln hinfällig; es giebt im Grunde nur ein Mittel, die Hypnose zu erzielen, die Suggestion. Moll dagegen nimmt wenigstens für die mesmerischen Striche eine kombinirte psychisch-physische Wirksamkeit an, allerdings mit Ueberwiegen des psychischen Moments. Ich muss, wenn ich auch die Bernheim-Forel'sche Auffassung im Grossen und Ganzen für berechtigt erachte, doch mit Moll den mesmerischen Strichen auch eine physische hypnogene Wirkung wenigstens für gewisse Fälle zuerkennen. Es ist mir gelungen, durch mesmerische Striche hysterische Schlafanfälle sowohl als den natürlichen Schlaf in Hypnose überzuführen und zwar, wie ich hier beifügen muss, bei Personen, welche vorher nie hypnotisirt worden waren. Ferner haben mir verschiedene Personen, bei welchen ich zum Zwecke der Hypnotisirung neben der verbalen Suggestion mesmerische Striche anwandte, erklärt, dass letztere die Schläfrigkeit bei ihnen entschieden steigerten. Allerdings tritt diese Wirkung durchaus nicht constant ein. Bechterew schreibt den einförmigen Reizen überhaupt eine direkte hypnotisirende Wirkung zu.

Gelingt es nicht, innerhalb mehrerer Minuten wenigstens eine gewisse Beeinflussung zu erreichen, so empfiehlt es sich, den Versuch abzubrechen und erst nach einiger Zeit oder am nächsten Tage wieder aufzunehmen.

Die Wirkung der Fixation mit gleichzeitiger Suggestion von Ermüdungserscheinungen seitens der Augen ist bei verschiedenen Personen sehr verschieden. Bei manchen tritt rasches Ermüden der Lider ein, sie schliessen daher die Augen, ohne desshalb im im Uebrigen eine deutliche Beeinflussung zu zeigen. Andere hinwiederum, namentlich Personen, welche an Anstrengungen der Augen durch ihren Beruf gewöhnt sind, können unbegrenzte Zeit fixiren, ohne dass sich eine Ermüdung der Lider bemerklich macht; das Fixiren ist hier eher ein Hinderniss als ein Förderungsmittel für die Hypnotisirung. Ich habe desshalb in neuerer Zeit in der Mehrzahl der von mir behandeltenFälle ein Verfahren angewendet, welches die Fixation entbehrlich macht und öfters bessere Resultate ergiebt als die Einschläferung mit Zuhilfenahme der Fixation. Die zu hypnotisirende Person nimmt auf einem Fauteuil oder Sopha mit geschlossenen Augen Platz und erhält den Auftrag, sich zunächst ruhig zu verhalten und dann während einer Anzahl von Minuten für sich (nicht laut) immerfort von 1—100 ganz langsam

zu zählen; dieses Zählen wird auch noch eine kurze Zeit (etwa
$^1/_2$ Minute) fortgesetzt, nachdem die Schlafsuggerirung begonnen
hat, die im Uebrigen in gewöhnlicher Weise, nur mit Berücksichtigung des Umstandes, dass die Augen bereits geschlossen sind,
geschieht. Bei diesem Verfahren versetzt sich der zu Hypnotisirende
selbst in eine gewisse Schläfrigkeit, welche die Wirksamkeit der
folgenden Schlafsuggestionen wesentlich fördert.

Bei Personen, welche sich wiederholt bei Einschläferungsver-
suchen völlig renitent erweisen, kann man mitunter durch gewisse
Kniffe (z. B. kurzdauernde Galvanisation des Kopfes mit der Versicherung, dass der Strom schlaferzeugend wirkt, Hirt) oder durch
medikamentöse Einwirkungen (Inhalation einer geringen Chloroform-
menge, Darreichung von Chloral oder Paraldehyd oder Morphium-
einspritzung vor dem Versuche) oder auch durch ein suggestives
Mittel (Aq. color.), das als Hypnotikum gereicht wird, die Empfänglichkeit für einschläfernde Suggestionen vermehren; ich muss
jedoch gestehen, dass ich von diesen Maassnahmen im Ganzen nur
wenig Erfolg gesehen habe.

Bei aller Uebereinstimmung in den Grundprinzipien weichen doch die
Hypnotisirungsmethoden der Hauptvertreter der Suggestionstherapie in nicht
unerheblichen Beziehungen von einander ab und variirt daher auch die Art
des hypnotischen Zustandes, welchen die Einzelnen erzeugen. Wir müssen
uns begnügen, hier anzufügen, was Forel über seine Methode berichtet: „Man
setzt also nach Bernheim's Verfahren den Patienten auf den Lehnstuhl, lässt
sich von ihm einige Sekunden bis eine oder höchstens zwei Minuten in die
Augen schauen und erklärt ihm dabei laut und sicher, aber in monotonem Ton,
es gehe bei ihm ganz famos, seine Augen seien bereits feucht, seine Lider
schwer, er fühle eine angenehme Wärme in den Beinen und Armen. Dann
lässt man ihn zwei Finger (Daumen und Zeigefinger) der linken Hand (des
Hypnotiseurs) anschauen, die man unmerklich senkt, damit die Lider folgen.
Wenn dann bald die Lider von selbst zufallen, hat man gewonnenes Spiel.
Wenn nicht, so sagt man: „Schliessen Sie die Augen!“
Hierauf hebt man einen Arm und lehnt ihn an die Wand, erklärt, er sei
steif. Am besten erklärt man gleich, es werde die Hand des betreffenden
Armes gegen den Kopf hypnotisch angezogen, ganz unwiderstehlich. Geht es
nicht, so hilft man etwas dazu, wird sehr bestimmt und intensiv im Suggeriren,
suggerirt zugleich Schwinden der Gedanken, Gehorsam der Nerven, Wohlsein,
Ruhe, Schlummer. Sobald man merkt, dass eine oder die andere Suggestion
zu wirken beginnt, so benutzt und betont man es, lässt unter Umständen den
Patienten auch durch Kopfzeichen gleich darüber Auskunft geben. Jede be-
jahte Suggestion ist am Anfang ein bedeutendes Activum, das man für weitere
Suggestionen benutzen muss. „Sehen Sie! Es wirkt ganz gut. Sie schlummern

immer besser ein. Ihr Arm wird immer steifer, Sie können ihn nicht mehr hinunterbringen (der Patient versucht es mit etwas Erfolg; man hindert ihn aber daran und erklärt schnell): Im Gegentheil, wenn Sie ihn herunterbringen wollen, geht er hinauf gegen den Kopf; sehen Sie, ich ziehe ihn immer mehr gegen den Kopf etc. etc."

Auf die Einzelheiten des hypnotischen Zustandes kann hier nicht näher eingegangen werden. In dieser Beziehung muss ich auf die verschiedenen in den letzten Jahren erschienenen Arbeiten über Hypnotismus, vor allem auf die Werke von Bernheim, Forel und Moll verweisen.

Die therapeutische Verwerthung der Hypnose kann in verschiedener Weise geschehen:

a) Durch Herbeiführung des hypnotischen Zustandes allein. Dass der Hypnose an sich ein gewisser therapeutischer Werth zukommt, ist zwar von mancher Seite bezweifelt worden, kann jedoch nach meinen Beobachtungen und den hiemit übereinstimmenden Erfahrungen Moll's, Obersteiner's, Binswanger's, Benedict's[1]) und Wood's als feststehend erachtet werden. Es ist ein gewöhnliches Vorkommniss, dass die Hypnose, sofern man nicht besondere Vorkehrungen dagegen trifft, längere Zeit ein Gefühl von Schläfrigkeit oder Müdigkeit hinterlässt. Bei Reizzuständen des Nervensystems äussert sie eine dem natürlichen Schlafe ähnliche, entschieden beruhigende Wirkung; von dieser kann man bei Schlafmangel, manchen Formen von Kopfschmerz, psychischer Unruhe und Angszuständen mit Vortheil Gebrauch machen. Manchen Beobachtern ist es auch gelungen, durch Hypnose drohenden hysterischen Anfällen vorzubeugen.

b) Durch Ausnützung der mit dem hypnotischen Zustande verknüpften erhöhten Empfänglichkeit für Suggestionen, i. e. durch suggestive Einwirkungen auf die vorhandenen Krankheitserscheinungen. Die Anwendung der Suggestion während des hypnotischen Zustandes zur Beseitigung krankhafter Erscheinungen wurde von

---

1) Benedict erachtet sogar die Hypnose als das in der Regel Wirksame, die Suggestion in der Hypnose mit seltenen Ausnahmen für werthlos. Benedict steht jedoch mit dieser Anschauung ziemlich isolirt. Lloyd Tuckey andererseits glaubt, dass man auch in den Fällen, in welchen die Hypnose allein wirksam erscheint, die Heilsuggestion nicht ausschliessen könne, da der Kranke diese sich selbst geben kann.

Liébault in die ärztliche Praxis eingeführt. Nach der Methode
Liébault's, die jetzt allgemein Anwendung findet, beginnt man,
nachdem der Patient eingeschläfert ist, mit der Wegsuggerirung
der Krankheitserscheinungen, d. h. man kündigt dem Patienten
in nachdrücklichster Weise das Nichtvorhandensein oder dem-
nächstige Verschwinden der zu beseitigenden Krankheitssymptome, der Schmerzen, Krämpfe, Lähmungserscheinungen etc. an.
Die suggerirte Vorstellung erweckt in der Hypnose in Folge der
mehr oder minder hochgradigen Einschränkung der associativen
Thätigkeit und der Verringerung des Willensvermögens keine Gegenvorstellungen; sie bleibt daher unbeeinflusst von den hemmenden Kräften, welche im wachen Zustande auf sie einwirken würden; durch diesen Umstand wird nicht nur deren Annahme und
Fixirung erleichtert, sie gewinnt durch denselben auch an sinnlicher
Stärke und an Fähigkeit, hemmende und bahnende Vorgänge in-
tracortikal sowohl als nach der Peripherie hin auszulösen und dadurch sich zu realisiren. Die Umsetzung der Suggestion in den
entsprechenden Vorgang oder Zustand ist nicht an einen tiefen
hypnotischen Schlaf geknüpft. Ich habe wie andere Beobachter
ganz frappante Heilerfolge in vielen Fällen erzielt, in welchen nach
der Aussage und dem Verhalten der Kranken kein Schlaf, sondern
höchstens eine gewisse Schläfrigkeit hervorgerufen wurde [1]. Zwar
erreicht in vielen Fällen die Suggestibilität im tiefen hypnotischen
Schlafe eine Entwickelung, der wir bei leichteren Graden der hypnotischen Beeinflussung nie (oder fast nie) begegnen. Allein der
Grad der Suggestibilität geht mit der Tiefe des hypnotischen
Schlafzustandes keineswegs immer parallel. In manchen Fällen
besteht bei tiefem Schlafe mit folgender Amnesie nur eine geringe
Empfänglichkeit für Suggestionen überhaupt oder wenigstens für
gewisse Arten der Suggestion. Dieses Verhalten kann, wie es
scheint, durch verschiedene Umstände bedingt werden. In einem
Theile der Fälle nähert sich wahrscheinlich der hypnotische Zu-

---

[1] Hirt hat in einem Vortrage, welchen er auf dem medizinischen Con-
gresse in Rom hielt, sogar besonders hervorgehoben, dass die Heilresultate
der von ihm geübten Suggestivbehandlung „niemals ein wirkliches Hypnotisiren des Patienten, sondern immer nur eine suggestive Beeinflussung mit
vollständiger Erhaltung des Bewusstseins erfordert haben."

stand sehr dem natürlichen Schlafe, so dass äussere Eindrücke nur schwer zur Perception gelangen und auch nur schwer irgend welche Reaktionen veranlassen. Das Gehirn befindet sich in einem Zustande funktioneller Hemmung, welcher die Aufnahme oder wenigstens die Weiterverarbeitung der Suggestionen verhindert. Mitunter mag der Mangel der Suggestibilität bei tiefem Schlafe auch davon herrühren, dass die Hypnotisirten zu krank und daher unfähig sind, eine ihnen von aussen kommende Vorstellung fest zu halten und weiter zu entwickeln. „Die erste Bedingung der Suggestion," bemerkt Pierre Janet, „ist eine gewisse Kraft des Geistes, und gewisse Kranke sind nicht mehr suggestibel, weil sie sozusagen sich unter dem Niveau der Suggestion befinden." Endlich kommt auch der Umstand in Betracht, dass bei einer erheblichen Empfänglichkeit für belanglose oder wenigstens den vorhandenen Krankheitszustand nicht berührende Suggestionen die Zugänglichkeit für therapeutische Suggestionen sehr gering sein kann, weil der Aufnahme und Fixirung dieser durch länger bestehende und in verschiedener Weise gestützte Autosuggestionen des Kranken wichtige Hindernisse bereitet werden.

Auf der anderen Seite ist es erklärlich, dass bei Personen, welche schon in ihrem gewöhnlichen, wachen Zustande eine über den Durchschnitt hinausgehende Suggestibilität aufweisen, es nur einer mässigen hypnotischen Beeinflussung, einer gewissen Einengung ihres geistigen Horizontes bedarf, um die Empfänglichkeit für Suggestionen überhaupt und damit auch für therapeutische Suggestionen beträchtlich zu steigern.

Die ärztliche Suggestion muss immer dem Verständnisse des Kranken, seiner geistigen Individualität und der speziellen Gestaltung der zu beseitigenden Krankheitserscheinungen angepasst werden. Schwere, lange bestehende Symptome (Lähmungen z. B.) lassen sich nur schrittweise in Angriff nehmen, von einer Mehrzahl von Beschwerden immer nur einzelne mit Erfolg bekämpfen; weder in intensiver, noch in extensiver Hinsicht darf zu viel auf einmal angestrebt werden. Die einfache Suggestion durch Worte (Verbalsuggestion) erweist sich auch nicht immer ausreichend; um ihren Einfluss zu verstärken, müssen wir nicht selten Reibungen und Streichungen der leidenden Theile zu Hilfe nehmen. Sind

Lähmungszustände zu beseitigen, so lässt man in der Hypnose mit den betreffenden Theilen Bewegungen ausführen. Auch die Anwendung der Elektricität und indifferente Arzneien können als Unterstützungsmittel der Suggestion herangezogen werden. Wie lange man die einzelne hypnotische Sitzung währen lassen soll, hängt im Allgemeinen von den Verhältnissen des Einzelfalles ab. Früher beschränkte man sich meist auf eine Anzahl von Minuten (10—15); Wetterstrand zeigte jedoch, dass es vortheilhaft ist, die Kranken länger schlafen zu lassen. Im Allgemeinen genügt es, wenn man dieselben nach Beendigung der Suggestion noch ¼—½ Stunde ruhen lässt. Um den eingeschläferten Kranken zu erwecken, bedarf es zumeist nur der entsprechenden Aufforderung seitens des Hypnotiseurs: „Erwachen Sie". Wenn dies nicht genügt, lässt sich die Wirkung der Suggestion durch Anblasen des Gesichtes und ähnliche Akte verstärken.

Ein brüskes Erwecken ist jedoch gewöhnlich nicht vortheilhaft und desshalb im Allgemeinen die nöthigenfalls zu wiederholende Suggestion: „Sie werden in Bälde oder sehr bald erwachen", vorzuziehen, welche auch gewöhnlich ein Erwachen binnen längstens einigen Minuten zur Folge hat. Mit der Suggestion des baldigen Erwachens müssen immer andere Suggestionen verknüpft werden, durch welche das Fortbestehen gewisser Erscheinungen der hypnotischen Beeinflussung (Müdigkeit, Schläfrigkeit) nach dem Erwachen oder Autosuggestionen gewisser Beschwerden als Folgen der Hypnose verhindert werden. Wir sagen also: „Sie werden in Bälde erwachen und nach dem Erwachen sich ganz frei im Kopfe, auch keine Müdigkeit fühlen und (je nach dem Zustande) sich ganz wohl oder wohler als vor der Einschläferung befinden". Das Erwachen kann auch spontan kürzere oder längere Zeit nach der Einschläferung oder in Folge zufälliger Einwirkungen (z. B. lauter Geräusche) eintreten.

Werth der hypnotischen Therapie.

Ueber die Erfolge der hypnotischen Suggestivbehandlung liegen sehr zahlreiche Publikationen vor, welche z. Th. von sehr angesehenen und zweifellos competenten Beobachtern herrühren und nur Günstiges berichten. Trotzdem divergiren noch gegenwärtig

die Ansichten über den Heilwerth und die Verwendbarkeit dieser
Methode in den ärztlichen Kreisen in einer Weise wie bezüglich
keines anderen therapeutischen Verfahrens. Wenn wir hier auf
diese Meinungsverschiedenheiten etwas näher eingehen, so geschieht
dies aus dem Grunde, weil der Praktiker in der Regel nicht in
der Lage ist, sich durch die gesammte hier in Betracht kommende
Litteratur durchzuarbeiten, um sich auf Grund derselben ein Urtheil zu bilden, und daher die Gefahr sehr nahe liegt, dass derselbe
durch zufällig in seine Hand kommende Mittheilungen, namentlich
wenn diese von einer ihm autoritativ erscheinenden Seite ausgehen,
zu in der einen oder anderen Richtung irrthümlichen Anschauungen
verleitet wird. Wenn wir zunächst die Extreme berühren, so haben
wir auf der einen Seite die Vertreter der Nancyer Schule strenger
Observanz, welche die hypnotische Therapie zu einer der grössten
medizinischen Errungenschaften unseres Jahrhunderts stempeln und
dieselbe als den bei Weitem wichtigsten Zweig der Psychotherapie,
als die Psychotherapie par excellence betrachten. Diesen
steht die gegenwärtig wohl nicht mehr zahlreiche Gruppe jener
gegenüber, welche (wie z. B. Navratil und Richter) der hypnotischen Suggestivbehandlung keinerlei Vortheile, sondern nur schädliche Wirkungen zuschreiben und sie daher ganz und gar verwerfen. Zwischen diesen beiden Parteien steht eine ansehnliche
Zahl von Beobachtern, deren Ansichten z. Th. mehr nach der
Seite der Nancyer, z. Th. nach der Seite ihrer extremen Gegner
neigen. Manche wollen wegen der vermeintlichen Gefährlichkeit
der Hypnose nur eine sehr beschränkte Verwerthung derselben zu-
gestehen (so Gilles de la Tourette z. B.), andere halten dieselbe
überhaupt für entbehrlich, weil sich nach ihrer Ansicht die Heilerfolge, welche man vermittelst der Hypnose erzielt, auch auf
anderem Wege erreichen lassen (Rosenbach, Strümpell); auch
an solchen mangelt es nicht, welche die von Anderen berichteten
Heilresultate schlankweg als zum grössten Theil auf Täuschung be-
ruhend erklären: „Die Patienten fügen sich der Autorität des
Arztes, wagen nicht zu widersprechen und wenn sie ihn los sein
wollen, so sagen sie ihm, sie seien gesund (Benedict)"; auf diese
Art, meint der genannte Autor, sind etwa 90 % aller in der
modernen Litteratur mitgetheilten hypnotischen Heilungen zu Stande

10*

gekommen. Bei alledem scheint sich eine sachgemässere, ruhigere, von Ueberschwänglichkeit ebensowohl als von Gehässigkeit freiere Beurtheilung der hypnotischen Therapie und ihrer Leistungen doch allmählich anzubahnen und namentlich in den Kreisen der Kliniker und Neurologen das Vorurtheil gegen diese Methode mehr und mehr zu weichen. Ich selbst bin anfänglich sehr skeptisch den Anpreisungen der Suggestionisten gegenüber gestanden, je mehr jedoch meine eigenen Erfahrungen auf dem Gebiete der Hypnotherapie anwuchsen, um so mehr gewann ich die Ueberzeugung, dass wir in derselben eine sehr werthvolle Bereicherung unseres Heilschatzes besitzen, wenn ich auch die Begeisterung der Nancyer keineswegs theilen kann; ich habe dieser Anschauung auch schon vor einer Reihe von Jahren anderen Ortes Ausdruck gegeben.

Die oben erwähnte Divergenz der Meinungen könnte an sich höchlichst befremden, sie wird jedoch verständlich, wenn wir berücksichtigen, wie die Einzelnen. zu ihren Urtheilen gelangten. Für Diejenigen, welche den hypnotischen Zustand als identisch mit einem hysterischen Anfalle erachten, bedeutet Hypnotisiren artificielle Erzeugung von Hysterie; damit ist, wie man leicht begreift, der Stab über das Verfahren gebrochen. Manche Derjenigen, welche sich eine Meinung über die Hypnotherapie gestatten, begnügen sich damit, diese oder ähnliche Auffassungen (so die Meynert'sche, dass die Hypnose lediglich einen experimentell erzeugten Blödsinn darstellt) gedankenlos nachzubeten; dass diese Auffassung von anderer Seite widerlegt wurde, kommt für sie nicht in Betracht (so bei Navratil, Richter). Das absprechende Verdikt Anderer ist auf die leicht erklärliche Unzulänglichkeit ihrer eigenen Erfolge zurückzuführen. Es liegt nahe, dass nicht jeder Kliniker und nicht jeder Psychiater die Zeit findet, sich mit der Theorie der Hypnose und der Technik des Hypnotisirens genügend vertraut zu machen. Diesen Mangel kann natürlich die sonstige ärztliche Tüchtigkeit und Erfahrung nicht ausgleichen, und wenn ein so ungenügend ausgerüsteter Arzt Versuche mit hypnotischer Suggestivbehandlung unternimmt oder einen noch weniger qualifizirten Assistenten zu solchen veranlasst, so können wir uns nicht wundern, dass die Resultate z. Th. recht kläglich ausfallen: diese sind jedoch nicht der Methode an sich, sondern lediglich ihrer fehlerhaften Handhabung, dem Mangel an Sachkenntniss des dieselbe Praktizirenden zuzuschreiben (so z. B. bei Friedrich). Was weiter die Behauptung betrifft, dass die Erfolge der hypnotischen Suggestivtherapie sich auf anderem Wege erzielen lassen, so ist dieselbe unstichhaltig und lediglich auf ungenügender Erfahrung fussend, wie wir zeigen werden. Noch weniger fundirt und von einer geradezu erstaunlichen Voreingenommenheit zeugend ist die Auffassung Benedict's von der grossen Mehrzahl der hypnotherapeutischen Erfolge. Dem hypnotisch Behandelten fällt es im Allgemeinen ebensowenig ein, sich für gesund zu erklären, wenn er es nicht ist, als einem in irgend einer anderen Weise Behandelten; er kann ja wegbleiben, ohne sich für gesund zu erklären; dass gelegentlich es vorkommen mag, dass eine Hypnotisirte unter dem Vorwande, gesund zu sein, sich weiterer Behandlung entzieht, kann doch nicht im Geringsten berechtigen, $9/10$ der hypnotischen Heilresultate auf Schwindel seitens der Patienten zurückzuführen.

Soweit ich die Litteratur übersehen kann, ist kein Autor, welcher jahrelang mit voller Unbefangenheit und Unverdrossenheit die Hypnotherapie klinisch geprüft hat, zu einem absprechenden Urtheil über dieselbe gelangt, und keiner von Denjenigen, welche die Hypnotherapie als verwerflich oder entbehrlich bezeichnen, hat den Nachweis erbracht, dass seine Behauptungen auf ausreichende eigene Erfahrungen sich stützen. Mit allgemeinen Redewendungen kann in einer solchen Angelegenheit nichts entschieden werden. Mit der behaupteten Gefährlichkeit der hypnotischen Behandlung werden wir uns an späterer Stelle beschäftigen. Hier wollen wir zunächst die Frage prüfen, ob die Hypnotherapie den übrigen Formen psychischer Behandlung gegenüber irgend welche Vortheile darbietet, i. e., ob dieselbe nicht wenigstens in einzelnen Fällen Heilresultate uns liefert, welche wir auf anderem Wege nicht zu erreichen vermögen. Zur Entscheidung dieser Frage lassen sich natürlich nur Fälle verwerthen, in welchen nicht ausschliesslich hypnotische Behandlung angewendet wurde.

Ich behandle ein Mädchen, welches an Zwangsvorstellungen in der Form der Zweifel- und Grübelsucht leidet. Die Zweifel beginnen schon Morgens unmittelbar nach dem Aufstehen. Die Auswahl der Kleidungsstücke wird hiedurch schon zu einer

schweren Aufgabe und einer Quelle vieler Aufregungen, noch
schlimmer gestaltet sich die Sache beim Waschen; wie lange dasselbe auch fortgesetzt werden mag, die Zweifel bezüglich der
Sauberkeit der gewaschenen Theile bleiben bestehen; dazu kommen
manche andere Zwangsvorstellungen; das Waschen muss in einer
gewissen Reihenfolge geschehen, einzelne Theile müssen so, andere
wieder anders gewaschen werden. Aehnlich verhält es sich mit
dem Kämmen etc. Der Zustand ist, wie leicht begreiflich, für die
Patientin höchst peinlich; das Toilettemachen erheischt mitunter
mehr als zwei Stunden, und doch ist dies nur ein Theil des Un-
gemaches, welches der Patientin durch ihre Zwangsvorstellungen
bereitet wird, denn bei jeder Beschäftigung werden durch die
Zwangszweifel die gleichen Schwierigkeiten verursacht. Aufklärung
der Kranken und systematische Anleitung derselben, immer wieder-
holter Appell an ihre Willenskraft bewirkt eine gewisse Erleichterung, das Ankleiden und Waschen geht etwas rascher vor sich;
aber der Zustand erfährt keine wesentliche Veränderung. Nun
wird die Patientin einer hypnotischen Behandlung unterworfen;
durch entsprechende Suggestionen gelingt es alsbald, die Zwangsvorstellungen, welche das Ankleiden etc. so erschweren, zu verringern und schliesslich auch so weit zu beseitigen, dass das Toilettemachen ohne Verzögerung und Qual geschehen kann; auch die
unter Tags bei den verschiedensten Anlässen auftretenden Zweifel
und Grübeleien lassen sich nach und nach bis auf ein Minimum
reduziren, so dass die Patientin wieder fähig wird, sich in der
gewohnten Weise zu beschäftigen.

Ueber ähnliche Erfolge bei Zwangsvorstellungen berichten
Hirt, Hecker, Bechterew u. A. Dass sich das, was in
den betreffenden Fällen durch hypnotische Suggestion
erreicht wurde, auch auf anderem Wege hätte erzielen
lassen, hiefür liegt nicht der Schatten eines Be-
weises vor[1]).

---

[1]) Inwieweit obige Behauptung etwa mit Rücksicht auf die Freud'sche
kathartische Methode eine Einschränkung verdient, hierüber siehe später. Die
Autoren, welche bisher die hypnotische Behandlung für entbehrlich erachteten,
konnten übrigens die kathartische Methode nicht in Rechnung ziehen, weil
ihnen dieselbe noch unbekannt war.

Nehmen wir einen anderen Fall. Eine Frau in den 50er Jahren leidet seit fast einem Jahre an der als Basophobie bezeichneten Zwangsangst. Sie kann ohne Begleitung nicht ausgehen und bewegt sich auch in ihrer Wohnung nur an den Wänden und Möbeln sich anhaltend umher. Reicht man ihr den kleinen Finger, so kann sie so rasch und sicher wie jeder Gesunde gehen, selbst laufen. Fordert man sie dagegen auf, allein eine kleine Strecke zu gehen, so geräth sie nach ein paar Schritten in's Taumeln und würde ohne Unterstützung hinstürzen. Die Frau wurde schon längere Zeit mit Arzneien behandelt und elektrisirt, ohne jeden Erfolg. Aufklärung über ihren Zustand und ermuthigender Zuspruch erweist sich ohne Nutzen; dagegen gelingt es in sechs hypnotischen Sitzungen, die Patientin völlig und dauernd von ihrer Phobie zu befreien. Sie kommt zu den letzten Sitzungen schon von ihrer entfernten Wohnung ohne Begleitung zu mir.

Ein 20jähriges Mädchen wird nach schweren Aufregungen von hysterischen Anfällen heimgesucht, welche täglich auftreten; daneben besteht eine ganz excessive gemüthliche Reizbarkeit, welche zu Wuthausbrüchen bei den geringfügigsten Anlässen und selbst zu Thätlichkeiten gegen ihre Angehörigen führt. Verkehr mit Fremden desshalb ganz unmöglich. Eine vierwöchentliche Behandlung mit Bädern, Elektricität, Gebrauch von sedativen Arzneien, daneben der Sachlage entsprechende psychische Beeinflussung (energische Ermahnung zur Selbstbeherrschung etc.) haben nur einen bescheidenen Erfolg; die Anfälle werden etwas seltener, die gemüthliche Erregbarkeit bleibt fast unverändert. Nunmehr hypnotische Behandlung in einer kleinen Anzahl von Sitzungen mit dem Resultate, dass die Patientin von dem Tage der ersten Sitzung an nur mehr einen Anfall (und diesen in Folge zufälliger Umstände) hat und die gemüthliche Erregbarkeit sich alsbald derart verringert, dass die Patientin nach Aussage ihrer Angehörigen eine grössere Sanftmuth zeigt als vor ihrer Erkrankung. Die Patientin blieb geheilt. Der Erfolg bez. der Anfälle hätte hier vielleicht auch auf anderem Wege erzielt werden können, bezüglich des psychischen Verhaltens dagegen sicher nicht. — Ein 18jähriges Mädchen leidet seit längerer Zeit an schweren hysteroepileptischen Anfällen, welche regelmässig zur Zeit der Menses, welche

sechs Tage währen, sich einstellen. Verschiedene Mittel bleiben
erfolglos. Die Kranke, welche vom Lande ist, kann nur sehr
kurze Zeit in Beobachtung bleiben. Sie wird vier Mal hypnotisirt
und erhält die Suggestion, dass die Periode nur drei Tage dauern
und kein Anfall während derselben mehr eintreten wird; die letzte
hypnotische Sitzung fand etwa 16 Tage vor dem voraussichtlichen
Termin der nächsten Menstruation statt; in dieser Sitzung erhält
die Patientin zugleich den Auftrag, mir nach Ablauf der Menstruation zu berichten, wie es ihr erging. Da die Patientin völlig
amnestisch ist, weiss sie in ihrem wachen Zustande von diesem
Auftrage nichts. Mehrere Wochen später erhalte ich von der
Kranken eine briefliche Mittheilung des Inhalts, dass der Anfall
während der letzten Menstruation weg geblieben sei und diese
nur drei Tage gedauert habe. Der Erfolg bezüglich der Anfälle
hätte auch in diesem Falle vielleicht auf anderem Wege, bezüglich
der Menstruation dagegen kaum durch irgend ein anderes psychotherapeutisches Verfahren sich herbeiführen lassen.

Ein weiterer Fall. Ein Mann in den 30er Jahren von
hysterischer Veranlagung leidet nach einer Venenentzündung an
einem Beine, welche eine Anschwellung desselben hinterlassen hat,
an Schmerzen an diesem, welche beim Umhergehen sich allmählich
bis zum Unerträglichen steigern. Der Patient verlässt desshalb
sechs Wochen das Zimmer nicht. Verschiedene während dieser
Zeit von dem Hausarzte des Patienten angewendete Mittel, welche
sämmtlich eine Suggestivwirkung hätten äussern können, beeinflussen den Zustand in keiner Weise (Massage, Einreibung etc.):
Patient wird desshalb an mich zu weiterer Behandlung überwiesen.
Auch die von mir neben entsprechender psychischer Beeinflussung
geübte elektrische Behandlung erzielt keinen erheblichen Fortschritt; nun wird der Patient in der Hypnose am Bein elektrisirt,
was zur Folge hat, dass derselbe alsbald weite Strecken ohne
jeden Schmerz zurücklegen und seine Beschäftigung wieder auf-
nehmen kann.

Eine seit vier Jahren verheirathete, etwa 30jährige Frau,
leidet in Folge von früher geübter Masturbation an sehr hartnäckigem Vaginismus. Der eheliche Verkehr hat ihr nie etwas Anderes als Qualen bereitet. Verschiedene von gynäkologischer Seite

angewendete Mittel hatten nur eine vorübergehende Erleichterung zur Folge. Die Kranke wird hypnotisirt und ihr Schwinden aller Beschwerden bei dem Verkehre mit ihrem Mann suggerirt. Diese Suggestion realisirt sich auch in vollem Maasse, und der Erfolg erweist sich auch als dauernd, doch genügt mir dies nicht. Der sexuelle Verkehr macht der Patientin nunmehr zwar keine Schmerzen, er bereitet ihr aber auch nicht die geringste Annehmlichkeit, ihr Empfinden ist dabei ganz indifferent. Da ich es für möglich halte, dass das Fehlen jeder sexuellen Befriedigung bei der Frau einen Zusammenhang mit gewissen bei ihr bestehenden Angstzuständen hat (Freud'sche Theorie), so erachte ich es für angezeigt, ihr auch die richtige Befriedigung, den Eintritt der normalen Empfindungen beim Congressus zu suggeriren. Auch diese Suggestion realisirt sich, allerdings ohne dass bezüglich der Angstzustände ein merklicher Erfolg eintritt. Das Resultat bezüglich des Vaginismus in vorstehendem Falle ist gewiss schon ein sehr beachtenswerthes; dass der Erfolg bezüglich der Herbeiführung der normalen Empfindung beim Congressus auch auf anderem Wege sich hätte erzielen lassen, dürfte dagegen kaum von irgend einer Seite ernsthaft behauptet werden.

Wir ersehen aus dem Angeführten, dass die hypnotische Suggestivbehandlung uns unläugbar in einer Reihe von Fällen zu Resultaten verhilft, die wir durch andere uns zu Gebote stehende psychotherapeutische Einwirkungen überhaupt nicht oder wenigstens nicht in so kurzer Zeit und so bequem erzielen können. Hieraus darf jedoch keineswegs gefolgert werden, dass die Hypnotherapie in allen Fällen die geeignetste und erfolgreichste Art psychischer Behandlung bildet. Sie ist ein Zweig der Psychotherapie, ein sehr werthvoller und auch durchaus nicht entbehrlicher, aber keineswegs von einer so überragenden Bedeutung, dass sie die übrigen uns zu Gebote stehenden Methoden psychischer Behandlung in den Hintergrund drängen oder gar verdrängen könnte.

Zweifellos haben wir in der hypnotischen Suggestion ein Mittel von mächtiger Wirkung auf die Centralorgane des Nervensystems; wir können durch dieselbe gesteigerte Erregbarkeit herabsetzen, Reizzustände wie auch Funktionshemmungen insbesonders psychischen Ursprungs beseitigen, die vasomotorischen und trophischen Funktionen der peripheren Theile und die Thätigkeit der inneren Organe beeinflussen, auf dem Gebiete der Psyche Vorstellungen aus dem Untergrunde der Psyche hervorholen und in diesen zurückdrängen, Stimmungen und Affekte erregen und zum Schwinden bringen. In therapeutischer Hinsicht kommt der Suggestion der spezielle Vorzug zu, dass sie es uns ermöglicht, sowohl auf die vom Organe der Psyche, der Hirnrinde, aus bedingten Krankheitserscheinungen, als auch auf Störungen anderen Ursprunges, soferne dieselben nur auf psychischem Wege zu beeinflussen sind, isolirt einzuwirken und dieselben isolirt zu beseitigen.

Den Vorzügen, welche die Hypnotherapie unverkennbar aufweist, stehen jedoch auch erhebliche Schattenseiten gegenüber. Zunächst kommt hier die beschränkte Verwerthbarkeit des Verfahrens und die von mir schon lange betonte [1]) und nun auch von anderer Seite anerkannte Unsicherheit seiner Wirkungen in Betracht. Wir sahen bereits, dass nicht jede Person zu hypnotisiren ist. Manche Kranke, bei welchen wir uns aus dem einen oder anderen Grunde von der Hypnose gute Dinge versprechen, erweisen sich ganz refraktär oder wenigstens nicht genügend beeinflussbar. Es kann aber auch die Hypnose völlig gelingen, ein Schlafzustand mit wohlausgeprägter Suggestibilität eintreten und dennoch die angewandte therapeutische Suggestion ganz wirkungslos bleiben. Häufiger als die gänzlichen Misserfolge scheinen mir die lediglich temporären Erfolge vorzukommen. Der Kranke fühlt sich nach der Hypnose ausgezeichnet, seine Leiden sind geschwunden wie eine Fata Morgana, um jedoch schon am nächsten Morgen, oder in den nächsten Tagen wieder in der alten Stärke sich einzustellen. Nicht selten beobachtet man ferner, dass von einer Mehrzahl von Krankheitserscheinungen nur einzelne unter der suggestiven Einwirkung weichen, die übrigen dagegen hartnäckig sich erhalten, es können auch während der hypnotischen Behandlung an Stelle der durch Suggestion beseitigten neue Symptome auftreten.

---

1) Siehe Löwenfeld, Die moderne Behandlung der Nervenschwäche, 2. Aufl., 1889, p. 104.

Diese Unzulänglichkeit der Hypnotherapie erklärt sich aus der Art des bei derselben wirksamen Agens. Dieses ist eine Vorstellung, welche wir dem Kranken während der Hypnose beibringen, suggeriren. Die suggerirte Vorstellung erlangt, wie wir sahen, durch das psychische Verhalten während der Hypnose grössere Intensität, durch welche dieselbe befähigt wird, minder starken krankhaften Vorstellungen gegenüber sich zu behaupten und ihre Wirksamkeit voll zu entfalten oder auch solche Vorstellungen ganz zu verdrängen. Allein nicht in allen Fällen erlangt die suggerirte Vorstellung durch den hypnotischen Zustand jene Intensität, welcher sie zur Niederhaltung der krankhaften Vorstellungen bedürfte; häufig sind diese durch gemüthliche Erregungen, frühere Erlebnisse, krankhafte Körpergefühle und die ganze Richtung des Denkens derart fixirt und verstärkt, dass die von aussen kommende und jeder weiteren Stütze im Vorstellen entbehrende Suggestion ihnen nicht gewachsen ist; wenn überhaupt eine Verdrängung stattfindet, wird dann durch die krankhaften Vorstellungen die Suggestion verdrängt, da auch im Streite der psychischen Elemente die grössere Kraft entscheidet. Nicht selten gelingt es der Suggestion zwar temporär die krankhaften Ideen zu überwältigen, dieser Erfolg ist jedoch von keiner Dauer; alsbald erlangen die krankhaften Vorstellungen durch somatisch verursachte Empfindungen, Einwirkungen von aussen (Gegensuggestionen Dritter) oder andere Umstände wieder eine Intensität, dass sie die Uebermacht über die Suggestion gewinnen. So kann der Erfolg einer hypnotischen Suggestion z. B. schon dadurch beseitigt werden, dass in dem Behandelten von dritter Seite Zweifel über Wirksamkeit der hypnotischen Behandlung angeregt werden. Auch darin liegt ein Missstand der hypnotischen Therapie, dass sie den Kranken, sofern er amnestisch ist, über den Weg im Unklaren lässt, auf welchem er zu seiner Besserung oder Heilung kam. Wenn wir auf andere Weise, durch Zuspruch, Appell an den Verstand, Anspornung der Willensenergie, Beschäftigung etc., den Patienten dahin bringen eine Störung (z. B. einen Verstimmungszustand) zu überwinden, kann er diesen Weg immer wieder einschlagen, wenn sich der Zustand von neuem einstellt, wenn wir eine Störung durch hypnotische Behandlung beseitigen, bleibt ihm dagegen der Ein-

blick in den Vorgang, welcher ihn von derselben befreite, vorenthalten, er kann diesen Vorgang auch nicht selbst herbeiführen.
Wir dürfen auch die Vortheile, welche die Hypnose für die
Suggestivbehandlung gegenüber dem wachen Zustande bietet, nicht
überschätzen. Die Steigerung der Suggestibilität während der
Hypnose erleichtert allerdings zweifellos die Annahme der therapeutischen verbalen Suggestion. Allein diese kann nur kurze Zeit
gegeben werden und ist häufig nicht im Stande, die Wiederkehr
von Krankheitserscheinungen, gegen welche sie gerichtet war,
zu verhindern. Die Suggestivbehandlung im Wachen lässt sich
dagegen so einrichten, dass die Suggestion je nach Bedarf jederzeit zur Anwendung kommen und namentlich auch auf die ersten
Anzeichen des zu bekämpfenden Symptoms einwirken kann. Wir
gelangen daher in manchen Fällen, in welchen uns die Hypnose
im Stiche lässt, mit der maskirten Suggestion ohne Hypnose doch
noch zum Ziele.

Wenn wir uns nunmehr fragen, bei welchen Krankheitszuständen die hypnotische Behandlung mit Erfolg anzuwenden ist,
so ergiebt eine Umschau in der Litteratur, dass die Zahl dieser
Affektionen eine ausserordentlich grosse ist. Dem Praktiker ist
jedoch hiemit wenig gedient; unläugbar werden von den Hyp-
nosespecialisten, von welchen die grösste Mehrzahl der betreffenden Mittheilungen in der Litteratur herrührt, viele Leiden hypnotisch behandelt, welche auch auf anderem Wege zu beseitigen
sind, einfach aus dem Grunde, weil die Patienten speciell zum
Behufe hypnotischer Behandlung sich an sie wenden, ähnlich wie
von den Massagespecialisten gar manches Leiden mit Massage
kurirt wird, gegen welches andere Aerzte mit anderen Mitteln erfolgreich vorgehen. Für den Praktiker handelt es sich in erster
Linie darum, zu wissen, bei welchen Krankheitszuständen die hypnotische Behandlung anderen therapeutischen Verfahren gegenüber
besondere Vortheile bietet oder wenigstens unter Umständen bieten
kann, in zweiter Linie erst, bei welchen Affektionen die Hypnotherapie überhaupt mit irgend welchem Erfolge sich verwenden
lässt; es kann dem Arzte, welcher ein Dutzend oder mehr
Mittel gegen den Muskelrheumatismus kennt, sehr wenig nützen,
wenn er erfährt, dass man bei diesem Leiden auch mit hypnoti-

scher Suggestion etwas ausgerichtet hat; dagegen ist es für ihn
von grosser Wichtigkeit, die Leiden zu kennen, bei welchen die
Anwendung der Hypnose uns Dienste leistet, welche von anderen
Mitteln nicht zu erwarten sind. Ueber diesen Punkt sind jedoch
die Ansichten derzeit noch sehr getheilt, und selbst die erfahrensten
Suggestionstherapeuten stimmen bezüglich der Wirksamkeit der
hypnotischen Behandlung bei einzelnen Krankheiten nicht überein. Forel führt als Zustände, welche der Suggestion am besten
zu weichen scheinen, folgende an: „Spontaner Somnambulismus,
Schmerzen aller Art, vor Allem Kopfschmerzen, Neuralgien, Ischias,
Zahnschmerzen, die nicht auf Abscess beruhen etc. Schlaflosigkeit,
funktionelle Lähmungen und Contracturen, organische Lähmungen
und Contrakturen (als Palliativmittel), Chlorose (sehr günstig),
Menstruationsstörungen (Metrorrhagie wie Amenorrhoe), Appetit-
losigkeit und alle nervösen Verdauungsstörungen, Stuhlverstopfung
und Diarrhoe (wenn letztere nicht auf Catarrh oder Gährungen
beruht), psychische Impotenz, Pollutionen, Onanie, conträre Sexualempfindung u. dergl. mehr, Alkoholismus und Morphinismus,
Rheumatismus muscularis et articularis chronicus, neurasthenische
Beschwerden, Stottern, nervöse Sehstörungen, Blepharospasmus,
Pavor nocturnus der Kinder, Uebelkeit und Seekrankheit, Erbrechen
der Schwangeren, Enuresis nocturna (oft sehr schwierig, des
tiefen, normalen Schlafes wegen), Chorea, nervöse Hustenanfälle
(auch bei Emphysem), hysterische Störungen aller Art, in-
clusive hysteroepileptische Anfälle, Anästhesie etc., schlechte Gewohnheiten aller Art. Nach Wetterstrand auch Epilepsie, Blutungen etc."
    Wir sehen, dass unter den angeführten Leiden sich auch solche
finden, gegen welche wir eine Reihe anderer bewährter Mittel
besitzen: Neuralgie, Ischias, Chlorose, Stuhlverstopfung, chron.
Muskelrheumatismus, Chorea. Wir können nicht sagen, dass die
hypnotische Behandlung dieser Affektionen überhaupt unzulässig
ist, aber wir müssen dieselbe als jedenfalls in der grössten Mehrzahl der Fälle unnöthig bezeichnen und glauben, dass deren Anwendung im einzelnen Falle nur durch besondere Umstände sich
rechtfertigen lässt; in der That sind auch, wie aus den Mittheilungen der Leiter der psychotherapeutischen Klinik in Amster-

dam, van Renterghem und Eeden, hervorgeht, die Erfolge der
Hypnotherapie bei diesen Zuständen durchaus nicht immer glänzend.
Nach dem Berichte dieser Beobachter über die Resultate ihrer
hypnotherapeutischen Behandlung während der Jahre 1889—1893
wurden erzielt: auffallend günstige Resultate bei Neurasthenie,
Schwindel, Cephalalgie und anderen Neuralgien, Anämie und psychischer Depression, sowie bei funktionellen Lähmungen und
Paresen; weniger günstige, aber doch sehr bemerkenswerthe Resultate bei chronischem Alkoholismus, Stottern, Chorea, Hypochondrie, nervösem Asthma, habitueller Obstipation, Onanie; ganz
ohne Resultat oder mit keinem nennenswerthen Erfolge wurde
die Behandlung angewendet bei Epilepsie, chronischem Gelenks-
rheumatismus, Tabes, Schreib- und Klavierspielerkrampf, sowie bei
organischen Erkrankungen des Nervensystems und internen Leiden, insofern es sich hier nicht bloss um Beseitigung begleitender
funktioneller Störungen handelte. Die Chorea und die Obstipation
rangiren hier an zweiter und der chronische Gelenkrheumatismus
an dritter Stelle [1]).

Die Erfolge, welche durch Hypnotherapie bei Geisteskranken
bisher erzielt wurden, sind sehr spärlich, und die Bedeutung, welche
diese Methode für die Behandlung der Psychosen erlangt hat, ist
dementsprechend eine sehr geringe. Bei leichteren Melancholien
und Psychosen auf hysterischer Basis wurde noch am meisten erreicht. Die Geisteskranken sind, wie von allen competenten Beobachtern zugegeben wird, zum grössten Theil überhaupt nicht
hypnotisirbar, und bei manchen Formen des Irrseins (z. B. bei
Paronoia) erweist sich der Hypnotisirungsversuch sogar schädlich.
Meine eigenen hypnotherapeutischen Erfahrungen. beziehen sich,
abgesehen von der habituellen Obstipation, ausschliesslich auf nervöse und psychische Affektionen, insbesonders gewisse hysterische
und neurasthenische Erscheinungen, Angstzustände und Zwangsvorstellungen, gewisse Formen von der Cephalea, sexuelle Reizzustände und leichte Melancholien. Dass ich hiebei zum Theil sehr
beachtenswerthe, dauernde Resultate erreichte, ist aus dem Vor-

---

[1]) Obige Angaben sind einem Referate von Schrenk-Notzings entnommen.

hergehenden bereits ersichtlich; doch habe ich auch die Unbeständigkeit vieler hypnotherapeutischer Erfolge zur Genüge kennen gelernt und in manchen Fällen, in welchen die hypnotische Suggestion sich unzulänglich erwies, mit der Suggestivbehandlung im Wachen doch noch befriedigende Resultate erhalten.

Gefahren der Hypnose.

Was nun die von verschiedenen Seiten betonten Gefahren und sonstigen Schattenseiten betrifft, welche mit der Anwendung der Hypnose verknüpft sein sollen, so muss ich zunächst bemerken, dass ich selbst bei einer nunmehr über etwa 8 Jahre sich erstreckenden therapeutischen Verwerthung der Hypnose von derselben nie nachtheilige Folgen gesehen habe. Die Erfahrungen aller Aerzte in den verschiedenen Kulturländern, welche sich seit Langem ernsthaft mit der Hypnotherapie beschäftigen, stimmen hiemit völlig überein. Liébault, Bernheim (Nancy), Berillon (Paris), Forel (Zürich), Lloyd Tukey (London), van Renterghem und van Eeden (Amsterdam), Bechterew (Petersburg), v. Krafft-Ebing, Hirt, Moll, v. Schrenk-Notzing und Andere in Deutschland und Oesterreich haben bei vielen Tausenden hypnotisch behandelter Personen nie einen ernsten Nachtheil für den geistigen Zustand oder das körperliche Befinden beobachtet. Da sich diese Thatsachen nicht bestreiten und nicht ableugnen lassen, so wäre es endlich an der Zeit, dass man die Anschuldigungen gegen die Hypnotherapie als ein für den Nerven- und Geisteszustand der Behandelten gefährliches Verfahren fallen liesse und sich der Ansicht nicht mehr verschliessen würde, dass die in einer Reihe von Fällen zweifellos beobachteten ungünstigen Wirkungen (Nervosität, Kopfschmerz, Neigung zum Verfallen in Autohypnose, abnorm leichte Hypnotisirbarkeit, andauernde erhöhte Suggestibilität etc.) lediglich auf fehlerhaftes Vorgehen seitens der Hypnotiseure zurückzuführen sind. Auch bei der therapeutischen Verwerthung der Hypnose ist eben der Modus procedendi von grösster Wichtigkeit, und der Umstand, dass durch unzweckmässige oder fehlerhafte Handhabung des Verfahrens seitens unqualifizirter Aerzte oder Laien geschadet werden kann, dass die Hypnotherapie neben einer Reihe positiver Kenntnisse Vorsicht und

Umsicht erheischt, kann in den Augen nüchtern Denkender sicher
keinen Grund gegen die Anwendung derselben bilden.

Mit der Gefährlichkeit der Hypnose verhält es sich nicht
anders wie mit der wohl aller wirksamen therapeutischen Agentien.
Das Messer, in der Hand des erfahrenen, auf der Höhe seiner
Kunst stehenden Chirurgen gewiss ein segensreiches Instrument,
kann in der Hand eines ärztlichen Stümpers ein sehr gefährliches
Werkzeug werden. Selbst mit an sich viel harmloseren Instrumenten, wie Morphiumspritze und Katheter, kann durch unvor-
sichtigen, kunstwidrigen Gebrauch bedeutender Schaden gestiftet
werden. Es giebt überhaupt kaum ein wirksames Heilmittel oder
Verfahren, durch welches bei unzweckmässiger Anwendung nicht
nachtheilige Wirkungen herbeigeführt werden könnten. Bei der
Anwendung der Hypnose bei Kranken erheischt eine Menge von
Details sorgfältige Berücksichtigung. Schon der Akt der Einschläferung erfordert besondere Vorsicht und sorgfältige Anpassung
an die Individualität des Kranken. Je grösser die bestehende Erschöpfung, um so mehr ist nach meinen Erfahrungen die Anwendung einförmiger Sinnesreize für Auge und Ohr zu beschränken.
Nach geschehener Einschläferung ist der Kranke andauernd zu
überwachen und auch geeignete Vorkehrung zu treffen, dass derselbe nicht durch einen unvorhergesehen Eindruck, z. B. heftiges
Geräusch, plötzlich geweckt wird. Bei Kranken mit hysterischen
Krampfanfällen können solche auch während der Einleitung der
Hypnose oder des Verlaufes derselben auftreten. Werden die
ersten Zeichen des sich entwickelnden Anfalles rechtzeitig beachtet,
so gelingt es wohl meist, durch entsprechende Suggestionen den
Anfall hintanzuhalten. Besteht eine hochgradige Disposition zu
hysterischen Schlafzuständen, so kann ein solcher eintreten, wenn
man die Patientin mit geschlossenen Augen auf einem Sopha oder
Fauteuil Platz nehmen lässt, noch bevor irgend etwas mit ihr vorgenommen wurde. Derartige Zufälle bedingen keinen weiteren
Schaden, machen die Patientin jedoch wenigstens temporär für die
hypnotische Behandlung ungeeignet. Ueble Nachwirkungen der
Hypnose (Schläfrigkeit, Müdigkeit, Neigung zum Verfallen in Autohypnose etc.) und Störungen des Befindens in Folge von während
oder nach der Hypnose auftauchenden Autosuggestionen können zum

Theil schon durch beruhigende Aufklärung vor der Einschläferung, zum Theil durch entsprechende Suggestionen während der Hypnose, wie wir bereits gesehen haben, verhindert (desuggerirt) werden. Selbstverständlich muss auch der Zustand eines jeden Patienten während der hypnotischen Behandlung ständig nach allen Richtungen überwacht, und wenn sich irgend welche Anzeichen einer ungünstigen Beeinflussung des Nervensystems ergeben sollten, von weiterer Anwendung der Hypnose Umgang genommen werden.

Bernheim bemerkt am Schlusse seines Werkes „Neue Studien über Hypnotismus": „Ich glaube übrigens auf den vorstehenden Seiten gezeigt zu haben, dass die suggestive Therapie eine Kunst und eine Wissenschaft ist, welche lange Erfahrungen und tiefe Kenntniss in der Medizin und in der Psychologie erfordert".

Man hat von verschiedenen Seiten vorgeschlagen, dass Aerzte, welche sich mit Hypnotherapie befassen wollen, wenigstens eine Art Cursus bei einem der bekannteren Suggestionsspezialisten durchmachen sollten. Ich halte dies für ganz und gar ungenügend; ebensowenig als ein Arzt, welcher lediglich allgemeine Praxis betreibt, durch Theilnahme an einem Feriencurs sich in einen Spezialisten für Augen- oder Ohrenkrankheiten umzuwandeln vermag, ebensowenig kann derselbe durch selbst mehrmonatliche Lehrzeit bei einem Suggestionstherapeuten sich zu einem solchen ausbilden. Die hypnotische Behandlung erheischt von dem Arzte neben gründlicher psychologischer Schulung, genauer Kenntniss der hypnotischen Phänomene und vollständiger Vertrautheit mit der Technik des Verfahrens auch eindringendes Verständniss der Krankheitszustände, welche zu behandeln sind, und da diese vorwaltend dem Gebiete der Nervenkrankheiten angehören, auch neuropathologische Ausbildung. Schon aus diesem Grunde kann die Hypnotherapie nicht Gemeingut der Aerzte werden. Dies ist aber auch weder nothwendig, noch wünschenswerth. Nothwendig ist nur, dass jeder Arzt richtige Vorstellungen von dem Wesen des Verfahrens und Kenntniss von den Krankheitszuständen hat, welche sich für diese Behandlung eignen.

III. Die Breuer-Freud'sche kathartische Methode.

Von Breuer und Freud in Wien wurde vor einigen Jahren
ein neues hypnotherapeutisches Verfahren empfohlen, zu welchem
dieselben durch die Forschung nach der Aetiologie hysterischer
Symptome gelangt waren. Die Autoren fanden verschiedene
Symptome, welche früher als sozusagen idiopathische Leistungen
der Hysterie betrachtet wurden, in Zusammenhang mit speziellen
psychischen Veranlassungen (Traumen), von welchen Erinnerungen
blieben, die nach Art eines Fremdkörpers durch eine fortdauernde
Wirkung das hysterische Symptom unterhielten. Die betreffenden
hysterischen Erscheinungen schwinden nach den Angaben der genannten Beobachter, wenn es in der Hypnose gelingt, den veranlassenden Vorgang zu voller Helligkeit zu erwecken und damit
auch den begleitenden Affekt wachzurufen, und wenn dann der
Kranke in möglichst ausführlicher Schilderung des Vorganges
seinem Affekte Worte verleiht. Der gleichsam eingeklemmte Affekt
muss eine Entladung durch die Rede finden; affektloses Erinnern
bleibt fast ohne Wirkung. Doch ist bei tieferer Hypnose zur Beseitigung der fraglichen Symptome noch eine ärztliche Suggestion
erforderlich.

Die Hoffnungen, welche die Wiener Forscher an das angeführte psychotherapeutische Verfahren für die Heilung hysterischer
Zustände knüpften und wohl auch bei anderen erregten, haben
sich nicht erfüllt. Die hypnotische Aufdeckung der pathogenen
Erinnerungen, welche die Ursache von hysterischen Erscheinungen
bilden mochten, scheiterte in einer Reihe von Fällen an dem Umstande, dass die Betreffenden nicht oder nicht genügend zu hypnotisiren waren; auch hat wohl die Ausforschung in der Hypnose
nicht immer ganz befriedigende Resultate geliefert. Freud wurde
dadurch veranlasst, ein allgemein verwerthbares Verfahren auszu-
sinnen, das er nach seiner Mittheilung bereits in einer Anzahl von
Fällen von Hysterie und Erkrankung an Zwangsvorstellungen mit
Erfolg angewendet hat. Ein Verständniss dieser Methode ist ohne
Berücksichtigung der Theorie nicht möglich, zu welcher Freud
sich bezüglich der Aetiologie der Neurosen, speziell der Hysterie
und der Zwangsneurose (Zwangsvorstellungskrankheit) bekennt.
Nach Freud hat jede der grösseren Neurosen ihre specifische

Ursache, welche im sexuellen Leben des Individuums, entweder in einer Störung des gegenwärtigen sexuellen Lebens oder in gewissen Ereignissen des früheren Lebens liegt. Die Schädlichkeiten, welche man bisher als direkte Ursache der Neurosen ansah, gemüthliche Erregungen, geistige Ueberanstrengung, acute Krankheiten, Intoxikationen etc., sind für Freud nur concurrirende oder accessorische ätiologische Momente, die Erblichkeit ist nur eine Bedingung, eine mächtige und oft unentbehrliche, doch nichts weiter, ohne Hinzutritt der specifischen Ursachen bleibt sie unwirksam. Die specifische Aetiologie der Hysterie reduzirt sich auf die Erinnerung an einen vor der Pubertät vorgefallenen Akt sexuellen Verkehrs mit Reizung der Genitalien, durch Missbrauch seitens einer anderen Person (Akt sexueller Passivität). Der sexuelle Vorgang zieht zunächst keine oder nur geringfügige Folgen nach sich, aber die psychische Spur davon erhält sich und wird im Pubertätsalter auf die eine oder andere Weise geweckt. Die Erinnerung wirkt dann, als wenn es sich um ein Ereigniss aus jüngster Zeit handelte; es liegt also die Nachwirkung eines sexuellen Traumatismus vor. Alle Ereignisse nach der Pubertät, welchen ein Einfluss auf die Entwicklung der Neurose und die Gestaltung ihrer Symptome zuzuschreiben ist, sind thatsächlich nur concurrirende Ursachen. Die Neurose der Zwangsvorstellungen besitzt eine ähnliche specifische Aetiologie: die Erinnerung an einen sexuellen Vorgang vor der Pubertät, welcher jedoch nicht wie bei der Hysterie Angst oder Abscheu, sondern Vergnügen verursacht hat; die Zwangsvorstellungen, auf ihren Ursprung zurückgeführt, erweisen sich als Vorwürfe, welche sich das Individuum wegen dieses verfrühten sexuellen Genusses macht.

Das Verfahren, dessen sich Freud bedient, um die von ihm als specifische Ursache der Zwangsvorstellungsneurose und der Hysterie angenommenen pathogenen Erinnerungen sowie auch die als Ursache einzelner hysterischer Erscheinungen fungirenden pathogenen Vorstellungen und Affekte, welche nach seiner Auffassung durch ein Abwehrbestreben des Ego aus dem Bereich des bewussten Erinnerns verdrängt sind, in das Gedächtniss zurückzurufen, ist folgendes: Der Patient wird zunächst gefragt, ob er irgend etwas von dem ersten Anlasse des betreffenden Symptomes

11*

weiss.   Ob nun die Antwort negativ ausfällt oder der Patient
irgend eine dienliche Erinnerung beibringt, in jedem Falle wird
in den Patienten gedrungen, sich weiter zu besinnen, wobei dann
doch das eine oder andere zum Vorschein kommt. Freud lässt
dann den Kranken sich niederlegen und die Augen schliessen, um
sich zu „concentriren"; dann wird mit dem Drängen in den Kranken fortgesetzt, das zum Auftauchen der einen oder anderen Erinnerung führen mag. Der Faden reisst jedoch gewöhnlich alsbald. Dann wird folgender Kunstgriff zu Hilfe gezogen: „Ich
theile dem Kranken mit, dass ich im nächsten Moment einen
Druck auf seine Stirne ausüben werde, versichere ihm, dass er
während dieses ganzen Druckes eine Erinnerung als Bild vor sich
sehen oder als Einfall in Gedanken haben werde und verpflichte
ihn dazu, dieses Bild oder diesen Einfall mir mitzutheilen, was
immer das sein möge. Er dürfe es nicht für sich behalten, weil
er etwa meine, es sei nicht das Gesuchte, das Richtige, oder weil
es ihm zu unangenehm sei, es zu sagen. Keine Kritik, keine Zurückhaltung, weder aus Affekt, noch aus Geringschätzung. Nur
so könnten wir das Gesuchte finden, so fänden wir es aber unfehlbar. Dann drücke ich für ein paar Sekunden auf die Stirne des
vor mir liegenden Kranken, lasse sie frei und frage ruhigen Tones,
als ob eine Enttäuschung ausgeschlossen wäre: Was haben Sie
gesehen? oder: Was ist Ihnen eingefallen?"

Der Druck enthüllt die pathogene Vorstellung gewöhnlich nicht
ohne Weiteres; er zeigt vielmehr nur die Richtung an, in welcher
dieselbe liegen mag, indem er Vorstellungen zum Auftauchen
bringt, deren weitere Verfolgung allmählich zur pathogenen Erinnerung führt. So oft die Arbeit des Gedächtnisses in das Stocken
geräth, wird die Druckprocedur neuerdings angewendet bis das
Ziel erreicht, die „Analyse" völlig abgeschlossen ist, womit dann
auch die betreffenden Symptome schwinden sollen.

Die Methode basirt hinsichtlich ihrer Technik auf dem Verfahren, dessen sich Bernheim bedient, um die Erinnerung an
die Vorgänge während der Hypnose bei anscheinender Amnesie für
dieselben zu wecken. Wer nun glauben wollte, dass diese Art von
Psychotherapie etwas Einfaches und Leichtes wäre, würde sich
einer schlimmen Täuschung hingeben. Freud selbst gesteht, dass

das Verfahren mühselig und zeitraubend für den Arzt ist und auch ohne grosses persönliches Interesse für den Kranken nicht durchführbar ist. Ebenso stellt es auch an den Patienten sehr schwere Anforderungen. Es erheischt einen gewissen Grad von Intelligenz, volles Zutrauen zum Arzte, grosse Aufmerksamkeit und stete Bereitwilligkeit auch die intimsten und geheimst gehaltenen seelischen Vorgänge rückhaltslos dem Arzte zu offenbaren. Es ist daher leicht begreiflich, dass sich, wie Freud berichtet, ein grosser Theil der Kranken, welche für diese Behandlung geeignet wären, sich derselben entzieht, so bald es ihnen klar wird, um was es sich handelt. Die psychische Leistung, welche von den Kranken beansprucht wird, ist aber auch für dessen Zustand nicht gleichgültig; sie kann je nach der Gestaltung der Analyse anregend und erleichternd, aber auch aufregend und erschwerend wirken.

„Bei jedem Stocken der Arbeit, bei jeder drohenden Verwirrung wächst die psychische Last, die ihn bedrückt, steigert sich seine Unglücksempfindung, seine Leistungsunfähigkeit."

Und nun die Resultate. Dass Breuer und Freud mit dem Verfahren sehr beachtenswerthe symptomatische Erfolge erzielten, unterliegt keinem Zweifel; allein diese Erfolge waren nach den Mittheilungen der Autoren (resp. Freud's) zum Theil von nicht langer Dauer und standen daher in keinem richtigen Verhältnisse zu der vom Arzte und Patienten aufgewendeten Zeit und Mühe. Freud gesteht ferner zu, dass die Methode, da sie die causalen Bedingungen der Hysterie nicht beeinflusst, auch das Entstehen neuer Symptome an Stelle der beseitigten nicht verhindern kann, und dass es ihm auch keineswegs gelungen ist, sämmtliche hysterische Symptome, deren Beeinflussung mit der kathartischen Methode er unternommen, zu beseitigen. Er glaubt jedoch, dass dieses Misslingen lediglich durch die persönlichen Umstände der Fälle verursacht wurde und der Methode nicht zur Last gelegt werden kann. Dass diese Annahme eine zu optimistische ist, darauf scheint mir ein von Freud behandelter Fall hinzuweisen, welchen ich vor Kurzem kennen gelernt habe. In diesem wurde von Freud vier Monate lang mit der grössten Ausdauer und Consequenz die Ausforschung bis zur Erschöpfung des Patienten fortgesetzt, ohne irgend ein Ergebniss zu liefern. Die von Breuer

und Freud angegebenen Wirkungen des Verfahrens können aber
auch ausbleiben, selbst wenn es gelingt, mittelst desselben das in
Vergessenheit gerathene psychische Trauma, welches die Veranlassung eines hysterischen Symptomes bildet, mit voller Bestimmtheit aufzudecken. Auf diesen Umstand hat bereits v. Krafft-
Ebing aufmerksam gemacht. „Aber selbst", bemerkt der Autor,
„wenn die psychische Genese des Falles klar zu Tage liegt, sind
die wirksamen psychischen Momente (peinliche Erlebnisse, Vorstellungen) oft so fest wurzelnd, dass selbst die sinnreiche, von
Freud und Breuer ersonnene Methode zu ihrer Eliminirung versagt, zumal wenn es nicht gelingt, den Kranken in Zustände von
tieferer Hypnose (Somnambulismus) zu versenken."

In einem von mir im vorigen Jahre beobachteten Falle —
14jähriger Knabe mit seit längerer Zeit bestehenden hysteroepileptischen Anfällen — gelang es mir, in der Hypnose den Vorgang,
welcher das Auftreten der Anfälle herbeigeführt hatte und zur
Zeit der Beobachtung im wachen Zustande der Erinnerung vollständig entschwunden war, festzustellen und den Patienten zu einer
wahrhaft dramatischen Schilderung desselben zu veranlassen, welche
auf die Mitanwesenden einen tiefen Eindruck machte[1]). Die Anfälle wurden dadurch jedoch nicht zum Schwinden gebracht.

Ebenso blieb in zwei von mir behandelten Fällen mit Zwangsvorstellungen die Eruirung der nach Freud als specifische Ursache wirksamen sexuellen Vorgänge ohne jeden Einfluss auf
diese psychische Anomalie[2]). Aus dem Angeführten dürfte erhellen,
dass wir gegenwärtig noch nicht in der Lage sind, über die Dienste,
welche uns die kathartische Methode bei der Behandlung hysterischer Zustände leisten mag, ein abschliessendes Urtheil zu fällen.
Die bezüglich derselben vorliegenden Erfahrungen sind noch viel
zu spärlich. Hinsichtlich der Leistungen des Verfahrens bei Zwangs-

---

[1]) Es handelte sich um einen scherzweise von einem Fremden unter-
nommenen Ueberfall des dahingehenden Knaben, welcher dadurch heftig er-
schreckt wurde. Auf einen derartigen Vorgang wiesen in dem Falle schon
die Hallucinationen und Delirien der Anfälle hin, in welchen regelmässig Ver-
folgungsscenen wiederkehrten.

[2]) In einer Anzahl anderer Fälle mit Zwangsvorstellungen musste ich
von der Durchführung des Freud'schen Verfahrens absehen, weil dasselbe
den Zustand des Patienten zu ungünstig beeinflusste.

vorstellungen kann ich mich keinen grossen Hoffnungen hingeben,
und zwar nicht lediglich in Anbetracht meiner bisherigen Misserfolge, sondern auch aus dem Grunde, weil die Zwangsvorstellungen nach meinen Ermittlungen jedenfalls in einem grossen
Theile der Fälle auf ganz andere Umstände zurückzuführen sind
als die von Freud angenommenen. Bei hypnotisirbaren Patienten
besitzen wir übrigens in der hypnotischen Suggestion ein viel
müheloseres und auch an den Patienten viel weniger Anforderungen
stellendes Verfahren, dessen therapeutische Ergebnisse, wie wir
sahen, recht befriedigende sein können.

Behandlung durch Erregung von Affekten. Emotionstherapie.

Schon den alten Aerzten entging die Thatsache nicht, dass
der Gemüthszustand des Leidenden für den Verlauf einer Erkrankung nicht ohne Bedeutung ist. Cor laetum benefacit morbis;
tunc enim medicamentum proficit et juvat, dum alacri animo est,
qui illud excipit, bemerkt Galenus, und mancher unserer Vorgänger im 18. Jahrhundert, so insbesonders Tissot, betrachtete
das Lachen als ein sehr werthvolles Heilmittel und rühmte dessen
günstige Wirkungen bei verschiedenen Leiden [1]). Indess war auch
der Umstand den älteren Aerzten keineswegs unbekannt, dass auch
peinliche Affekte bei Krankheiten sich nützlich erweisen können,
und sie verstanden es sehr wohl, diese Erfahrung gelegentlich
therapeutisch zu verwerthen. So wird berichtet, dass Boerhave
den hysterischen Krämpfen bei den Kindern eines Waisenhauses
in Harlem dadurch ein Ende machte, dass er die in Zuckungen
Verfallenden mit dem Glüheisen bedrohte und ein solches auch in
Bereitschaft setzen liess. Die Anwendung körperlicher Züchtigungen
hielten die älteren Aerzte für etwas durchaus Zulässiges [2]), und bei

---

[1]) Tissot erwähnt unter Anderem: Uebligkeiten, Magenwehe, Bauch-
grimmen, welches andern Mitteln widerstand, kann durch Lachen geheilt werden, welches zugleich ein Präservativ für Verstopfungen wird.

[2]) Der dritte Band der deutschen Uebersetzung der Tissot'schen „Abhandlung von den Nerven und ihren Krankheiten", 1782 (besorgt von F. A. Weber
aus Heilbronn) enthält unter den von dem Uebersetzer herrührenden Zusätzen
einen eigenen Abschnitt über „Kuren durch Schläge".

Geisteskranken trug man kein Bedenken, auch manche Torturarten [1]
(Entziehung der Nahrung und des Getränkes, in das Wasser
stürzen und längere Zeit Untertauchen, Kauterisation mit dem
Glüheisen etc.) in Gebrauch zu ziehen. Es bedarf kaum besonderer
Darlegung, dass unsere Anschauungen betreffs des im Bereich der
psychischen Therapie Zulässigen viel humaner geworden sind.
Soweit die Verhältnisse es gestatten, müssen wir auf die Herbeiführung freudiger Erregungen und die Erhaltung einer günstigen
Stimmung in jedem Krankheitsfalle bedacht sein. Die Aufklärung,
welche wir dem Kranken über seinen jeweiligen Zustand geben
und die ganze Art unseres Verkehrs mit demselben kann in dieser
Richtung schon sehr viel leisten. Auch bei der Behandlung und
der Regulirung der Lebensweise und der Pflege müssen wir fortgesetzt diesem Umstande thunlichst Rechnung tragen und daher
gegen die Neigungen und Wünsche der Kranken, von welchen wir
Kenntniss haben, soweit das vorliegende Leiden es gestattet, uns
entgegenkommend verhalten. Bei Hysterie, Neurasthenie und Verstimmungszuständen beobachten wir mitunter im Gefolge von
mächtigen freudigen Erregungen ganz merkwürdige Wendungen in
dem Befinden der Kranken (plötzliches Schwinden seit Langem bestehender Schmerzen und motorischer Schwächezustände, von
Krampfaffektionen, Magenbeschwerden, Wiederkehr des Appetits,
des Schlafes etc.). Der Arzt ist leider nur selten in der Lage,
derartige Gemüthsbewegungen durch sein Zuthun bei den Kranken
hervorzurufen. Die Erregung peinlicher Affekte — von Furcht,
Aerger oder Schrecken — ist auf der anderen Seite nur in einer
beschränkten Zahl von Fällen zulässig und rathsam. Wenn wir
auch manchen verwöhnten, eigensinnigen, beschränkten und rück-
sichtslosen Kranken gegenüber uns der Erkenntniss nicht verschliessen können, dass ihnen eine Tracht Schläge sehr nützlich
sein würde, auf die Verabreichung dieses Medicamens müssen wir
unter allen Umständen verzichten; selbst Kindern gegenüber soll
der Arzt von diesem Prinzip nicht abweichen. Wenn die Hervorrufung von Furcht oder Angst vor etwas Peinlichem wünschenswerth erscheint, um die Kranken anzuspornen, durch Aufbietung

[1] Siehe hierüber Reil. l. c. p. 189.

ihrer Willenskraft eine Leistung zu vollbringen oder gegen gewisse
Krankheitserscheinungen anzukämpfen, oder um sie von krankhaften Vorstellungen abzulenken, so genügt primär gewöhnlich die
Bedrohung mit der Vornahme irgend einer physische oder psychische Schmerzen erregenden Procedur (faradische Pinselung, kalte
Begiessungen, Vornahme eines chirurgischen Eingriffes, Entfernung
aus der Häuslichkeit und gewohnten Umgebung etc.); diese muss
jedoch immer den Charakter einer therapeutischen Maassnahme,
nicht einer blossen Züchtigung haben. Ob es rathsam ist, wenn
derartige Drohungen sich nutzlos erweisen, zur Ausführung des in
Aussicht Gestellten überzugehen, ist eine Sache weiterer Erwägung.
Soweit die faradische Pinselung und die Entfernung aus der Häuslichkeit in Betracht kommen, wird man in vielen Fällen keine
grossen Bedenken hegen dürfen. Rosenbach empfiehlt die Anwendung des Pinsels insbesonders bei Kindern bei krampfartigen
Bewegungen, bei nervösem Husten, Luftschlucken, nervösem Erbrechen und hysterischen Lähmungen, und zwar sollen nach seinen
Erfahrungen selten mehr als zwei Applikationen nöthig sein. Die
Furcht vor dem Schmerze, welchen die Applikation verursacht,
bildet, wie Rosenbach auch annimmt, zweifellos das wirksame
Agens bei der Procedur. Nach meinen Beobachtungen leistet die
larvirte Suggestion in den in Frage stehenden Fällen häufig dieselben Dienste wie die faradische Furchterregung. Die Bedrohung
mit der Vornahme einer lebensgefährlichen Operation, wie die
Laparotomie, wegen hysterischer Beschwerden und vollends die
scheinbare Vornahme einer solchen in der Absicht, Angst und
Schrecken bei der Patientin zu erregen, scheint mir ein sehr be-
denkliches und durchaus nicht empfehlenswerthes Vorgehen, wenn
damit auch in einzelnen Fällen günstige Resultate erzielt wurden [1]).
„Les émotions profondes peuvent agir soit en bien soit en mal et
nulle sagacité humaine est capable d'en prévoir le resultat" (Féré).
Zu den tief gehenden gemüthlichen Erregungen, deren Wirkungen
jeder Berechnung sich entziehen, zählen aber in erster Linie Angst
und Schrecken. Wenn man überhaupt Scheinoperationen in psycho-

---

[1]) So in neuerer Zeit von Schramm (Dresden) bei Ovarialneuralgien.
Schramm gegenüber hat Leopold mit Recht sich gegen die Hervorrufung
von Schrecken und Gruseln zu Behandlungszwecken ausgesprochen.

therapeutischer Absicht vornehmen will, so darf dies unseres Erachtens nur in der Weise geschehen, dass der Patientin der Eingriff als ein absolut sicher wirkendes Mittel gegen die vorhandenen
Beschwerden und dabei nicht als mit irgend einer Lebensgefahr
verknüpft hingestellt wird. Die Suggestion der Heilung muss dabei in den Vordergrund gestellt und das Beängstigende des Vor-
gehens möglichst reducirt werden. Auch plötzliche kalte Begiessungen,
die man insbesonders bei hysterischen Anfällen öfters angewendet
hat, können wegen des Schreckens, den sie nothwendig verursachen,
ebenso leicht schaden als nützen und dürften daher aus dem ärztlichen Armamentarium besser gestrichen werden[1]).

Wunder-, Glaubens- und Gebetkuren.

Das religiöse Vorstellen des Menschen, sein Glaube an höhere,
die menschlichen Geschicke beherrschende Gewalten, hat sich von
der grauesten Vorzeit bis zur Stunde als eine Quelle von Heil-
kräften bei Krankheitszuständen erwiesen. Der Arzt darf, wie
immer auch seine persönliche Anschauung in Glaubensangelegenheiten sein mag, kein Bedenken tragen, diese Kräfte in geeigneten
Fällen zum Besten der sich ihm Anvertrauenden auszunützen.
Hat doch kein Geringerer als Charcot erklärt, dass der Arzt
jedes Mittel anwenden muss, von welchem sich ein Erfolg erwarten
lässt, und er selbst eine Menge Kranker, denen er die Heilkraft
des Glaubens nicht einflössen konnte, nach Wallfahrtsorten schickte
und die Geheilten nach ihrer Rückkehr untersuchte. Statt mit
ungläubigem oder spöttischem Achselzucken über die sogenannten
Wunderheilungen hinwegzugehen, wie es vielfach geschieht, müssen
wir daher trachten, über die denselben zu Grunde liegenden Vorgänge Klarheit zu erlangen und das Krankheitsgebiet zu umgrenzen,
auf welchem der Glaube seine Wirksamkeit entfaltet.

Wenn wir die Geschichte der Wunder- und Glaubensheilungen
von der Gegenwart bis in das Alterthum verfolgen und, was selbst-

---

[1]) Dass die Procedur in manchen Fällen sich augenscheinlich nützlich
erwiesen hat, kommt nicht in Betracht; auch Prügel haben schon bei hysterischen Anfällen sehr gute Dienste geleistet. Amann erwähnt den Fall einer
Hysterischen, die durch eine von ihrem Vater applizirte Tracht Prügel von
hysterosomnambulen Attaquen kurirt wurde.

verständlich ist, die nicht gehörig beglaubigten Berichte ausser
Betracht lassen, so stossen wir auf zwei Umstände:

1. Es wurden immer und überall nur Krankheiten geheilt,
welche einer Heilung durch geistige (resp. nervöse) Einwirkungen
zugänglich sind.

2. Die bei diesen Heilungen wirksamen psychischen Vorgänge
sind immer und überall im Wesentlichen die gleichen gewesen,
wie mannigfaltig auch die angewandten Proceduren zu verschiedenen
Zeiten und an verschiedenen Orten waren und zum Theil noch sind.
Die Heilkraft des Glaubens ist früher und zwar nicht lediglich
von Seiten frommer Laien vielfach bedeutend überschätzt worden;
die Glaubensheiler unserer Zeit stehen auch gegenwärtig noch
nicht an, zu behaupten, dass jede Krankheit durch Glauben geheilt werden könne; thatsächlich sind jedoch der therapeutischen
Wirksamkeit des Glaubens enge Grenzen gezogen, und manche
Aerzte sind der Ansicht, dass dieselbe sich auf die hysterischen
Leiden beschränke. Sicher ist, dass durch den Glauben nie ein
Blasenstein oder eine Krebsgeschwulst beseitigt, oder die Neubildung eines zerstörten Auges oder amputirten Fingers herbeigeführt wurde. In der Hauptsache sind es die sogenannten
funktionellen Nervenkrankheiten, in deren Bereich die Wunder-
und Glaubensheilungen fallen. Bei anderen heilbaren Leiden kann
der religiöse Glaube zwar auch günstige Wirkungen äussern, indem
er das Gemüth beruhigt und eine hoffnungsvolle Stimmung erzeugt,
welche förderlich für die lebenswichtigen Funktionen ist; allein
direkte Heilungen durch den Glauben allein werden bei denselben
im Allgemeinen nicht beobachtet, und der religiöse Glaube leistet
hier zumeist nicht viel mehr als der feste Glaube an das Gesundwerden überhaupt oder an die Kunst des Arztes, die Gesundheit
wieder herzustellen. Bei den psychischen Vorgängen, durch welche
die Wunder- und Glaubensheilungen zu Stande kommen, sind
immer und überall folgende Faktoren betheiligt: a) die Vorstellung
der bevorstehenden Heilung, welche sehr lebhaft sein muss; b) eine
daran sich knüpfende hoffnungsfrohe Stimmung, welche sich unmittelbar vor dem Eintritt der Wunderheilung oft zum Affekte
gespanntester, hoffnungsfreudiger Erwartung steigert; c) eine besondere Art der Gläubigkeit.

Die Vorstellung der Heilung kann das Ergebniss sehr verschiedener psychischer Prozesse sein. Sie kann hervorgehen 1.
aus dem Glauben, dass das Gebet des Leidenden unmittelbar eine
göttliche, auf Beseitigung der Krankheit gerichtete Intervention
zur Folge haben wird (oder wenigstens haben kann); 2. aus dem
Glauben an die von Gott verliehene Heilkraft einer bestimmten
Person (Apostel, Bischöfe, Könige von Frankreich und England etc.)
oder dem Glauben an die besondere Gebetskraft einer bestimmten
Person (Fürst Hohenlohe, Pastor Blumhardt, Dorothea Trudel u. A.);
3. aus dem Glauben an die Wirksamkeit gewisser Gegenstände,
denen durch göttliche Gnade eine wunderthätige Heilkraft zu Theil
wurde (Reliquien, Weihwasser, Quelle von Lourdes etc.).

Der erforderliche Gemüthszustand wird durch eine Reihe von
Umständen herbeigeführt, welche auch die Intensität der Heilvorstellung erheblich steigern: Die Berichte von den an einem bestimmten Orte (oder durch eine bestimmte Person) zu Stande ge-
kommenen Wunderkuren, das Zusammenströmen vieler Kranker
an diesem Orte, welche alle von dem gleichen Glauben und der
gleichen Erwartung erfüllt sind und durch mutuelle Beeinflussung
die bereits bestehende, der Heilung günstige Stimmung erhöhen,
der Anblick der Votivgaben in der betreffenden Kirche, welche
Zeugniss von den an dem Orte geübten Wundern ablegen, die
Theilnahme an den gottesdienstlichen Verrichtungen in der Wall-
fahrtskirche und inbrünstiges Gebet in derselben. In Lourdes
kommt dann noch der äussere oder innere Gebrauch der Heilquelle
hinzu. Indes all dies will nichts fruchten, wenn die richtige Art
der Gläubigkeit fehlt. Ich habe im Laufe der Jahre manche
(namentlich weibliche) Kranke gesehen, welche in ihren leiblichen
Nöthen Zuflucht zu Wallfahrten, Bittgängen und Andachten in
Kirchen mit im Ruf der Wunderthätigkeit stehenden Muttergottes-
bildern ohne Erfolg genommen hatten, obwohl bei der Art ihrer
Leiden eine Glaubensheilung wohl möglich gewesen wäre und die
Betreffenden sicher gutgläubige Katholiken waren. Woran liegt
dies? Die Gläubigkeit, welche zum Zustandekommen einer Wunderheilung nöthig ist, deckt sich keineswegs mit der religiösen Gläubigkeit im Allgemeinen. Ein streng gläubiger Christ kann Zweifel
hegen, ob sich Gott veranlasst sehen werde, in seinem Falle ein

Wunder zu wirken, oder auch der Annahme sich hingeben, dass
das Leiden über ihn als gerechte Strafe für begangene Sünden
oder zur Läuterung seines Herzens verhängt worden sei. Derartige
Vorstellungen sind geeignet, die Wirksamkeit der Heilvorstellungen
zu hemmen und dadurch eine Glaubensheilung zu verhindern; es
ist auch möglich, dass gewisse pathogene Vorstellungen derart
fixirt sind, dass selbst die Macht des Glaubens sie nicht dauernd
zu verdrängen im Stande ist. Die richtige Gläubigkeit charakterisirt sich demnach als eine Disposition des Vorstellens, durch
welche jede der Heilvorstellung entgegentretende Idee, jeder Zweifel
an der bevorstehenden Genesung unterdrückt wird; sie involvirt
die unerschütterliche Ueberzeugung, dass die göttliche Hilfe unmittelbar in Folge des eigenen Gebetes oder der Fürsprache der
Muttergottes oder bei der Anwendung eines bestimmten Mittels
(Lourdes-Wasser etc.) sich zeigen werde. Es ist ohne Weiteres begreiflich, dass diese Art der Gläubigkeit weit weniger verbreitet
ist als die religiöse Gläubigkeit im Allgemeinen.

Das Vorgehen, durch welches in den protestantischen Gebets-
oder Glaubensheilanstalten in der Schweiz, England und Nordamerika und seitens einzelner nicht in Anstalten thätiger Glaubensheiler manche Kranke von ihren Leiden befreit werden, variirt
in mehreren Beziehungen; die psychischen Vorgänge, durch welche
die Heilung in diesen Fällen herbeigeführt wird, sind jedoch im
Wesentlichen immer dieselben wie bei den Wunderkuren an Wallfahrtsorten, nur die Art der Anregung dieser Vorgänge ist eine
verschiedene. In der Zeller'schen Anstalt in Männedorf werden
täglich zweimal Versammlungen abgehalten, in welchen für jeden
Insassen der Anstalt gebetet wird. Ausserdem bedient sich
Zeller der Handauflegung auf den kranken Körpertheil und der
Salbung desselben mit Oel. Das Hauptgewicht legt Zeller auf
das Beten. Die ganze Hausordnung und Lebensweise in der Anstalt und die Berichte von früher erzielten Glaubensheilungen
unterstützen jedenfalls die Suggestion der Heilung sehr wesentlich
und erzeugen eine hoffnungsvolle Stimmung. In England werden
nach der Mittheilung Shofield's die Glaubensheilungen häufig bei
Gottesdiensten unternommen. Diejenigen, welche geheilt zu werden wünschen, müssen vortreten, Diaconissen legen ihnen während

des Gebetes die Hände auf, dann salbt ihnen der amtirende Geistliche das Haupt, wobei er für jeden Einzelnen besonders betet. Von dem Patienten wird bei dieser Procedur völlige Hingabe des Leibes, der Seele und des Geistes an Gott verlangt, und wenn der Erfolg ausbleibt, so wird dies auf Mangel an Glauben oder Hingabe zurückgeführt. Etwas stürmischer scheint es in den Glaubensheilungsversammlungen der Heilsarmee zuzugehen. In diesen wird ebenfalls der Kranke gesalbt und dann ihm von den vereinten Glaubensheilern mit lauter Stimme zugerufen: „er ist geheilt, er ist geheilt, ich glaube es, ich glaube es". Der Kranke soll in dieses Jauchzen mit den Worten einstimmen: „Ich bin geheilt, ich bin geheilt." Es wird hier also dem Kranken die Vorstellung der Heilung in sehr energischer, bei den übrigen Gebetsheilproceduren in minder gewaltsamer, aber immerhin sehr wirksamer Weise von aussen suggerirt, während bei den Wallfahrten der Kranke sich die Heilvorstellung mehr selbst suggerirt.

Die plötzlichen Heilungen, welche durch die Kraft des Glaubens zu Stande kommen, betreffen in den einzelnen Krankheitsfällen nur gewisse Symptome. Hysterische Lähmungen, Krämpfe, Sprachstörungen, Amblyopien und Oedeme, auch Schmerzen können ebenso rasch schwinden als sie auftreten, dagegen bleibt, wie Charcot ermittelte, nach der plötzlichen Beseitigung einer Contraktur an der befallenen Extremität noch eine Anzahl von Tagen Steigerung der Sehnenreflexe nachweisbar; auch hysterische Muskelatrophien gleichen sich nur allmählich aus.

Was wir hier nicht unerwähnt lassen können, ist, dass das Wunder so mancher Glaubensheilungen bei genauerer Untersuchung auf irrthümliche Diagnosen zurückzuführen ist; derartige Irrthümer widerfahren nicht lediglich den Diis minorum gentium. Petit berichtet von einem 49jährigen Manne, welcher seit sechs Jahren von Tabessymptomen heimgesucht war und dessen Leiden von einer Anzahl hervorragender französischer Aerzte(Charcot, Ball, Sée, Durand-Fardel u. A.) als Tabes bezeichnet wurde. Da alle ihm von ärztlicher Seite verordneten Kuren keinen Erfolg hatten, suchte der Kranke in seiner Verzweiflung Heilung in Lourdes und fand sie auch dort. Er litt eben nicht an wirklicher Tabes, sondern an der als hysterische Pseudotabes bezeichneten hysterischen

Affektion. Der amerikanische Arzt Fowler beobachtete bei einer
Anzahl von Hysterischen in der Brust Geschwülste, welche zum Theil
über hühnereigross waren. Berühmte Chirurgen hatten bei mehreren dieser Kranken die Geschwulst als bösartige Neubildung
betrachtet und die Amputation der Brust vorgeschlagen; die
Tumoren verschwanden jedoch sämmtlich unter psychischer Behandlung. Ein Fall dieser Art ist mir in lebhafter Erinnerung; bei
der betreffenden Patientin hatte sich vielleicht nach einem Falle
mit Quetschung der Brust eine über hühnereigrosse verschiebbare
Geschwulst in einer Brust entwickelt; mein als Chirurg gewiss mit
Recht sehr gefeierter verstorbener Lehrer Nussbaum, ein Mann
von immenser chirurgischer Erfahrung, bezeichnete die Geschwulst
als Sarkom und erklärte die Amputation der Brust für unvermeidlich, wobei er mir gegenüber noch bemerkte, dass sein Freund
Thiersch in Leipzig bei einem vor Kurzem stattgehabten Besuche
ebenfalls für die Nothwendigkeit der Brustamputation bei derartigen Neubildungen sich ausgesprochen habe. Zufälliger Weise
gestattete mir der ungünstige Gesundheitszustand der Patientin
nicht, derselben anzurathen, die Operation sofort vornehmen zu
lassen; und dies war ihr Glück, denn die Geschwulst verschwand
alsbald ohne jedes Zuthun spurlos. Hätte die Patientin eine Wall-
fahrt vorher unternommen, so würden viele weit eher geneigt sein,
eine Wunderheilung anzunehmen, als einem so erfahrenen Chirurgen wie Nussbaum einen so schwer wiegenden Irrthum zuzutrauen. Hiemit möchte ich natürlich keinen Stein auf diesen so
hoch verdienten Mann werfen; ich möchte nur andeuten, dass
das, was am grünen Aste geschieht, wohl noch viel häufiger am
dürren Holze sich ereignen wird.

V. Abschnitt.

Specielle Psychotherapie.

I. Krankheiten des Nervensystems.

a) Organische Gehirn- und Rückenmarkskrankheiten.

A priori liegt die Annahme nahe, und gar manche Aerzte mögen derselben huldigen, dass die Erkrankungen des centralen Nervensystems, welchen grobe anatomische Läsionen zu Grunde liegen, für die psychische Behandlung kein Feld bieten. Diese Annahme ist jedoch, wie wir sogleich zeigen werden, entschieden irrthümlich. Es ist zwar sicher, dass wir durch psychische Einwirkungen weder einen Blut- oder Erweichungsherd im Gehirn beseitigen, noch degenerirte Strangpartien im Rückenmarke ad integrum restituiren können, dass wir überhaupt auf psychischem Wege ebenso wenig als durch irgend ein somatisches Heilverfahren den Ersatz zu Grunde gegangener Nervenzellen und die Wiedervereinigung unterbrochener Leitungsbahnen herbeizuführen vermögen.

Nichtsdestoweniger sind wir auch bei den in Frage stehenden Leiden häufig im Stande, den Patienten durch eine sachgemässe psychische Behandlung sehr werthvolle Dienste zu leisten. Die Symptome, mit welchen die organischen Erkrankungen des Gehirns und Rückenmarks einhergehen, sind nicht sämmtlich durch den Untergang von Nervenzellen und Fasern bedingt. Neben den eigentlichen Ausfallsymptomen bestehen meist noch Störungen, welche auf geringeren, die Funktion nicht vollständig aufheben-

den, sondern lediglich beeinträchtigenden Schädigungen der Nerven-
elemente beruhen oder durch Reizungs- oder Hemmungsvorgänge
oder accessorische Cirkulationsanomalien bedingt sind. Zur Ausgleichung dieser Störungen kann die psychische Behandlung jedenfalls Vieles beitragen. „Le trouble fonctionel", bemerkt Bernheim,
„dans les maladies des centres nerveux dépasse souvent le champ
de la lésion anatomique; celle-ci retentit par choc ou irritation
dynamique sur les fonctions des zones voisines. Et c'est contre
ce dynamisme modifié, indépendant d'une altération matérielle
directe que la psycho-thérapeutique peut être toute-puissante."
Wir können auf psychischem Wege centrale Erregungen auslösen,
durch welche die Leitungswiderstände wenig veränderter Bahnen
überwunden, unter Umständen auch neue Bahnen für die Leitung
gewisser Impulse eröffnet, abnorme Reizungs- und Hemmungsvorgänge aufgehoben und Cirkulationsstörungen beseitigt werden. Die
Beobachtung lehrt ferner, dass in vielen Fällen durch psychische
Momente organisch bedingte Störungen (z. B. Lähmungen) in ihrer
Intensität und Tragweite wesentlich gesteigert werden. So finden
wir bei der Untersuchung von Kranken nicht selten, dass die
Leistung einer oder beider Unterextremitäten beim Gehen und
Stehen durchaus nicht der Leistung entspricht, welche die Prüfung
der Funktionsfähigkeit der einzelnen Muskelgruppen ergiebt, dass
Aengstlichkeit und Mangel an Willensenergie oder Scheu vor
Schmerzen den Kranken jene Bewegungsfähigkeit, welche die ana-
tomische Läsion ihnen gelassen hat, zum grössten Theile raubt.
Es unterliegt aber auch keinem Zweifel, dass durch psychische
Einflüsse — Autosuggestionen — ursprünglich organisch bedingte
Funktionsstörungen nach Beseitigung der organischen Ursache unbegrenzte Zeit sich forterhalten können. Durch die Hinwegräu-
mung solcher schädigender psychischer Momente wird es den
Kranken ermöglicht, die Leistungen, welche der anatomische Zustand ihrer Centralorgane gestattet, in vollem Umfange zu ver-
richten. Endlich darf nicht unberücksichtigt bleiben, dass wir
häufig neben den von organischen Veränderungen abhängigen krankhaften Erscheinungen eine Reihe anderer finden, welche Folge
eines neurasthenischen Zustandes oder rein psychischen Ursprungs
sind (Combination organischer Erkrankungen des Gehirns und

Rückenmarks mit Neurasthenie und Hysterie.) Unter den psychotherapeutischen Maassnahmen, welche hier in Betracht kommen,
kann naturgemäss die Aufklärung des Kranken auf den von der
bestehenden anatomischen Läsion abhängigen Complex von Symptomen keinen direkten Einfluss ausüben; sie ist jedoch für den
Gemüthszustand des Patienten und damit für dessen Allgemeinbefinden von grosser Bedeutung. Ob und inwieweit wir bei unseren
Aufschlüssen und Versicherungen den wirklichen Sachverhalt offenbaren dürfen oder diesen verschleiern müssen, dies hängt im All-
meinen von der Art des Leidens und der geistigen Individualität
des Kranken, mitunter auch von den besonderen Umständen des
Falles ab, z. B. der Nothwendigkeit, den Kranken zu bestimmen,
dass er sich einer als erforderlich erkannten Therapie unterzieht.
Hat der Patient einen Schlaganfall erlitten, so wird man ihm
diesen Umstand gewöhnlich nicht verheimlichen können. Dagegen
besteht meist kein Anlass, demselben die nächste Ursache des
Schlaganfalles, Gehirnblutung oder Erweichung, noch weniger die
entferntere Atheromatose, Embolie etc. mitzutheilen. Neigt der
Kranke bezüglich seiner Apoplexie einer besonders günstigen Auffassung zu, z. B. dass dieselbe nur von einer Congestion herrührt,
oder dass es sich bei derselben um einen sogenannten Nervenschlag
handelt, so wird man ihn in dieser ihn beruhigenden Ansicht ohne
Noth nicht stören, vielmehr ihn in derselben bestärken. In der
ersten Zeit nach dem Eintritte einer Apoplexie, so lange der
weitere Verlauf nicht zu übersehen ist und es vor allem darauf
ankommt, den Kranken zu beruhigen, seine Kräfte zu erhalten,
kann durch möglichst günstige Stellung der Prognose nie geschadet,
sondern nur genützt werden. Sind dagegen Wochen und Monate
bereits verstrichen, die indirekten Herdsymptome geschwunden und
nur die direkten verblieben, haben sich zu der bestehenden Hemiplegie Contracturen gesellt, so ist es, wie wir bereits bemerkten,
eine Grausamkeit gegen den Kranken, in demselben die Hoffnung
auf vollständige Genesung, welche sich nie erfüllen kann, anzuregen
und zu nähren. Der Vortheil der grösseren temporären Beruhigung,
den man durch solches Vorgehen erzielt, wird durch die nothwendig folgende Enttäuschung mehr als aufgewogen. Was wir
hier bezüglich der Apoplektiker bemerkten, gilt in gleicher Weise

für alle Kranken mit unheilbaren Gehirn- oder Rückenmarksleiden. Erregt bei diesen Patienten mitunter auch der Gedanke, dass sie auf vollständiges Gesundwerden verzichten müssen, zunächst sehr bittere Gefühle, so gewöhnen sie sich doch in der Regel allmählich an diesen Gedanken und finden dann auch in der ihnen in Aussicht gestellten Besserung jenes Maass von Trost, dessen dieselben zu ihrer Aufrechterhaltung bedürfen. Die Aussichten, welche wir dem Kranken durch unsere Prognose eröffnen, dürfen natürlich nicht durch die Diagnose, die wir ihm mittheilen, geschmälert oder gar aufgehoben werden. In dieser Beziehung ist vor allem zu berücksichtigen, dass organische Rückenmarkskrankheiten noch immer als unheilbare und im Laufe der Zeit zu einem trostlosen Siechthum führende Leiden ziemlich allgemein gelten. Wir können daher z. B. bei Tabetischen schwerlich die Hoffnung auf Besserung nachhaltig anregen, wenn wir denselben über ihren Zustand reinen Wein einschenken; wenn nicht besondere Umstände uns nöthigen, solchen Kranken über die Natur ihres Leidens wahrheitsgemässe, genauere Aufschlüsse zu ertheilen, was sehr selten der Fall ist, empfiehlt es sich entschieden, denselben gegenüber über die allgemeine Bezeichnung „Nervenleiden" nicht hinaus zu gehen [1]. Aehnlich haben wir es bei Gehirnkranken zu halten. Einem Tumorkranken z. B. wird man, wenn die Möglichkeit eines operativen Eingriffes nicht vorliegt, jedenfalls besser keine Kenntniss von der Art seines Leidens geben.

Bei einem grossen Theile der hier in Betracht kommenden Kranken, insbesonders den mit unheilbaren Lähmungszuständen Behafteten beschränkt sich das, was ärztlicherseits zu leisten ist,

---

[1] In ähnlichem Sinne hat sich jüngst Erb (Die Therapie der Tabes, Volkm. Samml., Nr. 150, N. F., 1896) geäussert, dessen Mahnungen gewiss allseitig auf Beachtung Anspruch erheben dürfen: „Und da möchte ich noch ein kurzes Wort sagen über die psychische Behandlung der Tabischen, die von hervorragender Wichtigkeit ist; das versteht sich bei dieser Art Leiden von selbst. Ich ermahne Sie, darauf jederzeit Bedacht zu nehmen, den Kranken die Schwere und den Verlauf ihres Leidens thunlichst zu verhüllen, ihr Vertrauen und ihre Hoffnung stets auf's Neue zu beleben, durch Ihre nie ermüdende Theilnahme und Fürsorge günstig auf ihre Stimmung zu wirken. Sie werden dadurch manchem Kranken sein schweres Leben erträglicher machen und in diesem Sinne auch der Suggestivtherapie — in jeder erlaubten Form — eine gewisse Bedeutung bei der Tabes zuerkennen."

in der Hauptsache auf die Regelung der Lebensweise und Pflege. Bei den Vorschriften, welche wir zu diesem Behufe geben, haben wir darauf Bedacht zu nehmen, dass von dem Kranken alles fern-gehalten wird, was auf seinen psychischen Zustand ungünstig wirken könnte, Belästigung durch Unruhe in der Umgebung, Lärm, musikalische Uebungen und dergleichen, widrige gemüth-liche Erregungen. Die möglichste Verhütung letzterer erheischt sorgfältiges und liebevolles Eingehen auf die geistige Individualität des Kranken; die Wünsche und Neigungen desselben sollen, soweit sich dies ohne Schaden für denselben machen lässt, Berücksich-tigung finden; der Kranke muss aber auch gegen unverständige Theilnahmsbezeugungen und unbesonnene Aeusserungen seitens Dritter thunlichst geschützt werden. Passende Zerstreuungen, unter Umständen auch Beschäftigung können sehr viel dazu bei-tragen, dem Leidenden seinen Zustand erträglich zu machen. Demjenigen, der gerne eine Partie Skat oder Whist spielt, soll daher dieses Vergnügen nicht vorenthalten werden, vorausgesetzt, dass dasselbe ihn nicht geistig zu sehr anstrengt und ihm auch keine Aufregung verursacht. Gelähmte Rückenmarksleidende sind oft noch geschäftlich oder litterarisch thätig, und die verbliebene Fähigkeit, zu arbeiten, gewährt ihnen Trost, söhnt sie in gewissem Maasse mit ihrem traurigen Schicksale aus. Die Beschäftigung beeinflusst auch ihren Zustand nicht in ungünstiger Weise, wenn dabei keine Ueberanstrengung statt hat. Gehirnkranke ertragen dagegen geistige Beschäftigung meist schlecht, namentlich wenn dieselbe mit Verdriesslichkeiten und Sorgen verknüpft ist. Man thut daher im Allgemeinen sehr gut, dieselben von der Theilnahme an Geschäften und auch von Zerstreuungen zurückzuhalten, welche den Geist allzusehr in Anspruch nehmen. Schon längeres Ver-weilen in grösserer Gesellschaft kann denselben nachtheilig werden. Während der besseren Jahreszeit ist auch wegen der vortheilhaften Einwirkung auf den psychischen Zustand dafür Sorge zu tragen, dass der Patient möglichst oft in's Freie kommt und ihm hiebei Gelegenheit geboten wird, sich den freundlichen Eindrücken der Natur hinzugeben. Der Aufenthalt im Freien ist bei vielen Gelähmten an die Benützung eines Fahrstuhles geknüpft, zu dessen Anschaffung und Gebrauch sich auch wohlsituirte Patienten oft

nur nach längerem Zögern und sehr widerstrebend entschliessen.
Die an sich gerechtfertigte Scheu dieser Kranken, ihre Hilflosigkeit aller Welt zu offenbaren, wird leichter überwunden und die
traurige Nothwendigkeit ihnen viel annehmbarer gemacht, wenn
man ihnen vorstellt, dass dieser Behelf nur vorübergehend nothwendig sei, und dass mit dem Gebrauche des Fahrstuhls noch
keineswegs die Hoffnung auf Wiedererlangung der Gehfähigkeit
aufgegeben werden müsse, vielmehr der hiedurch ermöglichte
Luftgenuss bei völliger Schonung zur Wiedererlangung dieser
Fähigkeit sehr beitrage.

Zur Besserung und Ausgleichung von Lähmungszuständen sind
wir oft in der Lage, durch eine gewisse psychische Gymnastik beizutragen. Man kann dieselbe in der Weise vornehmen, dass man
den Patienten auffordert, bestimmte Bewegungen möglichst kräftig
zu intendiren, ohne sich dabei um den Erfolg zu kümmern, oder
das von Lehmann empfohlene Verfahren (vergleiche p. 125) einschlagen.

Auch die Suggestivbehandlung kann bei den hier in Betracht
kommenden Krankheiten in reichlichem Maasse Anwendung finden,
und manche therapeutische Methode, deren Erfolge man physikalischen Einflüssen zuschrieb und zum Theil noch zuschreibt, ver-
dankt ihre Wirksamkeit wesentlich dem suggestiven Faktor. In
erster Linie eignen sich für die Suggestivbehandlung die Erscheinungen, welche nicht direkt durch die bestehenden organischen
Läsionen bedingt sind, Störungen des Allgemeinbefindens, Appetit-
und Schlafmangel, Kopfschmerz, Schwindel etc. Aber auch die
durch strukturelle Veränderungen der Nervencentren herbeigeführten
Funktionsstörungen sind in gewissem Maasse dem Suggestionsein-
flusse zugänglich, wie wir schon oben andeuteten. Von der verbalen Suggestion im Wachen wird man nur selten erheblichen
Nutzen sehen. Ungleich mehr erreichen wir gewöhnlich mit der
larvirten Suggestion, die je nach der Art der zu beseitigenden
Störung und der Individualität des Kranken verschieden gestaltet
werden muss. Bei Schmerzen erzielen wir oft durch indifferente
Pulver, Einreibungen, Umschläge oder ähnliche äussere Applikationen Linderung, bei Schwächezuständen und Lähmungen lassen
sich Elektricität und Massage mit Vortheil verwerthen; bei sen-

siblen und sensoriellen Anästhesien hat man von der Metallotherapie, speziell von der Magnetanwendung in einer Anzahl von
Fällen auffällige Erfolge gesehen. So berichtet Bernheim über
einen Fall, in welchem eine sensitiv-sensorielle, an eine organische
(wahrscheinlich durch einen Erweichungsherd bedingte) Hemiplegie
von 4jährigem Bestande geknüpfte Hemianästhesie durch Magnet-
applikation in einigen Tagen beseitigt wurde; in einem weiteren
von Bernheim beobachteten Falle, in welchem es sich ebenfalls
um eine cerebrale Herderkrankung, wahrscheinlich einen Erweichungsherd handelte, wurde eine seit vier Monaten bestehende, vollständige sensitiv-sensorielle Hemianästhesie, welche mit Hemiparese
vergesellschaftet war, in 10 Tagen durch Anlegen von Magneten
geheilt. Mit der Wiederherstellung der Sensibilität ging hier eine
Zunahme der Muskelkraft in den paretischen Extremitäten einher.
Noch bemerkenswerther ist der Erfolg der Magnetanwendung in
einem dritten von Bernheim beobachteten Falle: „Ein Mann
von 49 Jahren leidet seit 9 Jahren an den Symptomen einer
Kleinhirnerkrankung: apoplektischen Anfällen, Hinterhauptsschmerz,
Schwanken beim Gang, Schwindelgefühl bei der mindesten Bewegung
des Kopfes gegen die Wirbelsäule und an seit zwei Jahren bestehender sensitiv-sensorieller Hemianästhesie. Ein auf das Gesicht
gelegter Magnet beseitigt zuerst den Schwindel und stellt dann die
sensitiv-sensorielle Sensibilität wieder her. Dann folgt eine allmähliche Wiederherstellung der Sensibilität am Rumpfe und an
den linksseitigen Extremitäten mit Steigerung der Muskelkraft.“
    Die zumeist transitorischen und gewöhnlich nur einzelne
Symptome betreffenden Besserungen, welche durch Suspensionsbehandlung bei Tabes und anderen chronischen, nicht durch Compression bedingten Rückenmarkerkrankungen erreicht werden,
lassen sich nach den Erfahrungen Haushalter's und Hirt's
kaum auf einen anderen Faktor als auf die Suggestionswirkung
des Verfahrens zurückführen. Man scheint diese anfänglich von
manchen Autoren energisch bekämpfte Auffassung gegenwärtig
ziemlich allgemein adoptirt zu haben; die Suspensionsbehandlung
Tabetischer, von welcher man sich einige Zeit sehr viel ver-
sprach, wird nur wenig mehr geübt. Auch die beschränkten und
vorübergehenden Erfolge so mancher Badekuren bei einzelnen

hier·in Frage stehenden Leiden[1]) dürften in der Hauptsache durch
suggestive Einflüsse zu Stande kommen. Jedenfalls macht das
Vertrauen, welches man in weiten Kreisen der Heilkraft der
Bäder bei chronischen Erkrankungen des Nervensystems entgegen-
bringt, diese zu einer sehr geeigneten Form der larvirten Sug-
gestivbehandlung. Auch von der Hypnose, resp. der hypnotischen
Suggestion ist von einer Anzahl von Beobachtern bei organischen
Gehirn-und Rückenmarksaffektionen mit günstigem Erfolge Gebrauch
gemacht worden. Bernheim erzielte hiedurch beachtenswerthe
Resultate bei cerebralen Herderkrankungen (Beseitigung von Con-
tracturen, Besserung von Lähmungserscheinungen); in einem als
Myélite diffuse subaigue des cordons antérieurs (?) bezeichneten
Falle wurde der Lähmungszustand der Beine beträchtlich gebessert.
Bei mehreren Ataktischen gelang es Bernheim durch hypnotische
Suggestion temporär lanzinirende Schmerzen, gastrische Krisen
und Blasentenesmus zu beseitigen. Bei einem dieser Kranken
wurde für eine gewisse Zeit die Gehfähigkeit in sehr auffälliger
Weise gebessert; derselbe, früher unfähig sich aufrecht zu erhalten,
vermochte ohne Benützung eines Stockes zu gehen. Ebenso gelang
es Bernheim bei mehreren Kranken mit spastischer Spinal-
paralyse die Steigerung der Sehnenreflexe und die vorhandenen
Contracturen für kürzere oder längere Zeit zu verringern. In
einem Falle von multipler Sklerose erhielt sich die Besserung
sechs Monate. Dass der Verlauf der Tabes dorsalis, der multipen
Sklerose etc. durch die Suggestion nicht aufzuhalten ist, gesteht
Bernheim selbstverständlich zu. Auch Fontan (Toulon) berichtet,
dass er bei organischen Gehirn- und Rückenmarksleiden (Gehirnblutung, Myelitis, Tabes) durch hypnotische Suggestion manchen
Kranken Erleichterung zu verschaffen vermochte durch Mehrung
der Kraft gelähmter Glieder, Beseitigung von Schmerzen etc.
Dieser Autor erklärt, dass bei den von Blutherden abhängigen
Hemiplegien ein Erfolg von der Suggestion nur dann zu erwarten
ist, wenn weder Hyperästhesie noch Contracturen an den gelähmten
Gliedern bestehen. Wenn in solchen Fällen auch ohne Hypnose

---

[1]) So z. B. bei lange bestehenden cerebralen Herderkrankungen, apoplektischen und Erweichungsherden.

die Lähmung sich verlieren kann, so wird sie doch durch Zuhilfenahme dieser gewöhnlich viel rascher geheilt als ohne dieselbe.
Grossmann erachtet überhaupt die Fälle von Erkrankung des
peripheren und centralen Nervensystems und der Muskulatur,
die an sich schon die Tendenz haben, zurück zu gehen, als ein
ganz besonders dankbares Feld für hypnotische Suggestion. Diese
Leiden können zweifellos auch ohne Hypnose einen günstigen
Ausgang nehmen, allein man begegnet doch zuweilen, wie Grossmann mit Recht hervorhebt, Fällen, in welchen die Funktionsstörungen sich nicht entsprechend dem Rückgange der anatomischen
Veränderungen ausgleichen, in welchen Furcht vor Schmerzen,
Autosuggestionen und Willensschwäche den Kranken verhindern,
wieder die volle Herrschaft über seine Glieder zu erlangen, auch
nachdem der pathologische Prozess im Nervensystem im Wesentlichen abgelaufen ist. In diesen Fällen kann durch sorgfältig
bemessene, allmählich mit den Anforderungen steigende Uebungen
in der Hypnose, deren Erfolgen durch entsprechende Suggestionen
und Uebungen auch im wachen Zustande Dauer verschafft wird,
entschieden genützt werden.

b) Neurasthenie.

Die Maassnahmen, welche in der psychischen Therapie der
Neurasthenie zur Anwendung kommen, sind zum Theil solche,
welche auf den Allgemeinzustand des Nervensystems einzuwirken
bestimmt und geeignet sind — Allgemeinbehandlung —, zum Theil
solche, welche sich in erster Linie gegen einzelne Krankheitserscheinungen richten — symptomatische Psychotherapie. Beide
Arten der Behandlung lassen sich nicht stricte trennen, sofern
das, was günstig auf den Allgemeinzustand wirkt, auch die einzelnen Symptome günstig beeinflusst, und umgekehrt die Besserung
oder Beseitigung einzelner Symptome wieder vortheilhaft auf den
Allgemeinzustand zurückwirkt. In das Gebiet der Allgemeinbehandlung gehört vor allem die Beseitigung psychischer Schädlichkeiten, welche das bestehende Leiden herbeiführten oder an der
Ausbildung und Unterhaltung desselben betheiligt sind. Im Wesentlichen handelt es sich hiebei um das Verbot geistiger Ueberanstrengung oder geistiger Anstrengung überhaupt und die Fürsorge

für Fernhaltung nachtheilig wirkender gemüthlicher Erregungen;
die Durchführung dieses Erfordernisses lässt sich häufig nicht
ohne Entfernung des Patienten aus seiner gewohnten Umgebung
(Isolirung) erreichen. Bei neurasthenischen Zuständen, welche erst
kurze Zeit bestehen, und bei Mangel erblicher Belastung genügt
diese negative psychische Behandlung zumeist zur Heilung der
bestehenden Störungen und eine Luftveränderung (Landaufenthalt
oder nicht sehr ausgedehnte Reise) erweist sich dabei gewöhnlich
als förderliches Moment.

Unter den Mitteln, durch welche wir eine positive heilsame
Beeinflussung der Psyche des Kranken erzielen, figurirt in erster
Linie die Aufklärung desselben über sein Leiden. Durch diese
werden, wenn sie in der richtigen Weise gegeben wird, die Sorgen
und Zweifel des Kranken über die Bedeutung der bei ihm vorhandenen nervösen Störungen und hiemit alles, was seine angst-
erfüllte Phantasie zur Verstärkung und Ausbreitung derselben beigetragen oder direkt an Symptomen produzirt hat, weggeräumt.
Die Aufklärung muss sich nicht nur auf die Art und voraussicht-
liche Dauer des Leidens, sondern auch auf die Ursachen desselben,
soweit diese zu eruiren sind, erstrecken und soll auch Andeutungen
über den möglichen Verlauf, das so häufig vorkommende Schwanken
des Zustandes auf und abwärts enthalten.

Eine weitere sehr gewichtige Aufgabe der positiven psychischen
Behandlung ist die Regulirung der Lebensweise und die geistige
Direktion des Leidenden. Durch diese Maassnahmen führen wir
nicht nur eine wohlthätige Gemüthsberuhigung herbei, indem wir
die zum grössten Theil wegen ihres Zustandes ängstlichen Patienten
von Sorgen und Zweifeln, ob sie sich nicht durch ihre Lebensweise
irgendwie schaden werden, befreien; wir sind durch dieselben auch
in der Lage, das Verhalten des Kranken in einer Weise zu
gestalten, welche seiner Gesundheit direkt förderlich ist. Die Vorschriften, welche wir geben, müssen die ganze Lebensführung des
Patienten umfassen, die Ernährung, die Art und Dauer der geistigen
und körperlichen Beschäftigung und der Zerstreuungen, den Verkehr
mit anderen Personen (Verwandten, Freunden, Fremden), die Zeit
für Ruhe und Schlaf bei Tag und Nacht. Dabei ist besonderes
Augenmerk darauf zu richten, dass der Patient von krankhaften

oder schädlichen Vorstellungen und Stimmungen abgelenkt, zur
Bethätigung seiner Willenskraft consequent angehalten[1]) und
dadurch sein Selbstvertrauen mehr und mehr gehoben wird. Die
Weisungen, welche man ertheilt, müssen natürlich der Leistungsfähigkeit des Patienten, seiner psychischen Individualität und
äusseren Stellung angepasst und deren Ausführung, soweit als
thunlich, stetig überwacht werden. Bei den willensschwachen,
mit hereditärer Neurasthenie Behafteten ist der Arzt oft zu per-
sönlichem Eingreifen und unablässigen Mahnungen genöthigt, um
den Vollzug seiner Anordnungen durchzusetzen; andere Neurasthenische haben im Gegentheil eine Neigung, bei ihren Leistungen
über die Schnur zu hauen, aus Ehrgeiz, Pflichtgefühl, Liebe zu
anderen oder auch wegen des momentanen Vergnügens, welches
die Thätigkeit bereitet, sich zuviel zuzutrauen; hier muss der
schädliche Eifer gezügelt, der Unbedachtsamkeit durch ernste Ver-
mahnung entgegen gewirkt werden.

Von grosser Bedeutung für die Psyche des Leidenden sind
auch die Wirkungen der somatischen Heilmittel, welche bei neurasthenischen Zuständen so oft Anwendung finden. Jede therapeutische Procedur, jede arzneiliche Verordnung, welche in irgend
einer Beziehung Besserung des Zustandes herbeiführt, wirkt auch
psychisch als Heilmittel, sofern dadurch der Leidende in seinem
Vertrauen zu dem behandelnden Arzte bestärkt und von wohl-
thätiger Hoffnung erfüllt wird. Auf der anderen Seite sind aber
Neurasthenische auch sehr geneigt, bei ungünstiger Beeinflussung
ihres Befindens durch eine Behandlung sogleich Muth und Vertrauen zu verlieren. Dies ist namentlich bei Verwerthung der
Elektro- und Hydrotherapie zu berücksichtigen, deren Leistungen
bei Neurasthenie keineswegs, wie manche glauben, lediglich oder
wesentlich auf Suggestion beruhen. In den Wasserheilanstalten
wird häufig durch eine allzu reichliche Anwendung dieser physikalischen Heilmittel (insbesonders hydriatischer Proceduren),
durch welche man den Erwartungen der Kranken bezüglich der
anstaltlichen Behandlung entsprechen und dieselben beschäftigen

---

[1] Betreffs der hiebei erforderlichen Maassnahmen siehe unter Willensgymnastik p. 119 u. ff.

will, entschieden geschadet, während die Menge der täglich zur
Anwendung gebrachten hydriatischen und sonstigen physikalischen
Mittel (Elektricität, Massage etc.) suggestiv auf den Zustand günstig
wirken sollte.

Von den einzelnen Symptomen des Leidens sind manche und
zwar sehr wichtige der Suggestivbehandlung in jeder Form wenig
oder gar nicht zugänglich. Hieher gehören vor allem die Herabsetzung der geistigen Arbeitskraft und die Gedächtnissschwäche,
von den Störungen auf motorischem Gebiete die verminderte
Leistungsfähigkeit der Muskulatur (die neurasthenische Amyos-
thenie). Von den Anomalien der psychischen Sphäre erweisen
sich dagegen Zwangsvorstellungen, Angstzustände (Phobien) und
Gemüthsverstimmungen häufig als lohnende Objekte der Suggestivtherapie, ebenso auch die verschiedenen neurasthenischen Sensibi-
litätsstörungen, Kopf-, Rücken- und Gliederschmerzen; auch bei
der nervösen Herzschwäche, der nervösen Dyspepsie und Enteropathie und den sexuellen Funktionsstörungen leistet diese Therapie
in vielen Fällen gute Dienste. Dagegen sind die Erfolge bei
Schlafmangel sehr schwankend; in manchen Fällen zeigen sich
sehr rasch günstige Wirkungen, in andern bleibt der gewünschte
Erfolg gänzlich aus. In der grossen Mehrzahl der Fälle kommt
man mit der Wach-Suggestion in der einen oder anderen Form
aus; die Zuhilfenahme der Hypnose erheischen vorwaltend die
Zwangsvorstellungen und Phobien, auf deren Behandlung wir an
späterer Stelle näher eingehen werden.

c) Hysterie.

Die Hysterie wird gegenwärtig von manchen Aerzten als ein
rein psychisches Leiden betrachtet. Zweifellos sind sehr viele hysterische Symptome psychischen Ursprungs, und auch jene Aeusserungen der Krankheit, für welche sich psychische veranlassende
Momente nicht nachweisen lassen, zeigen sich psychischer Beeinflussung mehr oder minder zugänglich. Es begreift sich daher,
dass bei der Bekämpfung der Hysterie der psychischen Behandlung die Hauptrolle zufällt.

Was zunächst die in das Gebiet der Allgemeinbehandlung
fallenden Maassnahmen betrifft, so gilt das bei der Behandlung der

Neurasthenie bez. der Beseitigung psychischer Schädlichkeiten, Aufklärung, Regulirung der Lebensweise und geistigen Direktion der Kranken Bemerkte in gleicher Weise für die Hysterie. Von manchen Seiten (insbesonders französischen Aerzten) wird das Hauptgewicht bei der psychischen Behandlung der Hysterie auf die Entfernung der Kranken aus ihrer bisherigen Umgebung, die Isolirung, gelegt. Sicher bilden in vielen Fällen die häuslichen Verhältnisse eine Quelle von psychischen Einflüssen, welche entschieden nachtheilig auf die Kranken einwirken, das Leiden unterhalten und steigern und eine erfolgreiche Behandlung in der Häuslichkeit erschweren oder auch ganz unmöglich machen. Desshalb dürfen wir uns jedoch nicht zu einer schablonenmässigen Anwendung der Isolirung verleiten lassen, wie sie z. B. Gilles de la Tourette übt; wir müssen vielmehr in jedem einzelnen Falle sorgfältig prüfen, ob Umstände vorliegen, welche die Versetzung der Patientin in eine andere Umgebung nöthig oder wünschenswerth machen, und ob die Vortheile einer etwaigen Isolirung nicht durch daran sich knüpfende Nachtheile aufgewogen werden: Hysterische können durch zwei Extreme in dem Verhalten ihrer Umgegend geschädigt werden, durch ein Uebermaass von Aufmerksamkeit, Bemitleidung und Nachgiebigkeit ebensowohl als durch Vernachlässigung oder direkt rohe, rücksichtslose Behandlung. Durch die übermässige Bemitleidung wird in der Kranken die Vorstellung geweckt, dass sie schwer leidend ist. Die damit Hand in Hand gehende übertriebene Beachtung einzelner Symptome seitens der Umgebung steigert deren Bedeutung auch in der Meinung der Leidenden und führt zur anhaltenden Fixirung der Aufmerksamkeit auf dieselben und damit zu deren Verschlimmerung oder wenigstens zum Persistiren derselben. Durch die zu weit gehende Nachgiebigkeit gegen die Wünsche der Kranken, welche die übermässige Bemitleidung gewöhnlich nach sich zieht, wird die Durchführung der ärztlichen Verordnungen häufig verhindert oder wenigstens eingeschränkt. Die lieb- und rücksichtslose Behandlung ruft auf der anderen Seite bei den Kranken schädliche gemüthliche Erregungen hervor, deren Einfluss auf das Leiden jedes ärztliche Bemühen illusorisch machen kann. Aufgabe des Arztes ist es natürlich in erster Linie, die Umgebung auf die

nachtheiligen Folgen ihres Verhaltens aufmerksam zu machen und
auf Aenderung desselben zu dringen; erst wenn er die Ueberzeugung gewinnt, dass seinem Verlangen in dieser Richtung nicht
entsprochen wird oder auch in Anbetracht der psychischen Beschaffenheit der Angehörigen nicht entsprochen werden kann, hat
er die Frage der Isolirung in Erwägung zu ziehen, und wenn die
materiellen Verhältnisse der Kranken dieselbe gestatten, und auch
sonst keine Bedenken sich dagegen erheben, diese Maassnahme mit
allem Nachdrucke in Vorschlag zu bringen. Auch zwei Extreme
in dem Verhalten der Kranken selbst können die Entfernung derselben aus ihrer Umgebung rathsam machen. Manche Hysterische
— gewöhnlich sind es psychopathisch belastete oder degenerirte
Individuen — kommen in Folge der übertriebenen Hingabe und
Bemitleidung seitens ihrer Angehörigen allmählich dazu, ihre Anforderungen an diese in rücksichtsloser Weise zu steigern und
dabei, da ihre Wünsche doch nicht immer erfüllbar sind, sich
häufig in schädigende Aufregung zu versetzen. Andere Hysterische,
Vertreterinnen des entgegengesetzten Charaktertypus, vernachlässigen
ihren Zustand in Folge eines Uebermaasses von Selbstlosigkeit; für
diese spielt das eigene Befinden und das eigene Interesse keine
Rolle, sie kennen nur die Sorge für das Wohl und die Bequemlichkeit ihrer Angehörigen und gehen in dieser ganz auf. Die allzu
Egoistischen müssen, wenn es irgend möglich ist, isolirt und dabei
in eine Umgebung versetzt werden, welche sie zu einer gewissen
Selbstbeherrschung zwingt. Bei den Hyperaltruistischen stossen wir
dagegen, wenn wir durch Isolirung ihnen zur erwünschten psychischen Ruhe verhelfen wollen, öfters auf die Schwierigkeit, dass
diese sich durch die Isolirung wegen der seelischen Beschaffenheit
der Patientin nicht erzielen lässt. Eine Frau z. B., welche mit
übermächtiger Liebe an ihren Kindern hängt, von welchen das
eine oder andere besonderer Fürsorge bedarf, nimmt die Sorge
um das Ergehen ihrer Lieblinge und die Sehnsucht nach diesen
auch in jede neue Umgebung mit. Die Gemüthserregungen, welche
die Trennung von der Familie hier nach sich zieht, können die
Vortheile, welche diese Maassnahme in Form einer gewissen äusseren
Ruhe für die Leidende mit sich bringt, nicht nur völlig ausgleichen,
sondern sogar übercompensiren. In derartigen Fällen bildet die

Isolirung das grössere von zwei Uebeln, zwischen welchen wir zu
wählen haben, wir müssen uns daher zumeist damit begnügen, auf
eine Entlastung der Kranken in ihrer Häuslichkeit hinzuwirken.
Bei der Bekämpfung der einzelnen hysterischen Symptome
tritt die Suggestivbehandlung in ihr Recht; die Hysterie bildet
auch die Hauptdomaine dieser Therapie. Schon die einfach verbale Suggestion im Wachzustande, die Ankündigung des Schwindens einer bestehenden Störung, der Befehl, eine bis dahin für
unmöglich gehaltene Leistung auszuführen etc., kann, wie wir an
früherer Stelle bereits gesehen haben, eine Heilwirkung hervor-
bringen. Insbesonders bei den hysterischen Anfällen lässt sich die
verbale Suggestion oft mit Vortheil verwerthen; wir werden auf
diesen Punkt noch zurückkommen. In der grossen Mehrzahl der
Fälle leistet uns jedoch die larvirte Suggestion gegen die einzelnen
hysterischen Erscheinungen entschieden bessere Dienste als die
rein verbale Suggestion. Der Erfolg der larvirten Suggestion
hängt jedoch, wenigstens in sehr vielen Fällen, wesentlich von der
Form ab, in welcher dieselbe angewendet wird; diese darf daher
durchaus nicht als etwas Nebensächliches betrachtet werden. An
früherer Stelle wurden bereits die verschiedenen Mittel und Proceduren, welche als Vehikel der Heilsuggestion dienen können,
angeführt und auch Andeutungen bezüglich der Auswahl des für
den einzelnen Fall Geeigneten gegeben. Wir erwähnten dort, dass
das gewählte Mittel und dessen Applikationsweise von einer Art
sein soll, dass hiedurch allein schon bei dem Patienten die Vorstellung der Heilung erweckt wird (unabhängig von jeder ärztlichen
Suggestion). Daneben kommt jedoch bei der grossen Suggestibilität der Hysterischen noch ein Umstand in Betracht. Manche
Kranke besitzen in Folge zufälliger Umstände — sie haben z. B.
von den günstigen Wirkungen eines Mittels in einem ähnlichen
Falle gehört — ein besonderes Vertrauen zu einem bestimmten
Mittel oder Kurverfahren, in Folge dessen die betreffende Art der
Suggestivbehandlung einen Erfolg erzielt, während andere anscheinend
geeignetere Suggestivmittel wirkungslos bleiben. So erwähnt Gilles
de la Tourette, dass eine 18jährige Hysterische zwei Jahre lang
vergeblich wegen einer Paraplegie behandelt wurde, als dieselbe
zufällig von einer Freundin hörte, dass eine gelähmte Person nach

dem Einnehmen gewisser Pillen plötzlich genesen sei. Man versicherte der Kranken, dass man die Zusammensetzung der fraglichen Pillen ermitteln wolle, und gab derselben nach einiger Zeit Pillen von angeblich der gleichen Composition, in Wirklichkeit von Mica panis; nach dem Einnehmen der dritten Pille erhob sich die Kranke und ging frei umher[1]). Ebenso können aber auch zufällige Umstände es bedingen, dass Kranke gegen bestimmte Mittel ein Misstrauen oder eine Aversion haben, von der Anwendung dieser wird man in der Regel besser absehen. Von grosser Wichtigkeit ist aber auch das Vertrauen der Patientin zu dem behandelnden Arzte; der Glaube an die Kunst des Arztes überträgt sich auoh auf die von demselben gegebenen Verordnungen; fehlt dieser Glaube, so bleibt die rein verbale Suggestion des Arztes sowohl als die larvirte Suggestivbehandlung gewöhnlich ohne Erfolg.

An sich sollte man glauben, dass sich durch die hypnotische Suggestion bei Hysterischen ungleich bessere Resultate erzielen lassen als durch die Wachsuggestion. Meine eigene Erfahrung lehrt jedoch, dass dies durchaus nicht immer zutrifft, dass in einer erheblichen Anzahl von Fällen sich die Wachsuggestion der hypnotischen in der Wirkung überlegen zeigt. Auch F o r e l erklärt, dass man nach seinen Wahrnehmungen bei Hysterischen durch geschickte Suggestion im Wachen mehr noch als durch förmliche (angekündigte) Hypnose erreicht. In der That sind die therapeutischen Leistungen der hypnotischen Suggestion bei Hysterischen ausserordentlich schwankend; während dieselbe uns in einer Reihe von Fällen sehr bedeutende, zum Theil sogar glänzende Dienste leistet, liefert sie uns in anderen Fällen nur Misserfolge oder höchstens temporäre Besserung. In welchen Umständen dies begründet ist, hierüber sind wir derzeit noch keineswegs genügend aufgeklärt; wir sind daher auch nicht in der Lage, a priori immer zu bestimmen, ob ein Fall sich für die hypnotische Behandlung eignet oder nicht. Vor allem scheinen die schwerkranken Hysterischen sich für die hypnotische Behandlung nicht zu quali-

---

[1]) P i t r e s brachte hysterische Lähmungen durch Verabreichung von Pillen von Methylenblau zum Schwinden; diese Pillen sind, da sie den Urin blau färben, sehr geeignet, die Vorstellung einer mächtigen Wirkung auf den ganzen Organismus hervorzurufen.

fiziren; sie sind in Folge ihres Zustandes zumeist unfähig, die
suggerirte Vorstellung festzuhalten und weiter zu verarbeiten.
Dann werden auch bei den hypochondrischen Hysterischen nur
selten besonders günstige Resultate erzielt. Diese Kranken mögen
sehr suggestibel sein, ihre Suggestibilität geht jedoch fast ganz
in Autosuggestibilität auf, sie halten ihre Antosuggestionen sehr
fest und sind dabei für Fremdsuggestionen sehr wenig zugänglich.
Manche Hysterische sind auch, wie wir bereits bemerkten, nicht
oder nicht genügend hypnotisirbar. Wegen dieses Umstandes und
der Unsicherheit der Leistungen der hypnotischen Suggestion pflege
ich im Allgemeinen, bei Hysterischen es zunächst mit der Wachsuggestion in der einen oder anderen Form zu versuchen; andere
ziehen in erster Instanz schon die Hypnose heran. Allgemein
giltige Vorschriften darüber, welche Art der Suggestivbehandlung
in erster Linie überhaupt oder einzelnen Symptomen gegenüber
anzuwenden ist, lassen sich nicht geben. Dass man ausser der
hypnotischen Suggestion auch die Hypnose ohne Suggestion bei
Hysterie symptomatisch gegen einzelne Zufälle verwerthen kann,
haben wir bereits erwähnt.

Bezüglich der Anwendung der kathartischen Methode und der
Emotionstherapie bei Hysterie sowie der Wunder- und Glaubenskuren können wir auf unsere Darlegungen an früherer Stelle verweisen.

Von den einzelnen Symptomen der Hysterie können wir hier
nur drei Gruppen berücksichtigen: Die Anfälle, die Schmerzen und
die Schwäche- und Lähmungszustände. Hängt das Auftreten der
einzelnen hysterischen Attaquen, wie es sehr häufig der Fall ist,
von gemüthlichen Erregungen ab, so ist in erster Linie auf die
Fernhaltung dieser (eventuell durch Isolirung der Patientin) hinzuwirken. Lässt sich vermuthen, dass die Anfälle mit einem peinlichen Erlebnisse — einem psychischen Trauma — zusammenhängen, über welches die Kranke keine Aufklärung geben kann,
so ist die kathartische Methode zu versuchen, deren Ergebnisse
allerdings nicht immer befriedigend sind, wie wir sahen. Bei
Kranken, welche nur an leichteren Anfällen (Anfällen mit geringen
motorischen Erscheinungen, leichten Schlafattaquen) leiden, kann
der Eintritt solcher öfters durch eine Willensanstrengung verhin-

dert werden, zu welcher die Patientin aufzufordern, man nicht
verabsäumen darf. In den übrigen Fällen tritt zunächst die
Suggestivbehandlung in ihr Recht. Die grossartigen Erfolge, welche
hier in einzelnen Fällen mit der hypnotischen Suggestivtherapie
erzielt werden, dürfen nicht zu dem Glauben verleiten, dass diese
Behandlungsmethode immer wirksam sein müsste. Neben den
Treffern erscheinen viele Nieten, wie v. Krafft-Ebing vor Kurzem
mit Recht betonte, und wir sind daher auch bei den Anfällen
keineswegs in der Lage, auf die larvirte Suggestivbehandlung in
der einen oder anderen Form zu verzichten. Wenn alle suggestiven
Stricke reissen, kann auch noch die Emotionstherapie herangezogen werden, die jedoch nicht zu weit gehen darf, wie wir an
früherer Stelle dargelegt haben.

Bei der ärztlichen Intervention während des Anfalles ist vor
allem zu berücksichtigen, dass die Hysterischen nicht, wie noch
vielfach geglaubt wird, während ihrer Anfälle das Bewusstsein
verlieren, ähnlich wie die Epileptischen. In der Regel besteht
während der Attaque nur eine mehr oder minder weit gehende
Trübung des Bewusstseins, welche das Fortbestehen einer gewissen
Suggestibilität durchaus nicht verhindert. Der Arzt hat die Aufgabe, die Umgebung auf diesen Umstand aufmerksam zu machen
und zu veranlassen, dass sie in ihrem Verhalten demselben entsprechend Rechnung trägt. Lautes Jammern über das Leiden im
Allgemeinen oder den eingetretenen Anfall im Besonderen, ängstliches und aufgeregtes Gebahren der Angehörigen ist geeignet, die
Kranke suggestiv ungünstig zu beeinflussen und dadurch den Anfall
zu verschlimmern oder zu verlängern. Die Aeusserungen des Arztes
und der Umgebung und deren Verhalten müssen darauf hinzielen,
die Kranke zu beruhigen und die Vorstellung bei ihr zu erwecken,
dass der Anfall von keiner Bedeutung ist und bald vorüber sein
wird. Bernheim versichert, dass es ihm in den meisten Fällen
gelingt, durch suggestive Bemerkungen: „Nun ist es zu Ende, der
Anfall bricht ab, wachen Sie auf", oder durch entsprechende
Aeusserungen an die Umgebung den Anfall sofort oder in einigen
Minuten zum Stillstand zu bringen; auch seine Sekundärärzte und
die Krankenschwestern seiner Klinik sollen sich des gleichen Verfahrens mit Erfolg bedienen. Unsere Hysterischen sind in ihren

Anfällen nicht immer der Suggestion in gleichem Maasse fügsam;
öfters erzielt man bei denselben nur eine vorübergehende Unterbrechung oder Abschwächung der Attaque; da jedoch auch diese
schon eine Erleichterung für die Kranken bildet, so darf man nie
auf den Versuch einer suggestiven Beeinflussung und Abkürzung
des Anfalles verzichten.

Auch bei den hysterischen Schmerzen kann durch die Umgebung viel genützt und viel geschadet werden. Lautes Mitjam-
mern, übermässige Besorgniss und Geschäftigkeit, um Erleichterung
zu verschaffen, wirken suggestiv ungünstig, während beruhigendes
Zureden, Ankündigung baldigen Nachlassens und Ablenkung der
Aufmerksamkeit recht oft sich nützlich erweisen. Die larvirte
Suggestion, mit Geschick und Ausdauer gehandhabt, leistet meist
sehr erspriessliche Dienste (elektrotherapeutische Proceduren, Einreibungen, Umschläge, Pflaster, Sinapismen, minimale Dosen wirksamer Arzneien oder indifferente Mittel in Form von Pulvern oder
subcutanen Injektionen, Bäder etc.). Bei der Auswahl unter diesen
verschiedenen Formen larvirter Suggestivbehandlung dürfen wir
das Vertrauen, welches die Leidende zu dem einen oder anderen
Mittel hat, nicht ganz unberücksichtigt lassen; für den Erfolg
kommt ja nie die Art des Mittels, sondern lediglich der Glaube
in Betracht, welchen die Kranke von der Wirksamkeit desselben
aus irgend einem Grunde schon hegt oder welcher ihr von dem
Arzte eingeflösst wird. Von Wichtigkeit ist es, dass die Umgebung
sich ernsthaft bemüht, den Glauben an die Wirksamkeit des Mittels
bei der Kranken zu fördern, und jedenfalls keine Zweifel, keine
Bedenken bezüglich desselben verlauten lässt.

Gelangen wir mit der larvirten Suggestion allein nicht an's
Ziel, so kann neben oder statt derselben die Hypnose in Anwendung
gezogen werden.

Hysterische Lähmungen lassen sich, wie wir gesehen haben,
durch psychische Einwirkungen verschiedener Art plötzlich zum
Schwinden bringen. Auf derartige Wunderkuren darf man jedoch
in der Regel nicht rechnen, sondern nur auf allmähliche Beseitigung
der Störungen. Die Anwendung der Elektricität bietet in psychotherapeutischer Hinsicht bei den Lähmungen mehrfache Vortheile.
Sie erweckt durch die Erregungen, welche die Hautreizung und

die ausgelösten Muskelcontractionen in der cortikalen Körpergefühlssphäre herbeiführen, lebhafte Bewegungsvorstellungen, mit
welchen sich die optischen Bilder der wahrgenommenen Glied-
bewegungen vergesellschaften; hiezu addirt sich die Vorstellung
von der Wirksamkeit der Elektricität als eines bei Lähmungen
jeder Art nützlichen Mittels, welche der Arzt, sofern der Patient
dieselbe nicht schon an sich besitzt, durch seine Erklärung anregen
muss. Da die Massage ebenfalls im Rufe steht, bei Lähmungszuständen gute Dienste zu leisten, so lässt sich dieselbe neben der
Elektrisirung mit Vortheil verwerthen. In den meisten Fällen sind
die hysterischen Gliedlähmungen nicht vollständig. Die Bewegungen,
deren Ausführung noch möglich ist, müssen immer geübt werden,
wobei darauf zu achten ist, dass der Kraftaufwand bei den
Bewegungen allmählich gesteigert wird. Auch durch dieses Verfahren wird bei dem Kranken die Vorstellung, dass er den betreffenden Theil bewegen kann, mehr und mehr angeregt. Bei Schwächezuständen und Lähmungen der Beine scheuen die Patienten oft
das Stehen und Gehen aus Angst vor dem Fallen. Nimmt man
ihnen diese Angst durch energischen Zuspruch und Gehversuche,
die man mit entsprechender Unterstützung vornehmen lässt,
so ist damit schon ein bedeutender Schritt zur Wiedererlangung
der vollen Bewegungsfähigkeit gethan. Anhaltende Bettruhe ist
bei Lähmungszuständen, welche nicht mit erheblicher allgemeinen
Schwäche verknüpft sind, entschieden zu verwerfen. Sie beeinträchtigt nicht nur die Ernährung der Muskulatur, sondern erhält
auch in den Kranken die Vorstellung der Bewegungsunfähigkeit
und Hilflosigkeit. Auch die hypnotische Behandlung der hysterischen
Lähmungen erheischt in der Regel Geduld und langsames Vorgehen; Heilungen in einer Sitzung bilden lediglich Ausnahmsvorkommnisse. Man muss in der Hypnose mit den Patienten Uebungen
vornehmen, welche successive ausgedehnt werden. Auch Massage
und Elektrisirung des gelähmten Gliedes kann zur Unterstützung
der verbalen Suggestion in der Hypnose herangezogen werden.

d) Angstzustände (Phobien) und Zwangsvorstellungen.

Bei der psychischen Behandlung der krankhaften Angstzustände (Phobien), welche wir so häufig bei Neurasthenischen und

13*

Hysterischen finden, haben wir in erster Linie die Intensität des
Affektes in Betracht zu ziehen. Wir können hier natürlich nicht
auf alle die verschiedenartigen Phobien eingehen, ein Beispiel muss
genügen, und als solches mag die am besten bekannte und ver-
breitetste Phobie, die bei dem Ueberschreiten von Plätzen und
Strassen sich einstellende Angst — die Platzangst, Agoraphobie —
dienen. Bei den leichtesten Graden dieser Phobie tritt nur beim
Ueberschreiten grösserer freier Plätze eine gewisse Unbehaglich-
keit oder Beängstigung ein, welche das Weitergehen zwar erschwert,
aber nicht unmöglich macht. In den mittelschweren Fällen wird
das Ueberschreiten grösserer Plätze sehr schwer, nur mit ausser-
ordentlicher Willensanstrengung ausführbar und oft ganz unmöglich; die Angst beginnt hier gewöhnlich schon beim Anblicke des
weiten, menschenleeren Raumes. Zugleich macht dann auch
gewöhnlich das Kreuzen namentlich breiter Strassen und das
Ueberschreiten von Brücken grosse Schwierigkeiten. In den
schlimmsten Fällen wird dem Kranken das Ausgehen ohne Begleitung unmöglich, mitunter ist er auch in Begleitung nicht mehr im
Stande, seine Behausung zu verlassen. In allen diesen Fällen müssen
die Kranken zunächst über die Art ihres Leidens genügend aufgeklärt werden; oft glauben dieselben, dass das, was sie auf der
Strasse oder beim Ueberschreiten von Plätzen etc. befällt, ein rein
körperliches Unwohlsein ist, Schwindel, Kopfcongestion, Herzklopfen, Brustbeklemmung etc., und sie fürchten dann auch
gewöhnlich, dass sie beim Weitergehen nach dem Auftreten dieser
Erscheinungen von einer Ohnmacht, einem Gehirn- oder Herz-
schlag etc. heimgesucht werden könnten. Es muss ihnen daher
dargelegt werden, dass das, was sie befällt, nur ein Angstzustand
mit seinen Rückwirkungen ist, dass sie beim Weitergehen nichts,
absolut nichts zu befürchten haben, dass sie nicht hinstürzen
werden und von einem Schlaganfall keine Rede sein kann. Neben
der Aufklärung ist bei leichten Angstzuständen meist nur eine
Instruktion des Kranken erforderlich, welche dahin gehen muss,
dass derselbe gegen die Angstanwandlungen seinen Willen gebrauchen, unbekümmert um dieselben seinen Weg fortsetzen muss und
keinen Umweg einschlagen darf, um das Ueberschreiten eines
Platzes oder einer Strasse zu vermeiden. Wenn dies nicht genügen

sollte, so kann man noch die larvirte Suggestion zu Hilfe nehmen;
man lässt den Patienten vor dem Ausgehen ein indifferentes Mittel
nehmen, welchem man die Wirkung zuschreibt, das Auftreten von
Beängstigungen auf der Strasse etc. zu verhindern.
Viel schwieriger gestaltet sich die Sachlage zumeist in den
mittelschweren und schlimmen Fällen. In diesen gelingt es bei
einigermaassen willenskräftigen Patienten noch, dieselben durch
energisches Zureden zum Ueberschreiten der Angst erregenden
Plätze und Strassen oder zum Alleinausgehen, wenn dieses vorher
nur in Begleitung unternommen wurde, zu bewegen. Mitunter' hat
die ärztliche Suggestion ohne Weiteres die Folge, dass die verlangte Leistung ohne erhebliche Schwierigkeiten zu Stande gebracht
wird; dann hat man gewonnenes Spiel, es bedarf nur einer Wiederholung der betreffenden verbalen Suggestionen einige Tage hintereinander in Verbindung mit einem Hinweise auf die bereits voll-
brachten Thaten, und die Sache ist erledigt. In der grossen Mehrzahl der Fälle jedoch, in welchen der Kranke durch Zureden sich
bestimmen lässt, die angsterregenden Plätze, Strassen etc. zu
überschreiten, kann dies nur unter grossen Qualen und enormer
Willensanstrengung geschehen. Diese Leistung erschöpft den
Kranken für längere Zeit und nützt ihm, wie ich mich in einer
Reihe von Fällen immer und immer wieder überzeugte, durchaus
nichts; mit jedem neuen Versuche stellt sich die Angst in unver-
minderter Intensität ein, und ich bin desshalb schon lange davon
abgekommen, in diesen Fällen von den Kranken eine Fortsetzung
dieser Selbsttortur zu verlangen. Wenn der Kranke durch Aufklärung über sein Leiden und energischen Zuspruch sich zum
Ueberschreiten von Plätzen, Strassen etc. nicht bewegen lässt,
oder dieses nur mit sehr erheblichen Schwierigkeiten geschehen
kann, empfiehlt sich zunächst eine gewisse psychische Gymnastik,
durch welche er allmählich dahin gebracht wird, das ihm anfänglich
unmöglich Scheinende oder nur sehr schwer Gelingende ohne
Anstand auszuführen. Wir müssen hiebei mit kleinen bescheidenen
Anforderungen, sozusagen vom Rand her, beginnen. Dem Leidenden
wird aufgetragen, zunächst sich in jenen Strassen zu bewegen,
welche ihm geringe Schwierigkeiten bereiten, und bei freien Plätzen
sich an die Peripherie zu halten. Wenn dies einige Zeit hindurch

geübt ist, und der Kranke gelernt hat, seinen Willen gegen auftauchende Angstanwandlungen mit Erfolg zu gebrauchen, wird er
angewiesen, auch das Ueberschreiten schwierigerer (breiterer)
Strassen zu versuchen, und erst wenn dies ohne grosse Schwierigkeiten gelingt, an die Durchquerung grösserer freier Plätze zu
gehen. Bei Patienten, welche nicht ohne Begleitung auszugehen
sich gewöhnt haben, muss die begleitende Person sich zunächst
auf der Strasse in geringer Entfernung von dem Patienten halten,
diese Entfernung wird allmählich vergrössert, man lässt dann den
Patienten kurze Strecken allein gehen oder beschränkt die Begleitung auf gewisse, besonders schwierige Wege und schliesslich muss
die Begleitung beim Ausgehen ganz wegbleiben.

Eine sehr wirksame Unterstützung erhält diese Gymnastik
durch Maassnahmen, welche roborirend auf den allgemeinen Nervenzustand einwirken, durch heilgymnastische Uebungen, welche das
Vertrauen des Kranken zu seiner körperlichen Leistungsfähigkeit
heben, und durch larvirte Suggestivbehandlung. Diese kann in verschiedener Form geübt werden (Elektricität, indifferente Mittel etc.);
die Hauptsache ist hiebei immer, dass dem Kranken die Vorstellung beigebracht wird, dass das angewendete Mittel das Auftreten der Angstzustände verhindert. Diese Aufgabe können auch
die zur Roborirung der Nerven angewandten physikalischen und
diätischen Maassnahmen erfüllen, sofern man an dieselben die Suggestion knüpft, dass sie neben ihrer heilsamen Wirkung auf den
allgemeinen Nervenzustand auch eine besondere bezüglich der Angstanwandlungen äussern werden.

Die hypnotische Behandlung der Angstzustände liefert sehr
schwankende Resultate; dass man mitunter mit derselben sehr
rasch an's Ziel gelangt, zeigt eine an früherer Stelle angeführte
Beobachtung; öfters kommen wir jedoch auch bei längerer Fortsetzung der Behandlung nicht über eine gewisse Besserung des
Zustandes hinaus, die zeitweilig wieder rückgängig werden kann.
Dabei können in einzelnen Beziehungen die in der Hypnose gegebenen Suggestionen ganz überraschende Wirkungen äussern. Ich
veranlasste einen Patienten durch blosses Zureden (ohne Hypnose),
eine Brücke, die er immer gemieden hatte, zu überschreiten;
hiebei wurde er von einem schweren Angstanfalle heimgesucht, der

ihn veranlasste, mir zu erklären, dass er um keinen Preis in der Welt sich auf jene Brücke mehr begeben werde. Ich schläfere ihn nach dieser Erklärung ein und suggerire ihm in der Hypnose, dass er am nächsten Tage wieder ein Verlangen bekommen werde, über die fragliche Brücke zu gehen, dass er diesem Verlangen entsprechen und die Brücke ohne jeden Anstand überschreiten werde. Diese Suggestionen realisirten sich auch pünktlich; dabei hatte der Patient keine Ahnung, wie sich bei meinen Nachforschungen herausstellte, dass er unter dem Einflusse von Suggestionen stand; er glaubte, ganz aus eigenem freien Antriebe den Gang über die Brücke unternommen zu haben. Und doch war der gleiche, wie das Beispiel zeigt, so wohl suggestible Patient durch fortgesetzte hypnotische Suggestion nicht dahin zu bringen, dass er sich über eine gewisse Entfernung von seiner Wohnung hinauswagte. Man darf im Allgemeinen auch bei der hypnotischen Behandlung nicht zu viel auf einmal anstreben, sondern nur schrittweise mit den Forderungen vorwärts gehen und daneben auf sonstige psychische Behandlung keineswegs verzichten.

Auch bei der Behandlung der Zwangsvorstellungen kommt in erster Linie die Aufklärung des Kranken in Betracht. Viele mit Zwangsvorstellungen Behaftete leben in der Furcht, dass diese Erscheinungen die Vorläufer oder wohl schon Anzeichen einer geistigen Störung sein könnten, und es gewährt ihnen daher grosse Beruhigung, zu vernehmen, dass diese psychischen Anomalien ungemein häufig bei Nervösen und Nervenleidenden vorkommen, die im Uebrigen geistig völlig intakt sind, dass sie durchaus nicht als Symptome einer geistigen Krankheit zu betrachten sind und auch auf späteres Auftreten einer solchen nicht hinweisen. In anderen Fällen ist es der Inhalt der Zwangsvorstellungen, welcher Aufklärung und Beruhigung des Kranken nöthig macht, so bei den Zwangsvorstellungen, welche sich auf das eigene geistige und leibliche Befinden beziehen und bei den mit homi- und suicidalen Impulsen verknüpften Zwangsideen. Bei den Zwangsvorstellungen, irrsinnig zu werden, an Zungenkrebs, Herz- oder Lungenleiden zu laboriren, luetisch angesteckt zu sein (ohne dass eine Infektion vorhergegangen ist) etc. wird der Patient wenigstens sehr häufig von dem Inhalte der Vorstellung geängstigt; er glaubt, irrsinnig zu werden, herzleidend zu sein etc., auch wenn keinerlei Anzeichen ihn zu diesem Glauben veranlassen. Es ist daher für ihn sehr wichtig, zu erfahren, dass seine Befürchtung lediglich als Zwangsvorstellung sich charakterisirt, deren Inhalt vielleicht ganz zufälliger Natur ist. Besonders unheimlich sind den Leidenden die Zwangsvorstellungen mit Impulsen, fremde Personen oder selbst liebe Angehörige körperlich zu schädigen oder zu tödten, und die Zwangsidee des Selbstmordes. Angst und mitunter selbst Entsetzen ruft hier nicht nur die Zwangsvorstellung an sich, sondern auch die daran sich knüpfende Erwägung hervor, dass es doch einmal zur Ausführung der Handlung, auf welche der Impuls gerichtet ist, kommen könnte. In diesen Fällen muss den Patienten dargelegt werden, dass diese Vorstellungen etwas von ihrem Willen und ihrer Moral ganz und gar Unabhängiges bilden und eine Befürchtung, dass dieselben zu einer entsprechenden Handlung führen könnten, durchaus nicht gerechtfertigt ist [1]).

Die weitere psychische Behandlung richtet sich nach der In- und Extensität des Zwangsdenkens und der Bedeutung, welche dasselbe hiedurch für den Patienten gewonnen hat. Wir sehen, dass nicht nur die Zahl und Andauer der Zwangsvorstellungen in den einzelnen Fällen ausserordentlich variirt, sondern auch eine und dieselbe Zwangsidee in verschiedenen Fällen in sehr verschiedener Stärke und Dauer sich geltend macht. Ein Beispiel, welches den Arzt besonders interessiren wird, mag dies erläutern. Bei einem von mir beobachteten Kollegen tritt insbesonders im Gefolge geistiger Ueberanstrengung nach dem Schreiben eines Receptes die Zwangsvorstellung (i. e. der Zwangszweifel) ein, dass er sich geirrt haben könnte; hat er ein gefährliches Medikament verschrieben, so bezieht sich der Zweifel auf die Dosis; handelt es sich um ein mehr indifferentes Medikament, so betrifft der Zweifel die verschriebene Substanz. Liest der Kollege das Recept noch einmal durch, so wird dadurch der Zweifel nicht beseitigt; dieser

---

[1]) Dies gilt speziell für die homicidalen Zwangsvorstellungen der Neurasthenischen. v. Krafft-Ebing hat jüngst erklärt, dass er in der Litteratur keinen Fall auffinden konnte, „bei welchem die blosse im Rahmen einer Neurose bestehende Zwangsvorstellung zu einer homicidalen Handlung geführt hätte".

bleibt auch noch bestehen, nachdem sich der Kollege von dem Kranken entfernt hat, doch gelingt es demselben durch einen energischen Vorsatz, alsbald seine Aufmerksamkeit anderen Dingen zuzuwenden und dadurch den Zweifel zu verscheuchen.

Bei einem zweiten Kollegen gestaltet sich nach dem Schreiben eines Receptes die Sachlage ähnlich wie bei dem ersten, bis er auf die Strasse gelangt. Hier erreicht der Zweifel und die daran sich knüpfende Beunruhigung jedoch alsbald eine Intensität, dass der Kollege sich veranlasst sieht, unter irgend einem Vorwande zu dem Patienten zurückzukehren und sich das Recept noch einmal geben zu lassen. Dadurch wird eine gewisse Beruhigung herbeigeführt, der Zweifel bleibt jedoch noch in abgeschwächter Form bestehen, doch gelingt es dem Kollegen, durch Aufbieten seines Willens mehr und mehr seine Gedanken auf andere Gegenstände zu richten, wodurch schliesslich der Zwangszweifel ganz zum Schwinden gebracht wird.

Bei einem dritten Kollegen, welcher mich konsultirte, erreichten die Zwangszweifel eine solche Gewalt und Dauer, dass er Stunden brauchte, bis es ihm möglich war, ein Recept aus der Hand zu geben, und er in Folge dessen sich genöthigt sah, seine Praxis aufzugeben.

Wir sehen, in dem ersten und zweiten Falle war es dem Patienten möglich, in dem ersten leichter, im zweiten schwerer, die Aufmerksamkeit von der Zwangsvorstellung ab- und anderen Vorstellungen zuzuwenden und dadurch erstere allmählich aus dem Bewusstsein zu verdrängen. Diese Taktik ist in allen leichteren Fällen von Zwangsvorstellungen entschieden zu empfehlen. Der Patient muss sich mit Aufgebot seiner ganzen Willenskraft bemühen, den Zwangsvorstellungen keine besondere Beachtung zu schenken, sie sozusagen zu ignoriren, d. h. durch Beschäftigung oder Zerstreuungen seine Aufmerksamkeit von denselben abzulenken und ihnen keinen Einfluss auf sein Handeln einzuräumen. Dies gestaltet sich anfänglich schwierig, wird aber durch Uebung leichter und leichter. Direktes Ankämpfen gegen die Zwangsgedanken mit logischen Erwägungen ist häufig bei leichteren Fällen möglich, doch im Ganzen von geringerem Nutzen und

schwieriger als die eben erwähnte Art der Taktik. Treten die
Zwangsvorstellungen bei der beruflichen Beschäftigung wie in den
oben erwähnten Fällen oder bei anderen bestimmten Gelegenheiten
auf, so ist zeitweilige Unterbrechung der Berufsthätigkeit, auch
wenn dieselbe mit keiner Ueberanstrengung verknüpft ist, resp.
Meidung der in Betracht kommenden Gelegenheiten rathsam.
Manche Zwangsvorstellungen schwinden, wenn sie einige Zeit hindurch durch keine äussere Veranlassung ausgelöst wurden. Bei
der Auswahl der Zerstreuungen hat man die Art der vorhandenen
Zwangsvorstellungeu und die Richtung, zu welcher das Zwangsdenken überhaupt inclinirt, sehr wohl zu berücksichtigen. Die
Lektüre eines Buches, der Besuch einer Theatervorstellung kann
eine Menge neuer Zwangsgedanken anregen oder vorhandene
Zwangsgedanken wesentlich verstärken.

In den schlimmeren Fällen sind die Erfolge der nicht suggestiven psychischen Behandlung im Ganzen zwar sehr mässig, sie
darf aber desshalb doch nicht vernachlässigt werden. Vor allem
ist hier, wie auch bei den leichteren Fällen der Affektion, zu berücksichtigen, dass geistige Ueberanstrengung und depressive gemüthliche Erregungen, überhaupt alle Umstände, welche erschöpfend
auf das Gehirn wirken oder einen bestehenden Erschöpfungszustand
desselben steigern, auch stärkeres Hervortreten der Zwangsvorstellungen nach sich ziehen, während geistige Ausspannung und
Meidung von Aufregungen meist wenigstens für eine gewisse Zeit
eine Abnahme der Zwangsvorstellungen bewirken. Die sonstige
Behandlung muss sich nach der Art der vorhandenen Zwangsgedanken richten. Den mit Zwangsskrupeln Behafteten gewährt
es schon eine grosse Erleichterung, wenn sie sich dem Arzt gegenüber vollkommen aussprechen, ihr Herz ausschütten können. Der
Arzt hat hier die Aufgabe, dem Patienten darzulegen, dass die
Bedenken und Vorwürfe, mit welchen er sich quält, nicht begründet
sind und auch im vorliegenden Falle bei normalem Nervenzustande
nicht vorhanden wären, dass es sich lediglich um Zwangsvorstellungen handelt, welche hier zufällig in dieser Form, in anderen
Fällen in anderer Form auftreten. Auch das Sichaussprechen
anderen Vertrauenspersonen gegenüber, welche den Patienten zu
beruhigen verstehen, ist oft von Nutzen. Des Weiteren muss der

Patient angehalten werden, durch seine Zwangsskrupel sich nicht zu Handlungen bestimmen zu lassen, welche ihm Ungelegenheiten bereiten oder ihn nur auffällig erscheinen lassen könnten. Bei den an Zweifel- und Grübelsucht Leidenden müssen wir darauf dringen, dass sie die Verrichtungen, bei welchen die Zweifel auftreten, innerhalb einer gewissen Zeit absolviren, bei manchen minder lästigen Zweifeln sich überhaupt nicht aufhalten und in ihrer ganzen Lebensführung vom Aufstehen bis zum Niederlegen eine gewisse, genau vorgeschriebene Ordnung einhalten, durch welche sie ihren Zwangsgedanken gegenüber eine wesentliche Stütze gewinnen. Der Neigung zum Grübeln wird durch leichtere Beschäftigung, welche jedoch die Aufmerksamkeit in Anspruch nehmen muss, und passende gesellige Unterhaltung entgegengewirkt. Das Gleiche gilt für einzelne besonders beängstigende und hartnäckige Zwangsvorstellungen (wie die des Selbstmordes, gewisse Zwangsvorwürfe und nosophobische Vorstellungen [1]). Letzeren gegenüber erweist sich Spotten und Auslachen als ganz und gar ungeeignet, während eine auf Grund einer eingehenden Untersuchung mit vollem Ernste und Nachdruck abgegebene Erklärung, dass das befürchtete Leiden nicht vorhanden und nicht im Anzuge ist, doch oft nützt.

Die Wachsuggestion lässt sich insbesonders bei einzelnen Zwangsvorstellungen mit Vortheil verwerthen. Die rein verbale Suggestion genügt mitunter schon, wenn der Arzt das unbedingte Vertrauen des Patienten besitzt, so namentlich bei der so häufigen Zwangsvorstellung „des Nichtkönnens" — nicht essen, nicht schlafen können, irgend etwas nicht ertragen, in einer gewissen Situation nicht aushalten können etc. Diese Zwangsvorstellungen entwickeln sich zumeist im Anschluss an Phobien. Die energische Versicherung des Arztes: „Sie können", erweist sich bei manchen Kranken als ausreichendes Gegengewicht gegen die Zwangsvorstellung.

In der Mehrzahl der Fälle ist jedoch die larvirte Suggestion von grösserer Wirksamkeit. Wir verordnen irgend ein indifferentes

---

[1] Was die Behandlung der Zwangsvorstellungen mit erheblichen Angstzuständen anbelangt, so möchte ich bei denselben keineswegs empfehlen, von der Anwendung somatischer Mittel abzusehen; die Opiumbehandlung leistet hier gewöhnlich vorzügliche Dienste.

Mittel mit der Anweisung, dasselbe vor dem Essen, Schlafen, dem
Besuche des gefürchteten Lokales etc. zu nehmen; um den Patienten
von dem Suggestivmittel alsbald wieder unabhängig zu machen,
fügt man bei, dass nach mehrmaligem Gebrauche des Mittels dasselbe entbehrlich werden, das Essen, Schlafen etc. ohne weitere
Hilfe möglich sein wird. Thatsächlich bedarf es auch öfters nur
einer mehrmaligen Zurückdrängung der Zwangsvorstellung durch
die larvirte Suggestion, um den Kranken dauernd von ersterer zu
befreien. Allein die larvirte Suggestion siegt keineswegs immer
über die Zwangsvorstellung, in manchen Fällen bleibt sie überhaupt unwirksam, in anderen schwankt der Erfolg oder es tritt,
nachdem die Ueberwindung der Zwangsvorstellung einige Male gelungen ist, der Status quo ante wieder ein. Dann erübrigt noch
die Heranziehung der Hypnose.

Die hypnotische Behandlung leistet nicht nur bei einzelnen
Zwangsvorstellungen, sondern auch bei den schlimmeren Formen des
Zwangsdenkens, wie wir bereits gesehen haben, in einem Theile der
Fälle ganz vorzügliche Dienste. Ein Specificum gegen Zwangsvorstellungen bildet jedoch die hypnotische Suggestion keineswegs. In
manchen Fällen erzielen wir hiemit nur sehr bescheidene Erfolge,
mitunter auch nicht einmal solche. Hiebei kommt es nach meiner
Beobachtung auch vor, dass wir durch die hypnotische Suggestion
eine Reihe von Zwangsvorstellungen beseitigen, dass diese jedoch
durch neue ersetzt werden. Woran dies liegt, lässt sich gegenwärtig nicht immer feststellen. Manche Kranke sind allem Anschein nach nicht genügend zu hypnotisiren. Ein tiefer Schlafzustand ist jedoch keineswegs zur Erlangung günstiger Resultate
hier wie auch bei anderen Affektionen erforderlich. Manche mit
Zwangsvorstellungen Behaftete erweisen sich den hyponosigenen
Proceduren gegenüber gänzlich refraktär: mitunter bildet das
Hinderniss die Zwangsvorstellung des Nichthypnotisirtwerden-
könnens; diese kann selbst bei sehr lebhaftem Verlangen nach einer
hypnotischen Behandlung bestehen und unüberwindliche Schwierigkeiten bereiten.

Bezüglich der Anwendung der kathartischen Methode bei
Zwangsvorstellungen muss auf das an früherer Stelle Bemerkte
verwiesen werden.

c) Traumatische Neurosen.

Eine traumatische Neurose sui generis existirt nicht, wie ich seiner Zeit nachgewiesen habe[1]. Bei den Nervenkrankheiten, welche im Gefolge von Unfällen auftreten, handelt es sich zumeist um neurasthenische, hysterische oder hysteroneurasthenische Zustände; für die psychische Behandlung dieser Leiden sind in erster Linie die Grundsätze maassgebend, welche wir im Vorstehenden dargelegt haben[2]. Die ökonomischen Verhältnisse der Arbeiter, welche das Gros der Unfallskranken liefern, erheischen jedoch auch in psychotherapeutischer Hinsicht eingehende Berücksichtigung, wie wir bereits an mehreren Stellen dieser Schrift gezeigt haben; dies veranlasst uns, auch hier den traumatischen Neurosen noch einige Bemerkungen zu widmen.

Da der Arbeiter in der Regel für seinen Unterhalt und den seiner Familie auf seinen täglichen Verdienst angewiesen ist, und dieser von seiner Arbeitsfähigkeit abhängt, so begreift es sich, dass bei demselben nach einem Unfalle, welcher zu irgend einer Verletzung führte, die Sorge sich einstellt, ob die erlittene Körperschädigung nicht Folgen hinterlassen wird, welche seine Arbeits- und damit seine Erwerbsfähigkeit schmälern oder gar aufheben, ob ihm dann die entsprechende Entschädigung zu Theil werden und wie sich unter diesen Verhältnissen seine Zukunft gestalten wird. Es ist ferner begreiflich, dass bei manchem der Gedanke sich regt, da nunmehr eine Gelegenheit sich bietet, zu einer Einnahme ohne entsprechende Arbeitsleistung zu kommen, aus dem Unfalle Vortheil zu ziehen, soweit dies möglich ist. Handelt es sich um Verletzungen, welche nach ärztlichem Ermessen überhaupt keinen bleibenden Nachtheil, oder wenigstens keine dauernde Beeinträchtigung der Arbeitsfähigkeit nach sich ziehen werden, so ist es daher wichtig, dass dies dem Patienten möglichst frühzeitig nach dem Unfalle mit Bestimmtheit dargelegt wird. Er wird dadurch von der Sorge um seine zukünftige ökonomische Lage befreit, wenn eine solche bei ihm vorhanden war. Er wird dadurch aber auch

---

[1] Löwenfeld, Kritisches und Casuistisches zur Lehre von den sogenannten traumatischen Neurosen. Münch. med. Wochenschr. 1889, Nr. 38 u. ff.
[2] p. 184 u. ff.

abgehalten, dem Gedanken weiter nachzuhängen, wenn dieser bei
ihm sich eingestellt hat, dass er irgend eine Aussicht hat, seinen
Unfall unrechtmässiger Weise zur Verbesserung seiner materiellen
Lage auszubeuten. Zeigen sich nach der Heilung der Verletzung
Beschwerden, so wird man, auch wenn eine objektive Grundlage
sich für dieselben nicht nachweisen lässt, in vielen Fällen
dem Beschädigten noch eine gewisse Zeit zur Erholung gönnen
müssen, während welcher ihm die volle Unfallsrente zuzusprechen
ist; dabei muss ihm jedoch bedeutet werden, dass diese Bewillig-
ung nur eine vorübergehende ist, dass die Arbeitsfähigkeit sich
sicher wieder einstellen und damit auch eine entsprechende Verkürzung der Rente und schliesslich auch deren Wegfall eintreten
wird, auch darf er darüber nicht im Unklaren gelassen werden,
dass das Bestehen gewisser Beschwerden ihn nicht abhalten darf,
die Arbeit wieder aufzunehmen und dasselbe auch keinen Grund
zur Gewährung einer erheblichen Rente bilden wird. Durch dieses
Vorgehen erreichen wir ein Doppeltes. Wir beseitigen bei dem
Patienten während der Zeit, während welcher seine Arbeitsfähigkeit
noch reduzirt ist oder sein mag, die Sorge um seine materielle
Existenz, und verhindern dadurch depressive gemüthliche Erregungen, welche ungünstig auf seinen Zustand wirken würden. Wir
gewöhnen ihn aber zugleich an den Gedanken, dass er der Annehmlichkeit des Nichtsthuns entsagen, die Arbeit wieder auf-
nehmen und dabei auch unter Umständen Beschwerden ertragen
muss. In manchen Fällen ist es rathsam, den Beschädigten sofort
nach Heilung der Verletzung zum Aufsuchen einer Beschäftigung
anzuhalten, um dadurch dem Gedanken vorzubeugen, dass der
Unfall bleibende nachtheilige Folgen für seine Arbeitsfähigkeit
hinterlassen haben könnte. Die Beurtheilung der Beschwerden,
welche nach Heilung der äusseren Verletzungen in vielen Fällen
verbleiben, bezüglich ihrer Bedeutung für die Erwerbsfähigkeit des
Kranken ist durchaus nicht immer eine leichte Sache und daher
auch die Art der psychischen Behandlung, welche denselben gegenüber am Platze ist, nicht immer ohne Weiteres vorgezeichnet.
Speziell gilt dies für die Schmerzen, welche in den verletzten
Theilen sich in der Ruhe und insbesonders bei der Arbeit geltend
machen. Manche Autoren (so Strümpell, A. Bernstein, Wich-

mann) glauben, dass diese Beschwerden (etwa mit Ausnahme der
Kopfschmerzen nach Kopfverletzungen) auf Autosuggestionen —
Schmerzhallucinationen — beruhen, welche ihre Quelle in der
fortwährenden Beschäftigung des Kranken mit seinem Zustande
und der Aufmerksamkeit haben, welche derselbe geringfügigen unangenehmen Sensationen schenkt. Diese Deutung hat nach meinen
Beobachtungen nur für einen Theil der Fälle eine gewisse Berechtigung. Bei vielen Unfallskranken werden durch die fortgesetzte
Bewegung der verletzten Theile, welche die Arbeit erheischt —
ich stimme in diesem Punkte vollständig mit Oppenheim überein — Schmerzen verursacht, welche sich mehr und mehr steigern
und dadurch die Arbeitsfähigkeit mehr oder minder beeinträchtigen. Bei Anderen, welche über Schmerzen nicht bloss bei Bewegungen der betreffenden Theile, sondern auch in der Ruhe klagen,
hängen diese von depressiven gemüthlichen Erregungen ab, welche
durch eine augenblickliche Nothlage, Sorgen wegen der künftigen
Existenz, der Verzögerung des Entscheides über die zu gewährende
Unfallsrente oder die Verweigerung einer solchen verursacht sind.
Wir haben an früherer Stelle gesehen, dass bei Veränderungen
innerer Organe die Affekterregungen eine Neigung haben, nach
diesen hin ihren Weg zu nehmen; das Gleiche gilt für die äusseren
Theile, welche Sitz von Verletzungen sind oder waren, und es ist
durchaus keine Fabel, dass der seelische Schmerz peinliche Empfindungen an der Stelle einer längst vernarbten Wunde hervorruft. Die
psychische Behandlung hat natürlich die Quelle der vorhandenen
Beschwerden zu berücksichtigen. Gewinnen wir die Anschauung,
dass dieselben ganz oder vorherrschend autosuggestiven Ursprungs,
oder durch gemüthliche Erregungen bedingt sind, so dürfen wir
nicht säumen, dem Kranken darzulegen, dass seine Beschwerden
vorübergehender Natur sind und kein Hinderniss für die Wiederaufnahme der Arbeit bilden, dass ihm diese nicht schaden, sondern
nützen wird und dementsprechend ihm auch überhaupt keine oder
nur eine geringe Unfallsrente zugebilligt werden könne. Diese
Eröffnung genügt wenigstens in einem Theile der Fälle, um die
Kranken zum Aufsuchen einer Beschäftigung zu veranlassen. Die
Behandlung der bestehenden Beschwerden mit Suggestivmitteln ist
dabei natürlich in keiner Weise ausgeschlossen, aus Humanitäts-

gründen sogar sehr zu empfehlen. Kranke, die entschieden un-
lautere Absichten hegen, oder welche glauben, dass sie den Anspruch auf eine Rente, welchen sie durch den erlittenen Unfall er-
warben, durch Arbeiten gefährden würden, müssen, wie wir schon an
früherer Stelle bemerkten, durch Verkürzung (unter Umständen
auch durch gänzliche Entziehung) der Rente zu der Ueberzeugung
gebracht werden, dass ihr Krankseinwollen nicht die gewünschten
materiellen Erfolge hat und daher auch für sie das Gesundwerden eine Nothwendigkeit ist. Sind wir zu der Annahme genöthigt, dass die vorliegenden Beschwerden nicht oder wenigstens
nicht vorherrschend psychischen Ursprungs sind, so ist natürlich
in erster Linie deren Behandlung durch entsprechende psychische
oder somatische Mittel am Platze. Daneben dürfen wir aber auch
nicht verabsäumen, die Kranken zum Aufsuchen einer passenden
leichteren Beschäftigung anzuhalten. Wenn durch diese auch der
Zustand nicht gebessert wird, so wird dadurch doch verhindert,
dass der Patient sich allzusehr mit seinem Befinden beschäftigt
und allmählich zum ausgeprägten Hypochonder wird. In allen
Fällen ist es ferner von grosser Wichtigkeit, dass der definitive
Entscheid über die Renteansprüche, welche die Kranken erheben,
möglichst bald gefällt wird. So lange dieser Entscheid aussteht,
werden diejenigen, deren Ansprüche gerechtfertigt sind, von der
oft schweren Sorge um ihr künftiges Auskommen nicht frei, welche
ungünstig auf ihren Zustand wirkt. Diejenigen, deren Ansprüche
als übertrieben oder überhaupt nicht begründet erachtet werden
müssen, finden, so lange der Streit über dieselben schwebt, auf
der einen Seite eine Veranlassung, ihre Gedanken fortwährend auf
ihr Befinden zu richten und den Glauben an ihr Kranksein und
ihre Arbeitsunfähigkeit festzuhalten, auf der anderen Seite eine
Abhaltung, sich ernsthaft um Wiedererlangung einer Beschäftigung
zu bemühen, wodurch dann wieder ihre materielle Lage ver-
schlechtert wird, was ihren Zustand ungünstig beeinflusst.

 Einzelne Beobachter — so insbesonders Bernheim, Tatzel
— haben durch hypnotische Suggestion bei traumatischen Neurosen günstige Erfolge erzielt. In Deutschland hat bisher jedoch
die Hypnose in der Therapie der traumatischen Neurose keine
nennenswerthe Bedeutung erlangt. Ein Theil der in Betracht

kommenden Leidenden erweist sich refraktär oder nur sehr wenig
beeinflussbar, manche widerstreben auch direkt der Einschläferung, weil sie auf die erlangte oder in Aussicht stehende Rente
nicht verzichten wollen und daher vorziehen, dass an ihrem Zustand
vorerst nichts geändert wird.

Allein auch in den Fällen, in welchen die Hypnotisirung gelingt, darf man keineswegs immer auf ein günstiges Resultat
rechnen. Oppenheim erwähnt, dass er einige Kranke mit traumatischen Neurosen in Hypnose zu versetzen im Stande war, durch
Suggestion sie jedoch von ihrem Leiden nicht zu befreien vermochte.
Ich habe in einzelnen Fällen, in welchen der psychische Ursprung
der Beschwerden wenigstens höchst wahrscheinlich war, mich vergeblich bemüht, dieselben durch die hypnotische Suggestion zu
beseitigen; vorübergehende Erleichterung war alles, was ich erreichen konnte [1]).

f) Melancholie.

Die psychische Therapie der Psychosen, welche Gegenstand
anstaltlicher Behandlung sind, liegt ausserhalb des Rahmens dieser
Arbeit. Es giebt jedoch Geistesstörungen, welche sehr häufig in
der Privatpraxis behandelt werden und nur selten Veranlassung
zur Aufnahme in geschlossene Anstalten geben, daher auch hier
Berücksichtigung finden müssen; es sind dies die leichteren
Formen der Melancholie (Melancholia simplex, Melancholia sine
delirio, periodische Melancholie, periodische Depressionszustände,
neurasthenische Melancholie). Die Psychotherapie erweist sich
diesen Zuständen gegenüber, wie ich vorweg bemerken will, durchaus nicht immer zulänglich, und ich selbst möchte bei denselben
auf die Opiumbehandlung in vielen Fällen, namentlich bei stärkerem
Hervortreten von Angstzuständen, keineswegs verzichten. Dessen
ungeachtet muss den Diensten, welche uns die Psychotherapie bei
Melancholie zu leisten im Stande ist, grosse Bedeutung zuerkannt
werden. Vor allem muss der Arzt trachten, durch freundlichen,
theilnehmenden Zuspruch den Kranken dahin zu bringen, dass er

[1]) So z. B. in dem p. 129 erwähnten Falle traumatischer Hysterie. Die
Wachsuggestion erwies sich hier, wie wir sahen, entschieden wirksamer als
die hypnotische.

ihm volles Vertrauen schenkt und ihm alles offenbart, was ihn
bedrückt. Sehr Vieles von dem, was auf seinem Herzen lastet,
Sorgen, Kümmernisse, Vorwürfe, die er sich macht, Angstzustände,
Selbstmordgedanken hält der Patient oft selbst seinen nächsten
Angehörigen gegenüber geheim, der Arzt ist der Erste und Ein-
zige, dem er ohne Rückhalt sich offenbaren kann, und die Beichte
diesem gegenüber ist für den Kranken, wenn sie sich auch nur
unter Widerstreben und Zögern vollzieht, doch gewöhnlich eine
entschiedene Erleichterung. An die Aufklärung, welche der Leidende dem Arzte über seinen Zustand giebt, muss sich die des
Leidenden durch den Arzt anschliessen, wobei oft eine gewisse
eindringliche Beredsamkeit sich nothwendig erweist. Manche
Melancholische halten sich überhaupt nicht für krank, sondern
nur für unglücklich und ihre Verstimmung in bestimmten Verhältnissen begründet; andere erkennen zwar ihre Verstimmung als
etwas Abnormes oder Ungewöhnliches an, glauben aber, desshalb
noch nicht krank zu sein, und wieder andere sehen ihr Hauptleiden
in Begleiterscheinungen, so insbesonders in der oft vorhandenen
Schlaflosigkeit. Vor allem muss daher, wie immer auch die Auffassung des Patienten von seinem Leiden sein mag, demselben dargelegt werden, dass bei ihm ein Krankheitszustand vorliegt, durch
welchen die vorhandene Stimmung bedingt ist, dass dieser Zustand
jedoch heilbar und nur von beschränkter Dauer ist und mit
Beseitigung desselben· auch die Lebensfreude wiederkehren und
der Gemüthszustand wieder normal werden wird. Des Weiteren
muss die Aufklärung und der Zuspruch des Arztes auf die Umstände eingehen, welche der Patient als Ursache seiner Verstimmung
betrachtet. Wir müssen dem Leidenden, welcher mit unbegrün-
deten Vorwürfen wegen geschehener, nicht mehr zu ändernder
Dinge, mit Sorgen und Aengsten wegen seines Gesundheitszustandes
oder seiner Vermögens- oder Geschäftsverhältnisse, wegen seiner
Kinder oder anderer Angehöriger oder wegen seines Seelenheiles
sich abquält, auseinandersetzen, dass diese Befürchtungen der
reellen Grundlage entbehren, krankhafter Natur und lediglich Ausfluss seiner momentanen Verstimmung [1]) sind, dass er mit der

---

1) Diese Darlegung entspricht dem wirklichen Sachverhalte nur in einem
Theile der Fälle. Viele von den Vorstellungen, welche die Kranken quälen,

Beseitigung dieser auch die Dinge, die ihm gegenwärtig so beängstigend erscheinen, in ganz anderem Lichte betrachten werde. Liegen Verhältnisse vor, die an sich geeignet sind, eine gemüthliche Alteration herbeizuführen, wie schwere Erkrankung oder Verlust von theueren Angehörigen, geschäftliche Calamitäten, so ist darauf hinzuweisen, dass derartige Vorkommnisse bei anderen Personen solche Folgen nicht nach sich ziehen, dass, wenn die Sachlage auch eine gewisse Verstimmung, Kummer oder Sorgen rechtfertigt, die thatsächlich vorhandene gemüthliche Depression dennoch krankhafter Natur ist. Mit dieser Aufklärung ist der Hinweis auf die freundlichen Seiten des Lebens, welches den Patienten umgiebt, und auf die Pflichten seiner Stellung zu verknüpfen. Bei Verheiratheten, welche Kinder besitzen, können wir z. B. die Freuden betonen, welche ihnen von ihren Kindern schon bereitet wurden und noch in Aussicht stehen, und die Pflichten, welche diesen gegenüber zu erfüllen sind. So erleichternd die unmittelbare Wirkung der Aufklärung und theilnehmenden Zuspruches oft ist, so dürfen wir von dem Einflusse dieser Momente doch nicht allzuviel erwarten. Wir müssen trachten, auch durch passende Zerstreuung und Beschäftigung das höchst nachtheilige Brüten des Kranken über seinen Zustand zu verhindern und seine Gedanken auf ein erfreulicheres oder wenigstens neutrales Gebiet zu lenken. Allgemein giltige Vorschriften bezüglich der Auswahl der Beschäftigungen und Zerstreuungen lassen sich nicht geben; man muss den augenblicklichen Kräftezustand des Patienten, die Art der Thätigkeit, welche er gewohnt ist, und seine Neigungen berücksichtigen. Dabei muss man oft tastend schrittweise vorwärts gehen und bei Empfehlung von Zerstreuungen grössere Vorsicht üben als bei der von Beschäftigungen. Theilnahme an geräuschvollen und sehr lange dauernden Amusements wie Bällen, Einladungen grösseren Styles etc. ist nie rathsam, Besuch von Theatern und Concerten nur in sehr beschränktem Maasse und mit ent-

---

insbesonders den Skrupeln, Vorwürfen, hypochondrischen und sonstigen Befürchtungen, Selbstmordideen, gehören in das Gebiet der Zwangsvorstellungen: mitunter sind diese Zwangsvorstellungen das Primäre, die Verstimmung das Sekundäre; die Aufklärung, welche man dem Kranken giebt, muss unter Umständen diesem Sachverhalte Rechnung tragen.

14*

sprechender Auswahl der Stücke etc. Der Verkehr mit einem
kleinen Kreise befreundeter Personen oder nur mit einer einzelnen besonders sympathischen, verständigen Persönlichkeit ist meist
von günstigem Eintlusse.

Die larvirte Suggestionstherapie erweist sich gewöhnlich nur
gegen einzelne Symptome, wie Angstzustände, Schlaf- und Appetitmangel, erspriesslich. Erreichen die Angstzustände eine gewisse
Intensität, so möchte ich wegen der Gefahren, welche dieselben
mit sich bringen (Suicidium, Gewaltthaten gegen Dritte) Niemand
rathen, sich auf die Wirkungen von Suggestivmitteln bezüglich
derselben zu verlassen; das Opium wirkt hier meist so sicher,
dass man keine Ursache hat, sich auf Mittel von zweifelhaftem
Werthe zu beschränken.

Günstige Erfolge von hypnotischer Behandlung leichter Fälle
von Melancholie beobachteten Voisin, de Jong, Wetterstrand,
Ringier u. A. Ich selbst habe in einer Reihe von Fällen die
Hypnose versucht, kann von derselben jedoch keine sehr bedeutenden Resultate berichten. Bei manchen Kranken war die unmittelbare Wirkung der hypnotischen Suggestionen (vielleicht auch
der Einschläferung) eine zweifellos günstige und doch liess sich
durch dieselben eine entschiedene Abkürzung des Krankheitsver-
laufes nicht erzielen. Ein Theil der Kranken erwies sich der
Hypnose ganz unzugänglich; auch durch Zuhilfenahme von Nar-
coticis liess sich bei denselben keine deutliche Beeinflussung herbeiführen[1]).

g) Schlaflosigkeit.

Unter den Ursachen der Schlaflosigkeit spielen bekanntlich
psychische Momente eine sehr bedeutende Rolle: geistige Ueberanstrengungen, widrige gemüthliche Erregungen, der Zwang, den
Schlaf zu unterdrücken oder öfters zu unterbrechen, wie er namentlich mit der Pflege von Kranken sehr häufig verknüpft ist. Wenn
durch diese oder andere Umstände (Schmerzen, lästige Pulsationen,
Herzklopfen, Ohrensausen etc.) längere Zeit hindurch das Ein-

---

[1]) Dass die Melancholischen häufig sich refraktär verhalten, erwähnt
schon Bernheim. „Les melancholiques, les hypochondriaques, certains
névropathes sont souvent rebelles au sommeil hypnotique; ils ne se laissent
pas influencer.“

schlafen (oder das Wiedereinschlafen nach frühzeitigem Erwachen)
erheblich erschwert wurde, ist es etwas sehr Gewöhnliches, dass
der Leidende sich mit der Befürchtung zu Bette legt, dass er
wieder den ersehnten Schlaf nicht oder nicht so bald finden wird;
diese Befürchtung erhält sich sehr häufig mit der Hartnäckigkeit
einer Zwangsvorstellung auch Bemühungen gegenüber, psychisch
möglichst ruhig und gleichgültig zu bleiben und an nichts zu
denken, und verhindert oder verzögert den Eintritt des Schlafes.
So kommt es, dass die Schlaflosigkeit in sehr vielen Fällen auch
nach Beseitigung der primären Ursachen als eine Störung autosuggestiven Ursprungs sich forterhält.

Für die psychische Behandlung eignen sich in erster Linie
die durch Ueberreizung des Gehirns herbeigeführten nervösen oder
neurasthenischen, schliesslich, wie wir eben erwähnten, oft nur
mehr autosuggestiven Insomnien. Allein auch bei Insomnien,
welche auf andere Ursachen zurückzuführen sind, müssen wir
häufig die Hilfsquellen der Psychotherapie zu Rathe ziehen, um
den Kranken Erleichterung zu verschaffen und ihrem oft sehr
dringlichen Verlangen nach Schlaf erzeugenden Mitteln auf eine
unbedenkliche Art Genüge zu leisten.

Auf die Beseitigung der psychischen Schädlichkeiten, welche
an der Entstehung der Insomnie betheiligt sind, müssen wir natürlich in erster Linie unser Augenmerk richten. Liegen geistige
Ueberanstrengungen vor, so muss denselben ein Ende gemacht
werden; auch Lesen und Musiziren bis in die späte Nacht ist zu
verbieten. Was sich bezüglich der gemüthlichen Erregungen thun
lässt, wurde bereits an früherer Stelle bemerkt. Als suggestive
Narcotica können wir eine Menge von Mitteln verwerthen, welche
z. Th. beim Publikum als nervenberuhigend und schlaffördernd
gelten, obwohl ihnen an sich von solchen Eigenschaften nichts zukommt: Zuckerwasser, Wasser mit Fruchtsaft, Milch, Fleischbrühe
vor dem zu Bette gehen oder im Bette genommen, Priesnitz'sche
Leibumschläge, ein kalter Umschlag in der Nackengegend, Fuss-
bäder, Massage, Brausepulver, etwas Baldrianthee oder Bromwasser,
minimale Gaben von anderen sedativen oder narkotischen Medikamenten oder indifferente Pulver, welche als sicher wirkende Narcotica dargereicht werden.

Es können jedoch auch Mittel, welche nicht wie die vorstehend
erwähnten vor dem Zubettegehen, sondern unter Tags angewendet
werden, durch ihre Suggestivwirkung den mangelnden Schlaf herbeiführen (so hydriatische, elektrische Proceduren etc.). Erzielen
wir durch die larvirte Suggestion in der einen oder anderen Form
keine genügenden Resultate, so empfiehlt sich wenigstens bei
länger bestehender Schlaflosigkeit die einmalige Anwendung eines
wirklichen Narkoticums in entsprechender Gabe, um dem Kranken,
bei welchem die Autosuggestion des Nichtschlafenkönnens sich bereits entwickelt hat, die Unbegründetheit dieser Vorstellung evident
zu machen. Man ist dann in der Folge sehr häufig in der Lage,
wieder mit Suggestivmitteln und diätetischen Maassnahmen auszukommen und allmählich den Schlaf des Kranken auch von diesen
unabhängig zu machen.

Dass die Hypnotherapie auch bei Insomnie sehr beachtenswerthe Erfolge aufzuweisen hat, unterliegt keinem Zweifel; allein
die an Schlafmangel Leidenden sind häufig schwer zu hypnotisiren,
z. Th. auch ganz refraktär; auch ereignet es sich nicht selten, dass
die hypnotische Suggestion nur vorübergehende Besserung des Zustandes herbeiführt und dann ganz versagt. Im Ganzen will es
mir scheinen, dass die Leistungen der Hypnose bei Insomnie von
manchen Autoren (so insbesondere von Wetterstrand und Hirsch)
überschätzt werden [1]).

h) Epilepsie, Chorea, lokalisirte Muskelkrämpfe, Stottern.

Die Epilepsie zählt nicht zu den lohnenden Objekten der
Psychotherapie. Es lässt sich zwar nicht in Abrede stellen, dass
häufig die Anfälle durch psychische Einflüsse zeitweilig erheblich
reduzirt oder auch ganz zum Wegbleiben gebracht werden; allein

---

[1]) Ich habe hiebei durchaus nicht lediglich meine eigenen Erfahrungen
im Auge. Dieser Tage erst besuchte mich ein in W. wohnender Herr, welcher
sich wegen Schlaflosigkeit auf meine Empfehlung in die Behandlung eines als
Hypnotherapeut wohl bekannten auswärtigen Kollegen begeben hatte. Die
hypnotische Behandlung seitens dieses Kollegen hatte in der ersten Woche
geringen, in der zweiten Woche keinen, in der dritten Woche einen sehr
günstigen und in der vierten Woche wieder keinen Erfolg, und am Schlusse
der hypnotischen Behandlung war der Zustand schlimmer als zuvor. Derartige
Fälle werden aber in der Regel nicht veröffentlicht.

Heilungen der Krankheit durch psychotherapeutische Maassnahmen bilden jedenfalls nur Ausnahmsvorkommnisse. Jeder auf dem Gebiete der Epilepsie erfahrene Beobachter macht die Wahrnehmung, dass in Fällen, in welchen das Leiden längere Zeit besteht und bereits Verschiedenes ohne nachhaltigen Erfolg gebraucht wurde, irgend ein neues Mittel oder Verfahren, von welchem der Patient grosse Dinge sich erwartet, im Stande ist, die Anfälle für eine gewisse Zeit zu unterdrücken oder gelinder zu machen. Man darf diese Wirkungen in der Mehrzahl der Fälle lediglich auf die Suggestion, welche sich der Kranke giebt oder welche ihm gegeben wird, zurückführen. Es ist daher auch sehr begreiflich, dass die hypnotische Behandlung ebenfalls öfters Besserungen bei Epilepsie herbeiführt. Für die Heilbarkeit der Krankheit durch die Hypnotherapie trat insbesonders Wetterstrand ein. Dieser Autor empfiehlt auch bei Epilepsie die Anwendung eines „künstlich verlängerten Schlafes", i. e. einer sehr lange ausgedehnten Hypnose; er selbst hat in einzelnen Fällen Patienten sogar mehrere Wochen im Zustand der Hypnose erhalten. Heilungen einzelner Fälle von Epilepsie durch hypnotische Suggestion werden auch von Bernheim, Berillon, Barwise, Forel u. A. mitgetheilt. Manche dieser „Heilungen" dürften sich nachträglich als nicht von Dauer erweisen und manche durch irrthümliche Diagnose, Verwechslung von Hysteroepilepsie mit Epilepsie erklären. Die Mehrzahl der Suggestionstherapeuten (Bernheim, van Renterghem und van Eeden, Lloyd Tuckey, Hirsch u. A.) gesteht zu, dass von der Hypnose bei inveterirter Epilepsie nicht viel zu erwarten ist. Selbst Forel, welcher erwähnt, dass er bei Wetterstrand erstaunliche Heilwirkungen bei Epileptikern sah, erklärt, dass er bezüglich der Epilepsie noch immer grosse Reserven machen müsse und glaube, dass nur gewisse Fälle durch Suggestion zu heilen sind.

Ungleich günstiger als bei Epilepsie sind die Resultate der Psychotherapie bei Chorea und zwar nicht bloss bei den verschiedenen Choreaformen, welche in näherer Beziehung zur Hysterie stehen (Chorea electrica, Chorea rhythmica, Chorea saltatoria, Chorea epidemica etc.), sondern auch der Chorea minor etc., in deren Aetiologie neben Infektionen bekanntlich gemüthliche Erregungen eine erhebliche Rolle spielen (insbesonders Schrecken). Handelt es

sich um ganz frische Fälle von Chorea minor infektiösen (insbesonders rheumatischen) Ursprungs, so wird man kaum Veranlassung haben, neben der üblichen medikamentösen Behandlung
(Antipyrin, Arsen), die auch in gewissem Maasse suggestiv wirkt,
irgend ein besonderes psychotherapeutisches Verfahren anzuwenden.
Eine Ausnahme bilden nur die Fälle, in welchen diese Arzneien
Verdauungsstörungen verursachen. Zieht das Leiden jedoch sich
länger als 4—6 Wochen hin, ohne einen deutlichen Rückgang zu
zeigen, so empfiehlt sich die eine oder andere Form der Suggestivbehandlung. Ich habe bisher zumeist die larvirte Suggestion in
elektrotherapeutischer Form (schwache Galvanisation des Rückens
oder der Glieder) mit befriedigendem Erfolge angewendet; in den
Fällen, in welchen gemütbliche Erregungen die Ursache des Leidens
bilden, ist irgend ein Suggestivverfahren in erster Linie schon am
Platze. Eine Anzahl von Beobachtern (Bernheim, Wetterstrand, van Renterghem und van Eeden, Dumontpallier
u. A.) sahen von der Hypnose erfreuliche Resultate. Der heredi-
tären (Huntington'schen) Chorea gegenüber ist die Hypnose jedoch machtlos.

Auch bei verschiedenen lokalisirten Muskelkrämpfen und zwar
nicht bloss bei solchen hysterischen Ursprungs — Facialiskrampf,
Accessoriuskrampf, Krampf in den Extremitätenmuskeln, Myoclonie,
Tics etc. — leistet uns mitunter die Psychotherapie sehr wesentliche Dienste. Ich habe selbst in mehreren Fällen dieser Art von
der larvirten Suggestivbehandlung beachtenswerthe Erfolge gesehen,
so wiederholt bei Facialiskrampf, bei Tics der Halsmuskeln, in
einem Falle von schwerem, seit sieben Jahren bestehendem ein-
seitigem Accessoriuskrampf, bei welchem die Franklinisation der
Halsgegend eine sehr bedeutende Besserung, für einige Zeit sogar
gänzliches Aufhören des Krampfes herbeiführte. Die Suggestivwirkung der Procedur zeigte sich hier schon in dem Umstande,
dass der Krampf von dem Momente an cessirte, in welchem die
statische Spitzenströmung oder die Funkenströme auf die betreffende
Halsseite einwirkten. Bei hysterischen Zuckungen und hysterischem
Tremor an den oberen Extremitäten habe ich öfters sofortigen
Nutzen von der larvirten Suggestivbehandlung vermittelst eines
ringförmigen, an der Handgelenksgegend applizirten Streifens

Senfpapier oder Blasenpflaster gesehen. Bernheim, Wetterstrand, Tatzel, Stadelmann u. A. erzielten mit der hypnotischen Suggestion in einzelnen Fällen von lokalisirten Spasmen sehr
günstige Resultate.

In der Therapie des Stotterns hat sich die hypnotische
Suggestion einen hervorragenden Platz errungen. In der grossen
Mehrzahl der Fälle ist dieses Leiden, wie es scheint, von einer
Autosuggestion, der Vorstellung des Nichtsprechenkönnens, ab-
hängig. Dies macht es begreiflich, dass wir in der hypnotischen
Suggestion ein gewichtiges Mittel gegen dasselbe besitzen. Wetterstrand beobachtete, dass Stotternde, in Somnambulismus versetzt,
sofort fliessend sprechen. Von 48 hypnotisch behandelten Stottern-
den wurden durch ihn 15 vollständig geheilt und etwa 20 gebessert;
v. Corval, Ringier, Hirt und Tatzel berichten ebenfalls von
Heilerfolgen bei Stotterern, die durch Hypnose erzielt wurden.
Es fehlt jedoch auch bei der hypnotischen Behandlung des Stotterns
nicht an Misserfolgen, wie aus der Statistik Wetterstrand's
hervorgeht, auch nicht an Recidiven.

Bei den verschiedenen Beschäftigungsneurosen, speziell beim
Schreibekrampf, habe ich bisher durch larvirte Suggestivbehandlung
nichts Erwähnenswerthes erreicht; Bernheim und Lloyd Tuckey
haben Fälle von Schreibekrampf durch hypnotische Suggestion geheilt. Letzterer Autor empfiehlt gleichzeitige Anwendung der
Massage.

i) Neuralgien und algische Affektionen. Cephalea.

Auch in der Therapie der Neuralgien gebührt der psychischen
Behandlung eine hervorragende Stelle. Man darf dieselbe natürlich
nicht auswahllos, ohne Berücksichtigung der ätiologischen Verhältnisse zur Anwendung bringen. Wer eine frische rheumatische
Ischias sofort psychisch behandeln wollte, dürfte auf rationelles
Vorgehen keinen Anspruch erheben, auch derjenige nicht, der
gegen eine Malarianeuralgie statt mit Chinin mit der Suggestion
zu Felde zieht.

Im Einzelfalle müssen wir vor allem trachten, über die ätiologischen Verhältnisse Klarheit zu gewinnen; wenn eine Indicatio

causalis vorliegt, ist dieser in erster Linie Rechnung zu tragen.
Es bleibt trotzdem, auch wenn man der Indicatio morbi nicht
lediglich auf psychotherapeutischem Wege genügen will, noch immer
für die psychische Behandlung ein weites Feld; diese kann auch
in vielen Fällen sich nützlich erweisen, in welchen die Ursache
zwar zu ermitteln, aber nicht zu beseitigen ist (z. B. bei den
Influenzaneuralgien).

Unter den verschiedenen Neuralgien und algischen Affektionen
sind der Psychotherapie nach meinen Erfahrungen folgende in
besonderem Maasse zugänglich:

1. Diejenigen, welche sich auf hysterischer, neurasthenischer
oder anämischer Basis entwickeln.

2. Diejenigen, welche mit abgelaufenen oder veralteten rheumatischen Leiden zusammenhängen.

3. Solche unbekannten Ursprungs, welche aller Wahrschein-
lichkeit nach auf zeitweilig wiederkehrenden oder andauernden
Cirkulationsstörungen (vasomotorischen Anomalien) beruhen.

Bezüglich der hysterischen Neuralgien und algischen Affektionen kommt für die Psychotherapie in Betracht, dass dieselben
nicht immer, wie neuerdings manche Beobachter annehmen, von
Autosuggestionen, d. h. Vorstellungen eines bevorstehenden Schmerzes,
ausgehen; in einer Reihe von Fällen sind dieselben mehr affektiven
Ursprungs; sie werden durch mit schmerzlichen Affekten verknüpfte
Erinnerungen gewisser Erlebnisse, die unterbewusst bleiben, oder
durch Vorstellungen, welche mit depressiven Affekten einhergehen,
Kümmernisse, Sorgen, Befürchtungen etc. hervorgerufen. Derartige
gemüthliche Erregungen wirken auch bei Neuralgien etc., welche
von anderen Ursachen herrühren, entschieden ungünstig, ebenso
aber auch oft anstrengende geistige Thätigkeit. Bei der Behandlung der in Frage stehenden Affektionen haben wir daher zunächst
dafür Sorge zu tragen, dass dem Patienten schädliche gemüthliche
Erregungen möglichst erspart bleiben und die geistige Beschäftigung innerhalb gewisser Grenzen sich hält. Mangelt es an Beschäftigung oder gestattet der Zustand solche überhaupt nicht, so
ist durch passende Zerstreuungen darauf hinzuwirken, dass der
Kranke seine Aufmerksamkeit nicht zu viel auf sein Leiden richtet.

Unter den Mitteln, welche uns für die Zwecke der larvirten Suggestivbehandlung hier zur Verfügung stehen, darf die Elektricität die erste Stelle beanspruchen. Die Erfolge der Elektrotherapie bei Neuralgien etc. sind bekannt. Dieselben sind allerdings, wie ich besonders betonen will, durchaus nicht immer durch die suggestiven Einflüsse des Verfahrens bedingt. Ich habe in meiner langjährigen elektrotherapeutischen Praxis gar manchen Fall von Neuralgie behandelt, bei welchem die zunächst angewandte Art der Elektrisirung keine oder nur geringe Resultate erzielte, während eine andere elektrotherapeutische Methode Heilung herbeiführte. Zu einer suggestiven Wirkung war in diesen Fällen das zunächst angewendete Verfahren ebenso geeignet als das an zweiter Stelle verwerthete. Neben den Fällen, in welchen die Elektricität lediglich auf physikalischem Wege Dienste leistet, begegnen wir vielen anderen, in welchen wir im Unklaren bleiben, ob das physikalische oder das psychische Moment oder beide vereinigt uns zu dem Heilresultate verhalfen. Die Erfahrungen, welche man bei Anwendung der Elektricität macht, sind mitunter auch höchst merkwürdig; es ist mir vorgekommen, dass Neuralgien, welche eine Reihe von Monaten, ein Jahr und länger bestanden hatten, nach zwei oder drei Sitzungen (auch schon nach einer Sitzung) verschwunden waren; erst vor Kurzem wurde mir von einem hiesigen Kollegen eine Dame mit einer seit etwa vier Jahren bestehenden Meralgie (Neuralgie des Nervus cutaneus femoris externus) zur Behandlung überwiesen, bei welcher das Leiden bereits nach zwei elektrischen Sitzungen so gut wie beseitigt war. Die zweifellos physikalische Wirkung der Elektricität bei Neuralgien etc. beeinträchtigt natürlich deren Verwerthbarkeit für suggestive Zwecke nicht, sie erhöht dieselbe vielmehr und fordert jedenfalls uns auf, in allen Fällen, in welchen nur die Möglichkeit einer physikalischen Beeinflussung der Neuralgie durch das elektrische Agens vorliegt, in erster Linie dieses in Gebrauch zu ziehen. Den Zwecken der larvirten Suggestivtherapie kann jedoch bei den hier in Betracht kommenden Leiden noch eine Menge anderer Mittel dienen: Magnetapplikationen, hydriatische Proceduren, Massage, Suspension, Einreibungen, Pflaster, indifferente innerliche Mittel oder minimale Dosen differenter Mittel, subcutane

Injektion indifferenter Lösungen etc.; die Anwendung letzterer
Mittel empfiehlt sich namentlich in den Fällen, in welchen der
Patient während der einzelnen Schmerzattaquen nach einer Er-
leichterung verlangt.

Ob man im Einzelfalle zunächst es mit der larvirten Suggestivbehandlung versuchen und erst nach erfolgloser Anwendung dieser zur Hypnose übergehen oder sogleich letztere in Gebrauch
ziehen soll, hierüber lassen sich keine allgemein giltigen Regeln
aufstellen. Geschmack und Neigungen des einzelnen Arztes sind
hier oft ausschlaggebend. Wenn ich die Erfolge, welche Bernheim bei Neuralgien durch die hypnotische Suggestion erzielte
— es handelte sich vorzugsweise um Affektionen, deren Dauer
noch nicht einen Monat betrug, also Fälle recenteren Datums [1] —
mit den Resultaten vergleiche, welche ich bei elektrotherapeutischer
Behandlung im Durchschnitte zu verzeichnen habe, so kann ich
nicht finden, dass dieselben den Bernheim'schen irgendwie nach-
stehen. Ich möchte sogar behaupten, dass sie diese eher über-
treffen. Ich kann daraus nur folgern, dass die Anwendung der
Hypnose bei recenteren Neuralgien etc. keinen wesentlichen Vortheil gegenüber der larvirten Suggestionsbehandlung (oder nicht
suggestiver Behandlung) bietet. Dagegen ist die hypnotische Behandlung zweifellos bei länger bestehenden Affektionen, welche
anderen Arten der Behandlung trotzten, und bei allen inveterirten
Fällen, wodurch dieselben auch verursacht sein mögen, gerechtfertigt. Man darf jedoch auch von der hypnotischen Suggestion
nicht allzuviel auf einmal verlangen. Sofortiges gänzliches Verschwinden der Schmerzen zu suggeriren, führt meist zu keiner
Aenderung des Zustandes. Man muss auch bei der hypnotischen
Suggestivbehandlung schrittweise vorgehen, zunächst nur Linderung
der Schmerzen und grössere Pausen zwischen den Attaquen
suggeriren. Man kann auch in der Hypnose zur Unterstützung
der Suggestion Elektrisirung oder Massage der leidenden Theile
anwenden.

---

[1] Ich habe hier die von Bernheim in „Neue Studien über Hypnotismus etc." p. 309—324 mitgetheilten Beobachtungen im Auge.

Unter den verschiedenen Arten der Cephalea bilden die Kopfschmerzen der Neurasthenischen und Hysterischen und der sogenannte habituelle Kopfschmerz, dessen Aetiologie sich oft nicht genügend aufklären lässt, lohnende Objekte der Psychotherapie. Wir wollen hiemit jedoch keineswegs sagen, dass bei Behandlung der in Rede stehenden Cephalea-Arten die Psychotherapie in erster Linie heranzuziehen ist. Im Allgemeinen ist es entschieden rathsam, mit den üblichen somatischen Heilmethoden (Galvanisation, Franklinisation, faradische Massage des Kopfes, Hydrotherapie etc.) gegen das Uebel vorzugehen, und erst wenn diese versagen oder nur ungenügende Erfolge liefern, die eine oder andere Art der Suggestivbehandlung vorzunehmen. Von vielen Beobachtern werden die Resultate der hypnotischen Suggestion gerühmt; ich selbst habe hiemit in manchen Fällen nur vorübergehende Besserung zu erzielen vermocht. Die larvirte Suggestion kann in sehr verschiedener Form mit Nutzen angewendet werden (Umschläge, Waschungen des Kopfes mit spirituösen Flüssigkeiten, sehr schwache elektrische Ströme, innerlich indifferente Mittel etc.), lässt aber auch mitunter im Stich, und es kann dann vorkommen, dass, nachdem sich der Arzt längere Zeit vergeblich abgemüht hat, die Mittel irgend eines Kurpfuschers den Kranken von seinen Kopfbeschwerden befreien.

II. Affektionen des Respirationsapparates.

Unter den Affektionen des Respirationsapparates, welche sich für psychische Behandlung eignen, figurirt der nervöse (hysterische) Husten in erster Linie. Bei demselben handelt es sich zum Theil um ein Hüsteln, das auf ein Kitzelgefühl im Halse zurückgeführt und den ganzen Tag mehr oder minder fortgesetzt wird, zum Theil um einen lauten bellenden Husten (sogenannten Schafhusten), welcher während der Tageszeit in kürzeren oder längeren Anfällen auftritt oder auch vom Morgen bis in die Nacht ohne längere Unterbrechung andauert. Die Ursachen des nervösen Hustens, welche die Behandlung natürlich zu berücksichtigen hat, liegen nicht immer klar zu Tage. In einer Anzahl von Fällen wird

derselbe durch gemüthliche Erregungen oder Vorstellungen (psychische Infektion) hervorgerufen. In anderen Fällen bildet, wie
Rosenbach hervorgehoben hat und ich mich ebenfalls öfters
überzeugen konnte, das veranlassende Moment ein akuter mit
Husten verknüpfter Rachen-, Kehlkopf- oder Bronchialkatarrh,
nach dessen Ablauf das zur Gewohnheit gewordene Husten fortgesetzt wird, mitunter so automatisch, dass der Patient von seinem
Hüsteln oder Husten nichts weiss und geneigt ist, dasselbe abzu-
leugnen. Der Weg, welchen wir bei der psychischen Behandlung
einschlagen, muss sich nach der Gestaltung des einzelnen Falles
richten. Ist der Hustenreiz mässig und andauernd und zeigt sich,
dass durch Ablenkung der Aufmerksamkeit von demselben oder
Willensanstrengung der Husten unterdrückt werden kann, so empfiehlt es sich zunächst, den Kranken über diesen Sachverhalt
aufzuklären und ihn energisch aufzufordern, seinen Willen zur
Bekämpfung des Hustenreizes zu gebrauchen. Bei Kindern kann
man 'das Aufbieten des Willens noch durch direktes strenges
Untersagen des Hustens oder unter Umständen auch durch Bedrohung mit unangenehmen Proceduren und, wenn diese ganz
wirkungslos bleibt, durch Vornahme einer solchen Procedur (Be-
pinselung des Rachens mit einer bitteren Lösung, farad. Pinselung
der Kehlkopfgegend, statische Funkenströme etc.) anregen. Manche
Aerzte (so Rosenbach und Treubel) legen auf methodische
Lungengymnastik und namentlich methodische Inspirationsübungen
grosses Gewicht. „Man fordere den Kranken auf, recht tief Athem
zu holen, den Athem anzuhalten und lasse sich in der Ueberwachung dieser Form der Lungengymnastik durch die stets eintretenden Hustenanfälle nicht irre machen.“ Nachdem der Arzt
einige Zeit diese Uebungen persönlich geleitet hat, soll man eine
Fortsetzung derselben ohne ärztliche Aufsicht anordnen, bis der
Husten gänzlich aufgehört hat. Diese methodische Disciplinirung
wirkt jedoch nicht bloss erzieherlich, indem sie den Kranken
nöthigt, seinen Willen zur Bekämpfung des Hustenreizes in Anspruch zu nehmen, sondern auch suggestiv nützlich. Tritt der
Husten in heftiger Form anfallsweise oder andauernd auf, so
dürfen wir nicht säumen, sofort irgend eine Art larvirter Suggestivbehandlung zur Erleichterung des Kranken anzuwenden (indifferente

Pulver oder minimale Dosen wirksamer Arzneimittel, Galvanisation oder Franklinisation der Halsgegend, Pinselung des Rachens etc.). Diese Therapie bildet auch eine wirksame Unterstützung der gymnastischen Behandlung. Mitunter erweist sich die Versetzung der Kranken unter ganz neue Verhältnisse sehr nützlich. Bei mehreren von mir beobachteten Patientinnen verlor sich der Husten, welcher zu Hause nicht ganz weichen wollte, auf einer Vergnügungsreise sehr rasch und vollständig [1]). Was unter Umständen die Hypnose bei sehr hartnäckigem nervösem Husten leisten kann, lehrt eine von Hirt mitgetheilte interessante Beobachtung: „Der Sohn des Geh. Med.-Rathes Prof. Dr. Klapsch litt seit acht Jahren an sehr beschwerlichen Hustenanfällen, welche den 14jährigen Knaben derart schwächten, dass der Schulbesuch und jede geregelte Beschäftigung aufgegeben werden musste; von Nachtruhe war keine Rede, und als der Vater mich Dezember 1890 aufsuchte, erzählte er mir, dass Wochen vergingen, ehe überhaupt Jemand von der Familie zu Bette gehen könnte. Seebäder, Elektricität, Ausbrennen der Nase, alles war vergebens versucht worden, und schliesslich erklärten bedeutende medizinische Autoritäten den Fall für unheilbar, weil man eine physikalisch nicht zu diagnostizirende anatomische Erkrankung der Lunge annehmen müsse. Der Knabe wurde eines Vormittags, in Gegenwart seines Vaters, durch Streichen und Zureden in einen leichten Ermüdungszustand versetzt, und während desselben suggerirte ich ihm, dass sein Kehlkopf und seine Lunge ganz gesund, sein Husten verschwunden und er selbst geheilt sei; er werde die nächste Nacht im Bette zubringen und vortrefflich schlafen. Der Erfolg war geradezu verblüffend. Patient schlief ausgezeichnet, hustete gar nicht mehr und ist bis heute (nach mehr als 4½ Jahren) gesund geblieben, ich habe ihn nur

---

[1]) Dass schwere operative Eingriffe, wie sie mitunter wegen hartnäckigem hysterischem Husten vorgenommen wurden, auch psychotherapeutisch weniger leisten als eine zielbewusste methodische psychische Behandlung, lehrt die von Treubel mitgetheilte Beobachtung, „dass ein 26jähriges hysterisches Mädchen, das schon seit fast vier Jahren ein beständiges, lockeres Hüsteln hatte, so dass die Sprache dadurch erschwert und beeinträchtigt war, und das desshalb von Hack in der Nase und im Halse behandelt, von Hegar laparotomirt worden war, durch einfache psychische Behandlung mit Respirationsübungen (namentlich methodischen tiefen Inspirationsübungen) geheilt wurde".

ein einziges Mal, nachher ärztlich nie mehr, sondern nur als gesunden Menschen im Theater wiedergesehen." Ueber die Erfolge psychischer Behandlung beim hysterischen Stimmritzenkrampf, der eine sehr bedrohliche Gestaltung annehmen kann, liegen wenig Erfahrungen vor. Tobold empfahl die Anwendung des constanten Stromes, der, wenn überhaupt, jedenfalls nur suggestiv wirken kann. Bei hypnotisirbaren Personen kann man die hypnotische Suggestion zur Verhütung der Anfälle anwenden. Im Anfalle selbst kann man sich bei längerer Dauer oder bedeutender Intensität des Krampfes in Anbetracht der vorliegenden oder möglicherweise eintretenden Lebensgefahr nicht mit Suggestivmitteln aufhalten; Chloroform- oder Bromäthilinhalationen, subcutane Injektion von Morphium oder Hyoscin oder sehr starke Hautreize in der Gegend des Kehlkopfes (farad. Pinselung) sind hier am Platze. Ungemein zahlreich und verschiedenartig sind die Mittel, welche zur Beseitigung der hysterischen Stimmbandlähmung (paretischen Form der hysterischen Aphonie, neben welcher auch eine spastische vorkommt) in Gebrauch gezogen wurden: interne oder subcutane Einverleibung verschiedener Arzneimittel, Pulvereinblasung, extra- und intralaryngeale Elektrisirung, Einführung des Kehlkopfspiegels und von Sonden, äussere Kehlkopfmassage und Kehlkopfcompression (Oliver), Traktionen der Zunge, Elevation des Zungenbeins (Nägeli's Zungenbeingriff), Compression der Ovarien etc. Allen diesen Mitteln kann nur eine suggestive Bedeutung zuerkannt werden; wenn sie die Heilung der von einer Vorstellung abhängigen Aphonie herbeiführen, so geschieht dies lediglich dadurch, dass sie bei der Kranken die Vorstellung lebhaft anregen, dass sie durch ihre Anwendung ihre Stimme wieder erlangt. In neuerer Zeit werden neben gewissen Suggestivproceduren (Kehlkopfmassage etc.) vielfach methodische Stimm- und Athemübungen gebraucht, um der Kranken die Ueberzeugung beizubringen, dass sie über ihre Stimme verfügt. Diese Uebungen scheinen mir zum Theil von einer ganz unnöthigen Complicirtheit [1]).

---

[1]) So berichtet Treubel über das von Killian in der Freiburger Universitätspoliklinik geübte Verfahren: „Es wird der Patientin zunächst ruhig und bestimmt erklärt, dass sie, wenn sie alles genau befolge, in wenigen Minuten wieder laut und deutlich wie jeder andere Mensch sprechen könne.

Ich habe schon vor einer Reihe von Jahren mich eines sehr einfachen Verfahrens mit Erfolg bedient. Eine Hysterische wurde von einer seit zwei Jahren ununterbrochen bestehenden Aphonie schon am zweiten Tage der Behandlung dadurch befreit, dass ich sie veranlasste, die einzelnen Buchstaben des Alphabets zuerst leise, dann lauter und immer lauter nachzusprechen, ohne von ihrer angeblichen Unfähigkeit Notiz zu nehmen. Nachdem sie dahin gebracht war, die einzelnen vorgesprochenen Buchstaben genügend deutlich zu wiederholen, ging das Sprechen ohne jede weitere Bemühung vollkommen laut vor sich. Diese Methode hat sich mir auch in anderen Fällen als genügend erwiesen, die nebenhergehende Vornahme irgend einer suggestiv wirkenden Procedur in der Kehlkopfgegend (Franklinisation, Faradisation etc.) unterstützt die Wirksamkeit des Verfahrens.

Unter den verschiedenen Formen des Asthmas bildet die von Brügelmann als neurasthenisches Asthma bezeichnete und genauer geschilderte ein besonders günstiges Objekt der Psychotherapie. „Unter den unter die Sammelrubrik „Neurasthenisches Asthma" zu zählenden Fällen", bemerkt der genannte Autor, „giebt es eine Anzahl, welche nicht durch irgend einen nervösen Erreger inscenirt werden, sondern welche spontan entstehen, lediglich durch Wahn-

---

Es wird an ihre Willenskraft appellirt und gespannteste Aufmerksamkeit für das Folgende verlangt. Während nun Patientin gespiegelt wird, muss sie abwechselnd nach Kommando die Luft mit einem seufzerartigen Tone einziehen und alsdann husten. Beim Einziehen der Luft tritt zunächst der verlangte Ton nicht auf, die Stimmbänder werden für einen Augenblick in einer Entfernung von etwa 1—2 mm von einander gehalten, nähern sich aber im Verlaufe der Uebung immer mehr und dementsprechend kommt ein immer deutlicherer Ton neben dem Einziehen der Luft zu Stande. Gleichzeitig werden die exspiratorischen Hustenstösse, die anfangs klanglos sind, mehr und mehr von Klang begleitet. Die Taschenbänder nehmen immer weniger Antheil. Der Spiegel bleibt während der Uebungen ruhig liegen, damit man die Bewegungen im Kehlkopfe genau kontrolliren kann. Sobald im Verlaufe der Uebung die Stimmbänder sich thatsächlich bis auf den für die Phonation nöthigen, haarfeinen Spalt genähert haben, erkennt man auch sofort das Vibriren der freien platten Ränder. Jetzt werden der Patientin die Vokale a, e, i, o, u vorgesprochen, die sie deutlich und laut, vielleicht etwas zaghaft, wiederholt, der Spiegel aus dem Munde entfernt, die Vokale nochmals vorgesprochen, die Patientin aufgefordert, laut nachzusprechen. Sobald sie das vermag, schliessen sich laute Zählübungen und lautes Vorlesen unmittelbar an. Wird sie wieder rückfällig, so beginnt die Behandlung wieder von vorne."

vorstellungen so drastischer Natur, dass dieselben einen Reiz auf
die Athmungscentren etabliren und so den Wahn in die Wirklichkeit übersetzen. Es sind das die Fälle, von welchen ich in
meiner citirten Arbeit in den therapischen Monatsheften sagte, sie
machen sich ihr Asthma selbst. Die Form des Asthmas kann
natürlich auch andere Formen kompliziren, sich aus ihnen als
Folgezustände entwickeln, kann aber auch, wie gesagt, ebenso wie
jeder andere Wahn plötzlich entstehen, z. B. durch das Sehen
eines heftigen Anfalles bei anderen Kranken. Die Kranken haben
die fixe Idee, nicht athmen zu können, und solange diese Idee sie
nicht verlässt, können sie in der That nicht athmen, keuchen vollständig und malträtiren ihre Lungen so lange, bis sich ein akuter
Bronchialkatarrh entwickelt. Bekanntlich kann man einen solchen
bei ganz gesunder Brust durch forcirte Athmung sehr schnell erzeugen und dann wird der Effekt allemal zur Ursache gestempelt,
indem die Kranken allen Belehrungen immer wieder den Katarrh
entgegenhalten, als etwas Greifbares Pathologisches. Kommen
diese Wahnvorstellungen und in deren Folge der Katarrh recht
häufig vor, so hat die kranke Brust gar nicht Zeit, sich von einem
Catarrhus acutissimus zu erholen, ehe schon der nächste kommt,
und so wird natürlich ein chronischer Katarrh daraus, und damit
hat die Suggestion immer grössere Widerstände zu überwinden.
Am schlimmsten sind die Fälle, in welchen die Wahnvorstellung
sich mit einer bestimmten Zeit verbindet, denn dann kommt
allemal eine höchst verderbliche Autosuggestion hinzu, wodurch
die Suggestion immer verzweifelter wird. Z. B. Nachmittags um
5 Uhr behauptet der Kranke, seinen Anfall zu bekommen, sobald
dann die Zeit herankommt, so denkt er schon an gar nichts
anderes, als an seinen Anfall, er richtet sich schon darauf ein,
geht in seine Stube, setzt sich in seinen Sessel, nimmt der Verordnung gemäss ein spannendes Buch zur Hand, ist aber mit
seinen Gedanken trotzdessen nur bei seinem Asthma."

Die Behandlung dieser Kranken ist, wie Brügelmann mit
Recht hervorhebt, ein schweres Stück Arbeit. Es muss ihnen vor
allem dargelegt werden, dass ihr Leiden psychischen Ursprungs
ist, dass die Angst vor dem Anfalle das eigentlich auslösende
Moment desselben ist und sie daher ihre ganze Willenskraft zur

Bekämpfung dieser Angst aufzubieten haben [1]). Passende Beschäftigungen und Zerstreuungen, welche geeignet sind, die Aufmerksamkeit des Kranken von seinem Zustande abzulenken, sind ebenfalls von Wichtigkeit. Des Weiteren können zur Bekämpfuug der Angst vor den Anfällen verschiedene Arten larvirter Suggestivbehandlung und auch die hypnotische Suggestion herangezogen werden. Brügelmann empfiehlt besonders die Uebung der automatischen Athmung am pneumatischen Apparate. „Da haben sie etwas Greifbares, dessen sich die Autosuggestion sofort bemächtigt, sie zählen jedesmal die Athemzüge, mit welchen sie einen Kessel Luft bewältigen und da selbstredend die Entleerung eines solchen mit der steigenden Uebung immer besser vor sich geht, so sehen sie darin einen greifbaren Erfolg. Der wirkliche Erfolg beruht allerdings weniger darauf, dass die Kranken besser athmen lernen — was natürlich ja auch recht begehrenswerth erscheint, als vielmehr darauf, dass die automatische Athmung weiterhin unbewusst richtiger und normaler von statten geht, Dank der täglichen Uebung, und dadurch rückwirkend sich in dem Bewusstsein als eine bedeutende Besserung spiegelt; dies bewirkt aber grössere Beruhigung, Abnahme der Angst und bedeutende Stärkung des Vertrauens."

Bei dem essentiellen Asthma dagegen dürfen wir von der Psychotherapie keinen wesentlichen Erfolg erwarten. Die hypno-

---

[1]) Dass man nicht immer langathmige Erklärungen nöthig hat, sondern mitunter durch derbe Zurechtweisung (ähnlich wie in dem von mir p. 128 angeführten Falle) rascher an das Ziel gelangt, erhellt aus einem von Brügelmann mitgetheilten Falle. Derselbe betrifft einen pensionirten Oberst, „welcher sich angewöhnt hatte, laut zu schnaufen, gelegentlich auch solch ähnliche Anfälle, wie geschildert, zur Schau trug und am liebsten fortwährend von seinem Zustand sprach. Ich lud ihn an einem der ersten Abende, welche er in der Anstalt verbrachte, zu einer Whistpartie in mein Privatzimmer ein, da ich ihn so am besten beobachten konnte. Es dauerte nicht lange, so ward er unruhig, er schnaufte laut, der Schweiss trat ihm vor die Stirne, er stand auf und ging schwankend zur Thür über den Hausflur bis zu seiner Zimmerthür. Dort lehnte er, unfähig weiter zu gehen, am Thürpfosten. Soweit hatte ich ihm ruhig zugesehen, nun aber fuhr ich ihn sehr derb an, befahl ihm sich auf's Sopha zu setzen und auf Kommando ruhig zu athmen. Kaum fünf Minuten später war alles vorbei. Er ging von da ab, nachdem er begriffen hatte, dass er den sogenannten Anfall durch den Willen coupiren konnte, in der Selbstdisciplin wacker weiter, hat nie wieder Asthma gehabt".

tische Suggestion zeigt sich diesem Leiden gegenüber, wie Bernheim erst vor Kurzem hervorgehoben hat, machtlos. Günstiger
sind die Resultate bei dem Asthma der Emphysematiker. Bernheim berichtet über den Fall einer Patientin mit Emphysem,
bei welcher alle 14 Tage Anfälle von Asthma auftraten und in
der Zwischenzeit Husten, Schlafmangel und Kopfschmerzen bestanden. Durch eine 14tägige hypnotische Behandlung gelang es,
diese Beschwerden zu beseitigen, obwohl das Emphysem keine
Veränderung erfuhr. In einem von Forel beobachteten Fall von
Emphysem mit Asthma und Bronchialkatarrh bei einem 38jährigen
Manne schwanden dagegen unter der eingeleiteten Hypnotherapie
nicht nur das Asthma und der das Emphysem begleitende
Bronchialkatarrh, auch das Emphysem wurde, wie das Zurück-
gehen der unteren Lungengrenzen zeigte, erheblich gebessert.

III. Affektionen des Cirkulationsapparates.

Den organischen Herzkrankheiten gegenüber vermag die Psychotherapie nur wenig. Abgesehen von dem, was durch beruhigende
Aufklärung und bei Schwerkranken durch tröstenden Zuspruch zu
erreichen ist, darf man im Allgemeinen nicht auf nennenswerthen
Erfolg rechnen. Die Resultate, welche einzelne Hypnotherapeuten
(so Wetterstrand und Lloyd Tuckey) durch die hypnotische
Suggestion erzielten, sind nicht geeignet, zur Anwendung derselben
bei Herzkrankheiten sehr aufzumuntern.

Die Neurosen des Herzens und der Gefässe, insbesonders die
nervöse (neurasthenische) Herzschwäche mit ihren mannigfachen
Beschwerden (Anfälle von Herzklopfen, Tachykardie, neurasthenische Angina pectoris, Verlangsamung, Aussetzen und andere Unregelmässigkeiten der Herzthätigkeit, Gefühle von Schmerz, Druck,
Vibriren etc. in der Herzgegend, Angstzustände u. s. w.), bilden
dagegen sehr lohnende Objekte der psychischen Behandlung. Vor
allem haben wir unser Augenmerk auf die Eruirung psychischer
Schädlichkeiten zu richten, welche den Zustand verursacht haben
und noch unterhalten mögen. Geistige Ueberanstrengungen spielen
in der Aetiologie der Herzneurosen eine viel geringere Rolle als

widrige Gemüthserregungen, Angst, Sorgen, Kummer, Aerger.
Das Gemüth des Kranken von diesen Affekten direkt zu befreien,
vermag der Arzt in der Regel nicht, weil die Beseitigung der Ursachen derselben nicht in seiner Macht liegt; allein durch tröstende
Theilnahme, Zuspruch und Betonung der Nothwendigkeit, Selbstbeherrschung im Interesse der Gesundung zu üben, Fürsorge für
passende Beschäftigung und Zerstreuung, kann er doch wesentlich
zur Abschwächung des Affektes und allmählichen Wiederherstellung
einer gewissen Gemüthsruhe beitragen. Von grösster Wichtigkeit
ist sodann die richtige Aufklärung des Patienten über die Art
seines Leidens. Hat die genaue Untersuchung des Herzens, welche
nie verabsäumt werden darf, auch wenn man von der nervösen
Natur der geklagten Beschwerden a priori völlig überzeugt ist,
ergeben, dass kein organisches Herzleiden vorliegt, so muss dies
dem Patienten mit allem Nachdruck kundgegeben werden. Man
sagt am besten: „Ihr Herz ist völlig gesund; was sie seitens desselben Abnormes fühlen, rührt lediglich von den Nerven her."
Wie der Patient diese beiden Aussprüche sich zusammen reimen
will, kann man ihm überlassen; die Hauptsache für ihn ist immer,
dass er von jedem Zweifel, jeder Befürchtung wegen möglichen
Bestehens einer organischen Herzerkrankung befreit wird, und
dies geschieht durch obige Erklärung[1]). Hegt der Arzt selbst
Zweifel bezüglich der nervösen (oder rein nervösen) Natur der
Affektion, so thut er immer am besten, diese vorerst für sich zu
behalten und den gewöhnlich sehr ängstlichen Patienten mit denselben nicht in Aufregung zu versetzen. Der diagnostische Zweifel
kann ihn nicht verhindern, seine Verordnungen derart einzurichten,
dass in keinem Falle ein Schaden für den Kranken erwächst.

---

[1]) Sehr gebildeten Personen gegenüber, welchen man gewisse physiologische Kenntnisse zutrauen kann, mag man weitere Aufklärungen über die
Störungen der Herzthätigkeit nervösen Ursprungs beifügen. Dass dies etwas
zur Erleichterung des Zustandes beitragen wird, darf man jedoch durchaus
nicht erwarten. Ich habe eine Anzahl von Kollegen und Medizinstudirenden
mit z. Th. schwerer nervöser Herzschwäche beobachtet und behandelt, und ich
habe nie finden können, dass diesen Patienten ihr physiologisches und pathologisches Verständniss irgend etwas bei ihrem Leiden genützt hätte. Die so
beliebte Bezeichnung „Herzneurose" meidet man im Allgemeinen besser den
Patienten gegenüber, weil dieselbe geeignet ist, schädliche Vorstellungen hervorzurufen.

Rosenbach empfiehlt bei den vermeintlichen Herzkranken eine
Reihe sehr kräftiger Muskelübungen ausführen zu lassen, damit
man ihnen dann zu ihrer Beruhigung vordemonstriren kann, dass
sich Puls und Athmung fast gar nicht geändert haben, keine Ver-
färbung des Gesichts aufgetreten ist. Dieses Beruhigungsmittel
lässt sich bei Herzneurasthenischen nur in sehr beschränktem
Maasse verwerthen. Bei vielen dieser Patienten wird durch energische Bewegungen die Pulsfrequenz erheblich gesteigert und selbst,
wenn dies unter gewöhnlichen Verhältnissen nicht der Fall ist,
kann es bei der Untersuchung in Folge der durch diese veranlassten
gemüthlichen Erregung eintreten. Man darf daher nie dem
Patienten vorher ankündigen,. dass die Bewegungen seine Herzthätigkeit nicht oder -nicht nennenswerth beeinflussen werden;
man kann ihn nur, wenn durch die vorgenommenen Bewegungen
der Puls nicht erheblich verändert wurde, auf diesen Umstand
zu seiner Beruhigung aufmerksam machen. Mit der Information
über die Art des Leidens müssen weitere Aufklärungen verknüpft
werden, deren Berücksichtigung für den Leidenden sehr wichtig
ist; es muss demselben dargelegt werden, dass durch die anhaltende oder häufige Richtung der Aufmerksamkeit auf die Herzthätigkeit diese in der einen oder anderen Weise verändert, das
Herz nervös gemacht wird, dass er desshalb das beliebte öftere
Pulszählen ganz unterlassen muss und überhaupt dem Zustande
seines Herzens keine weitere Beachtung schenken darf, wenn nicht
bestimmte Zufälle dies erheischen.

Sowohl den in Anfallsform auftretenden als den dauernden
Erscheinungen der nervösen Herzschwäche gegenüber (Beschleunigung, Verlangsamung, Unregelmässigkeit der Herzthätigkeit) kann
uns die larvirte Suggestivbehandlung bedeutende Dienste leisten.
Unter den elektrotherapeutischen Proceduren steht, wenn es sich
um rein psychische Beeinflussung handelt, die Franklinisation der
Herzgegend obenan. Lehr hat die günstige Einwirkung der
Spitzenströmung (Luftdouche) auf die Pulsbeschaffenheit bei verschiedenen Formen der nervösen Herzschwäche durch Aufnahme
sphymographischer Kurven nachgewiesen.

Durch Funkenströme und faradische Pinselung wird die Pulsfrequenz öfters noch erheblicher herabgesetzt, bei diesen Appli-

Kurve 49. Puls 90. Hgdruck 120.

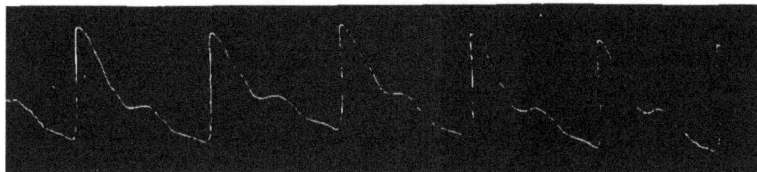

Kurve 50. Puls 84. Hgdruck 140.

**Kurve 49 und 50. Einfluss der Franklinisation auf die reizbare Form
nervöser Herzschwäche.**

49 = vor $\Big\}$ Franklinisation des Herzens 10 Minuten lang.
50 = nach

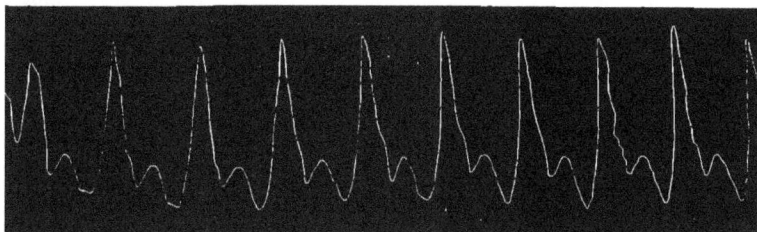

Kurve 51. Puls 130. Hg. 160.

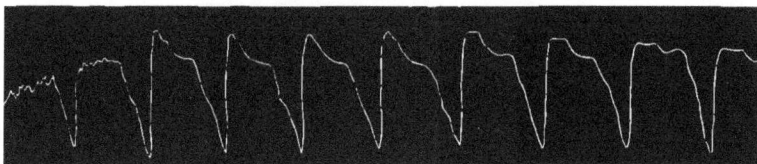

Kurve 52 Puls 120. Hg. 140.

**Kurve 51 und 52. Einfluss der Franklinisation auf die atonische Form
der nervösen Herzschwäche.**

51 = vor $\Big\}$ Franklinisation 10 Minuten[1]).
52 = nach

---

[1]) Vergl. L e h r, Die nervöse Herzschwäche, p. 68 und 69, Wiesbaden,
J. F. Bergmann, 1891.

kationen handelt es sich jedoch nicht lediglich um psychische,
sondern auch um reflektorische Einwirkungen, und bei der Galvanisation am Halse ist die Durchströmung des N. vagus die
Hauptsache, die psychische Beeinflussung geht nur nebenher.
Daneben empfiehlt sich bei besonders ängstlichen Patienten noch
der täglich mehrmalige Gebrauch indifferenter Pulver oder Pillen
oder sehr geringer Dosen Baldriantinktur. Derartige Suggestivmittel müssen wir auch den Patienten zum Gebrauch bei Anfällen
zur Verfügung stellen.

Die Hypnose ist bei den nervösen Herzaffektionen ebenfalls
mit Erfolg in Anwendung gezogen worden. Ich selbst habe mich
nicht überzeugen können, dass man durch die hypnotische Suggestion bei den in Frage stehenden Zuständen nachhaltigere Resultate erzielt als durch die mit Umsicht und Konsequenz gehand-
habte larvirte Suggestion und damit einhergehende entsprechende
sonstige psychische Behandlung[1]).

Das im Vorstehenden Bemerkte gilt auch für die hysterische
Angina (resp. Pseudoangina) pectoris. Auch bei der echten durch
Sklerose der Koronararterien bedingten Angina pectoris kann die
larvirte Suggestion sich nützlich erweisen, wenn die Anfälle von
milder Natur sind.

IV. Affektionen des Verdauungsapparates.

Die krankhaften Zustände des Magens liefern für die Psychotherapie reichliche Angriffspunkte. Es kann uns dies nicht auffällig erscheinen, wenn wir berücksichtigen, wie sehr die Funktionen
des Magens durch psychische Vorgänge beeinflusst, dass durch
solche die motorische und sekretorische Thätigkeit des Magens
sowohl gehemmt als angeregt, Erbrechen verursacht und verschiedene abnorme, in den Magen lokalisirte Gefühle ausgelöst
werden können. Auch die Thätigkeit des Hungercentrums im

---

[1]) Ich möchte nicht unterlassen, hier ausdrücklich zu bemerken, dass ich
die in der Therapie der nervösen Herzschwäche neben der psychischen Behandlung in Gebrauch stehenden Heilfaktoren z. Th. jedenfalls als keineswegs
entbehrlich erachte (speziell Regulirung der Diät, Hydro- und nicht suggestive
Elektrotherapie, gymnastische Uebungen).

Gehirn und damit das Hungergefühl ist in erheblichem Maasse von psychischen Einflüssen abhängig. Wir wissen, dass heitere Tischgesellschaft und der Anblick wohlzubereiteter Speisen den Appetit anregen, eine Trauernachricht oder ein ekelerregender Eindruck dagegen den vorzüglichsten Appetit verscheuchen kann. Für die psychische Behandlung der organischen Magenaffektionen kommt ferner der Umstand in Betracht, dass nicht alle bei denselben vorhandenen Beschwerden von der organischen Veränderung des Magens abhängen. Die klinische Beobachtung lehrt, dass ein Ulcus, ein chronischer Magenkatarrh in dem einen Falle zu sehr vielen, in dem anderen zu sehr wenig Klagen Anlass giebt. Dies hängt nicht nur von der Intensität oder Ausdehnung der anatomischen Läsion ab, sondern auch von dem allgemeinen Nervenzustande und dem psychischen Verhalten des Patienten; den Einfluss des letzteren will ich nur an einem Beispiele darlegen. Ich behandelte eine Dame in den vierziger Jahren, welche seit längerer Zeit an chronischem Magenkatarrh litt. Der konstant reichliche Schleimgehalt des Mageninhalts liess, abgesehen von anderen Symptomen, hierüber schon keinen Zweifel. Bei dieser Patientin stellten sich einige Zeit hindurch, während sie früher von erheblichen Beschwerden frei gewesen war, trotz sorgfältiger Einhaltung der verordneten Diät 1—2 Stunden nach dem Essen erhebliche und mitunter sehr lange andauernde Schmerzen ein, deren Ursache dunkel blieb, bis sich Folgendes herausstellte. Die Patientin war in Folge eines Diätfehlers, der ihr Magenbeschwerden verursacht hatte, wegen ihres Magens sehr ängstlich geworden. Sie setzte sich desshalb schon mit einer gewissen Beunruhigung zu Tische und richtete nach dem Essen ihre Aufmerksamkeit anhaltend auf das Verhalten ihres Magens. Die Gefühle von Druck und Völle, welche unter diesen Umständen alsbald sich einstellten, veranlassten Befürchtungen bevorstehender Schmerzen, und diese Autosuggestionen verfehlten auch ihre Wirkung nicht. Der erwartete Schmerz trat und zwar in genügender Stärke ein. Nachdem die psychische Genese der Schmerzen aufgedeckt war, hielt es nicht schwer, dieselben zu beseitigen.

Ob wir es mit anatomischen Veränderungen des Magens oder nur mit nervösen Affektionen desselben zu thun haben, immer

müssen wir zunächst unser Augenmerk auf die Entfernung
psychischer Schädlichkeiten richten, wenn solche in den Lebens-
verhältnissen des Patienten sich eruiren lassen. Wenn Trinkkuren
an einem Badeorte bei Magenleiden oft entschieden günstiger
wirken, als solche am Domizile des Kranken, so hängt dies zum
Theil jedenfalls von der geistigen Ausspannung ab, deren sich der
Patient bei seinem Aufenthalte an dem Badeorte erfreut. Ganz
hesonders macht sich der günstige Einfluss der geistigen Entlastung
bei den nervösen Magenaffektionen geltend. Bei manchen beruflich
überanstrengten Personen genügt eine Erholungsreise oder ein
Landaufenthalt, um die Erscheinungen der nervösen Dyspepsie
zum Schwinden zu bringen. Auch die Aufklärung, die wir Magenkranken über ihren Zustand geben, ist nicht von untergeordneter
Bedeutung, zumal viele dieser Patienten verstimmt sind und zu
einer hypochondrischen Deutung ihrer Beschwerden neigen. Die
Gutartigkeit der nervösen Magenaffektionen gestattet es, die mit
einer solchen Behafteten ohne Weiteres über ihren Zustand
vollständig zu beruhigen. Dadurch allein wird oft schon eine
entschiedene Erleichterung herbeigeführt. Man kann die mündliche Versicherung mitunter auch durch eine Demonstratio ad
oculos unterstützen, indem man dem Leidenden durch die Magenausspülung zeigt, dass es mit der Leistungsfähigkeit seines Magens
nicht so übel bestellt ist, wie er glaubt[1]). Allein auch bei den
organischen Affektionen, welche eine längere Frist zu ihrer Heilung
erfordern oder einer vollständigen Beseitigung überhaupt nicht
fähig sind (wie Ulcus, Ektasie), darf man beruhigende Ver-

---

[1]) Rosenbach empfiehlt die Ausspülung bei Magenkranken, die an der
Einbildung leiden, gewisse Speisen nicht essen zu können. Wenn die Beschwerden, welche nach dem Genusse einzelner Speisen auftreten, lediglich
auf Autosuggestionen beruhen, wird die Magenausspülung immer normale Ver-
dauung nachweisen. Bei den nervösen Magenaffektionen, speziell der nervösen
Dyspepsie, bestehen jedoch häufig Störungen der sekretorischen und motorischen
Funktionen des Magens; wenn man in derartigen Fällen durch Ausspülung
dem Kranken die Suggestion beibringen will, dass seine Magenverdauung in
Ordnung ist, bedarf das natürlich eines Kniffes; man nimmt z. B. nach einem
Probefrühstück die Ausspülung erst nach vier Stunden vor. Bei hysterischem
Erbrechen, speziell der Hyperemesis gravidarum, hat man ebenfalls, wie bereits
erwähnt wurde, die Magenausspülung zu suggestivem Zwecke in Gebrauch
gezogen.

sicherungen durchaus nicht als etwas Nebensächliches für den Kranken erachten. Dass die Diagnose des Magengeschwürs bei nervösen und speziell hysterischen Personen besondere Vorsicht erheischt, sei hier nebenbei erwähnt. Diese Vorsicht ist aus folgenden Gründen geboten; man kann bei solchen Personen, wie Bernheim gezeigt hat, durch die Untersuchung Symptome suggestiv erzeugen (z. B. einen umschriebenen Druckschmerz in der Magengegend), welche im Vereine mit den schon länger bestehenden Beschwerden zu der irrthümlichen Annahme eines Ulcus führen; diese Diagnose kann dann bei den Kranken wieder Autosuggestionen hervorrufen, welche die bestehenden Beschwerden unterhalten und neue bedingen.

Für die Suggestivbehandlung bilden natürlich die nervösen Affektionen des Magens ungleich günstigere Objekte als die organischen Erkrankungen. Von den verschiedenen Formen larvirter Suggestivtherapie empfehlen sich in erster Linie die Galvanisation und Franklinisation der Magengegend; ersteres Verfahren bietet noch den Vortheil, dass dasselbe in einer Reihe von Fällen allem Anscheine nach nicht lediglich auf psychischem, sondern auch auf physikalischem Wege den Magenzustand günstig beeinflusst. Auch hydriatische Proceduren (Priessnitz'sche Leibumschläge etc.), Massage des Magens und indifferente innere Mittel lassen sich oft mit Vortheil verwerthen. Zur Heranziehung der Hypnose[1]) ist man im Ganzen selten veranlasst. Ob sich die Heilung eines Ulcus durch Suggestion fördern lässt, steht vorerst dahin; dass die dabei bestehenden Beschwerden in gewissem Maasse der Suggestivbehandlung zugänglich sind, kann dagegen nicht bezweifelt werden. Ganz überraschende Dienste kann diese Therapie bei den von Geschwürsnarben herrührenden Zufällen leisten, wie folgende Beobachtung zeigt. Vor fünf Jahren trat ein älteres Fräulein in meine Behandlung, welches seit 20 Jahren von Magenschmerzen nach dem Essen heimgesucht wurde. Die Patientin hatte vor dem Auftreten dieser Schmerzen an Magengeschwüren mit Bluterbrechen gelitten, und etwa ein halbes Jahr, bevor sie

[1]) Ueber günstige Erfolge der hypnotischen Behandlung bei nervösen Magenbeschwerden (nervöser Dyspepsie etc.) berichten insbesonders Bernheim und Wetterstrand.

in meine Beobachtung kam, wurde sie von Herrn Dr. Custor
hier wieder wegen einer höchst bedrohlichen Magenblutung behandelt. Die Schmerzen nach den Mahlzeiten hatten sich im
Laufe der Jahre allmählich vom Magen nach dem Rücken hin
und von diesem über den ganzen Körper ausgebreitet, sodass der
Zustand der Patientin ein ganz desolater wurde. Extr. Cannab.
ind. butyrosum brachte der Kranken nur geringe und vorübergehende Erleichterung. Obwohl bei der langen Dauer des Leidens
und der Unmöglichkeit, die Ursachen der Schmerzen (die Narben
im Magen) zu beseitigen, die Aussichten auf einen Erfolg sehr
gering waren, liess ich mich doch nicht abhalten, einen Versuch
mit psychischer Behandlung zu unternehmen und zwar in Form
der Franklinisation der Magengegend. Das Resultat übertraf
meine Erwartungen bei Weitem. Die Schmerzen, welche 20 Jahre
bestanden hatten, wurden vollständig und für lange Zeit beseitigt;
sie kehrten erst nach etwa 1¹/₂ Jahren zurück und zwar in Folge
der Entwickelung einer malignen Neubildung im Darme, welcher
die Patientin auch erlag.

Auch gegen die Erscheinungen der nervösen Enteropathie
(Flatulenz, Darmhyperästhesie, Enteralgien, Diarrhoe, Obstipation)
lässt sich die larvirte Suggestionstherapie und zwar in ähnlicher
Form wie bei den nervösen Magenaffektionen verwerthen. Die
hypnotische Behandlung der habituellen Obstipation wurde in den
letzten Jahren von Forel nachdrücklich empfohlen. Die Erfolge,
welche Forel hiemit erzielte, scheinen allerdings sehr günstig
gewesen zu sein; nach meinen Erfahrungen kann jedoch die hypnotische Suggestion auch bei Personen, welche in tiefe Hypnose
(Somnambulismus) zu versetzen sind, sich ganz und gar unzulänglich zur Regelung des Stuhles erweisen, auch Vogt machte diese
Wahrnehmung in einzelnen Fällen. Mit der larvirten Suggestion
in Form von Pillen von Mica panis z. B. hat man ebenfalls öfters
bei Darmatonie befriedigende Resultate erhalten. Indess glaube
ich, dass wir vorerst durch die larvirte Suggestion ebenso wenig
als durch die hypnotische die physikalische Behandlung der Obstipation entbehrlich machen können.

Bei Hysterischen und Hysteroneurasthenischen wird häufig
die Nahrungsaufnahme durch Schlingbeschwerden (Schlundkrampf

zumeist, selten Schlinglähmung) erschwert und zeitweilig auch ganz
verhindert. Bei diesen Affektionen habe ich immer die Elektrisation (speziell die Franklinisation) der Kehlkopfgegend am Halse
wirksam gefunden. Dass in manchen Fällen die rein verbale
Suggestion zur Beseitigung der Störung genügt, wurde bereits an
früherer Stelle erwähnt.

V. Störungen der sexuellen Funktionen beim Manne.

Unter den Störungen, welche im Bereiche der Sexualfunk-
tionen beim Manne vorkommen, begegnen wir einer Art der Impotenz, bei welcher die psychische Behandlung ausschliesslich in
Betracht kommt: der sogenannten psychischen Impotenz. Nach
meiner Erfahrung lassen sich zwei Unterarten psychischer Impotenz unterscheiden, welchen primär wenigstens ganz verschiedene
psychische Vorgänge zu Grunde liegen; in der Litteratur wird
gewöhnlich nur die eine der beiden Unterarten berücksichtigt.
Bei dieser ist das ursächliche psychische Moment die irgend wie
entstandene Vorstellung, impotent zu sein, oder die Furcht, dass
aus irgend welchen Gründen der Actus misslingen werde [1]. Diese
Vorstellung oder Furcht hat dann auch wenigstens sehr häufig die
Folge, dass es bei Kohabitationsversuchen zu keiner oder keiner
genügenden Erektion kommt. Der anderen Unterart psychischer
Impotenz liegen im Wesentlichen intensive gemüthliche Erregungen
und geistige Anstrengungen zu Grunde; der Geist wird derart von
der Sorge wegen gewisser Angelegenheiten erfüllt, dass sexuelle
Gedanken nicht recht Boden fassen können. Ich bin mehrfach
von jungen Männern zu Rathe gezogen worden, welche sich Jahre
lang einer normalen Potenz zweifellos erfreut hatten und im
Gefolge von Veränderungen in ihren geschäftlichen Verhältnissen,
welche mit erheblichen geistigen Ueberanstrengungen und Auf-

---

[1] Beide psychische Momente sind nicht identisch. Es kann Jemand,
welcher sich nicht für impotent hält, dennoch an der Furcht laboriren, dass
er im concreten Falle Fiasko machen werde. Aehnlich wie die Vorstellung
des Impotentseins wirken mitunter die Zwangsvorstellung, geschlechtlich nicht
normal zu sein, oder gewisse hypochondrische Vorstellungen (dass die Genitalien zu sehr geschwächt seien etc.).

regungen verknüpft waren, mit einem Male bei einem Coitusver-
suche die Wahrnehmung machten, dass sie unvermögend waren.
Wenn sich dieses Fiasko mehrfach wiederholt, so entwickelt sich
aus dieser Form der psychischen Impotenz sehr leicht die erste
Unterart, sofern sich die Vorstellung des Impotentseins oder die
Furcht vor dem Misslingen des Aktes einstellt.

Die erste Kategorie Psychischimpotenter findet sich hauptsächlich unter den Ehestandskandidaten und jung verheiratheten
Ehemännern vertreten. Zum Theile handelt es sich hiebei um
Individuen, welche in sexueller Hinsicht eine tadellose Vergan-
genheit hinter sich haben und auch nicht mit einer ausgesprochenen Nervenschwäche behaftet sind, zum grösseren Theile jedoch
um Männer, welche nervös oder mit leichteren neurasthenischen
Zuständen behaftet und in Bezug auf Potentia virilis von Haus
aus nicht sehr kräftig veranlagt sind. Bei manchen dieser rühren
die Zweifel und Aengsten wegen der Potenz von bescheidenen
Jugendsünden her, deren sie sich schuldig wissen.

Bei den an autosuggestiver Impotenz Leidenden kann schon
durch entsprechende sachliche Aufklärung das Uebel gehoben
werden. Man muss dem Patienten darlegen, dass bei ihm die
wesentlichen Vorbedingungen der Potenz, Erektionsfähigkeit und
Spermaproduktion (Pollutionen) gegeben sind, sohin für ihn kein
Anlass besteht, an seiner Potenz zu zweifeln. Dabei darf auch
nicht verschwiegen werden, dass ängstliche Erregung und auch
schon allzugespannte Erwartung bezüglich des Eintrittes der
Erektion diese zu verhindern vermag. Genügt diese Darlegung
nicht, um den für das Gelingen der Kohabitation erforderlichen
Gemüthszustand herbeizuführen, so kann die larvirte Suggestion
in Form eines indifferenten oder als Aphrodiciaeum angepriesenen
Mittels (Injektion mit Testikelextrakt, Spermin Pöhl) angewandt
werden; man hat auch die hypnotische Suggestion mit Erfolg verwerthet (Bernheim u. A.); ich habe mich bisher nie veranlasst
gesehen, in derartigen Fällen eine hypnotische Behandlung einzu-
leiten. Auch bei der zweiten Art psychischer Impotenz ist die
Aufklärung des Patienten von grosser Bedeutung. Man darf bei
demselben die Vorstellung, dass die Potenz verloren gegangen
oder auch nur erheblich geschädigt sei, nicht aufkommen lassen.

Von Coitusversuchen ist, so lange die geschäftlichen Aufregungen
und Sorgen andauern, abzurathen. Ob man ausserdem noch irgend
eine Form larvirter Suggestivtherapie zur Beruhigung des Patienten
anwenden soll, hängt von den Verhältnissen des Falles ab.
Ausser der rein psychischen beobachten wir auch eine psy-
chisch-nervöse (oder psychisch-neurasthenische) Form der Impotenz. Diese findet sich bei an sexueller Neurasthenie Leidenden,
bei welchen die Potenz in Folge ihres Nervenzustandes zwar
gelitten hat, aber erst durch psychische Einflüsse, welche sich zu
der neurasthenischen sexuellen Schwäche gesellen — Angst vor dem
Misslingen des Aktes, übermässige Aufregung bei Kohabitationsversuchen — eine faktische Impotenz herbeigeführt wird. Auch
in diesen Fällen kann eine psychische Behandlung, welche darauf
hinzielt, dem Patienten wieder Vertrauen in seine Manneskraft zu
verschaffen, bedeutende Dienste leisten. Die hypochondrischen
Befürchtungen müssen durch Darlegung des wirklichen Sachverhaltes und beruhigenden Zuspruch beseitigt werden. Auch ist
darauf Bedacht zu nehmen, dass der Patient sich nicht allzusehr
mit seiner sexuellen Leistungsfähigkeit in seinen Gedanken beschäftigt. Daneben empfiehlt sich immer die Behandlung der sexuellen
Schwäche mit den erforderlichen somatischen Mitteln (Elektrotherapie, Hydrotherapie etc.), welche zugleich suggestiv entschieden günstig auf den Zustand wirken.

　　In der Therapie der sexuellen Reizzustände (der erethischen
Form der Lendenmarksneurose) — übermässige Libido, Pollutiones
nimiae nocturnae mit ihren Uebergängen bis zu Tagespollutionen,
Ejaculatio praecox beim sexuellen Verkehr bis zur Impotenz infolge von Eintritt der Ejaculation vor der Immissio penis und
selbst bei Annäherung an weibliche Personen — spielt die Psychotherapie im Allgemeinen nach meinen Wahrnehmungen keine hervorragende Rolle, doch dürfen wir dieselbe auch hier nicht vernachlässigen. Vor allem ist bei den hier in Betracht kommenden
Patienten eine gewisse Gedankendisciplin nothwendig; sie haben
alles zu meiden, was irgend geeignet ist, sexuelle Erregung zu
verursachen oder auch nur die Gedanken auf das sexuelle Gebiet
zu lenken, wie intimeren Verkehr mit Angehörigen des anderen
Geschlechtes (bei Verheiratheten Beschränkung der gegenseitigen

Zärtlichkeiten), gewisse Arten der Lektüre, Besuch mancher Schauspiele, Operetten und insbesonders der Varietévorstellungen, Betrachtung obscöner Bilder etc. Um das Abschweifen der Gedanken in die Sphäre des Sexuellen zu verhindern, ist ferner eine gewisse Beschäftigung immer erforderlich; intensive geistige Anspannung ist jedoch durchaus nicht in allen Fällen am Platze und erspriesslich, wie ich schon anderen Ortes erwähnt habe. „Intensive geistige Anspannung bildet kein geeignetes Ableitungsmittel gegen den sexuellen Drang des eingefleischten Masturbanten. Dieselbe erweist sich zwar bei dem in sexueller Abstinenz Lebenden förderlich zur Bekämpfung der gelegentlich sich stärker geltend machenden sexuellen Regungen; bei den neurasthenischen Masturbanten steigert dieselbe dagegen die bestehende nervöse Erschöpfung und begünstigt hierdurch das Auftreten übermässiger Pollutionen und der Spermatorrhoe" [1].

Bei übermässiger Libido und Pollutiones nimiae kann die hypnotische Behandlung mit Erfolg verwerthet werden. Ich habe jedoch die Mehrzahl der mit diesen Zuständen Behafteten nicht oder wenigstens nicht genügend hypnotisirbar gefunden.

Unter den an sexuellen Reizzuständen laborirenden Neurasthenischen bilden eine besondere Crux medicorum jene Pollutionisten, bei welchen die nächtlichen Samenergüsse gewöhnlich eine Verschlimmerung des Allgemeinbefindens oder einzelner Symptome nach sich ziehen. Infolge dieses Umstandes richtet sich die Aufmerksamkeit dieser Patienten mehr und mehr auf die Pollutionen, welche als das Grundleiden betrachtet und unter dem Einflusse einer allmählich sich entwickelnden oder verstärkenden hypochondrischen oder hypochondrisch-melancholischen Verstimmung in ungünstigster Weise gedeutet werden. Die erfolgreichste psychische Therapie dieser Zustände bilden jene somatischen Mittel, welche auf die Beseitigung der übermässigen Pollutionen hinwirken (Diät, Kühlsonde etc.) [2]: allein da der heilende Einfluss dieser Mittel sich gewöhnlich nur allmählich zeigt, dürfen wir es nicht unterlassen, auch durch Aufklärung, energischen Zuspruch, Regulirung der

[1] Löwenfeld, Nervöse Störungen sexuellen Ursprungs, 1891, p. 147.
[2] Vergl. Löwenfeld, Nervöse Störungen sexuellen Ursprungs, p. 157—161.

ganzen Lebensweise der übermässigen Beachtung der Pollutionen und der damit zusammenhängenden Verstimmung entgegen zu wirken. Einer ähnlichen psychischen Behandlung bedürfen die sogenannten Tripperneurastheniker, die besser als Urethrahypochonder zu bezeichnen wären, jene mit meist geringer chronischer Urethritis behafteten Neurasthenischen, welche sich in Folge hypochondrischer Veranlagung beständig mit dem Zustande ihrer Harnröhre beschäftigen, die Absonderung derselben mit Angst überwachen und sich immer wieder neuen Kurversuchen unterziehen, um den oft nur minimalen Ausfluss zu beseitigen. Durch die endlose Fortsetzung der Lokalbehandlung werden diese Patienten in einer stetigen gemüthlichen Beunruhigung erhalten und ihre Aufmerksamkeit anhaltend auf den Zustand ihrer Harnröhre gelenkt, was sowohl für den allgemeinen Nervenzustand als die lokalen Beschwerden von entschieden nachtheiliger Folge ist. Die sogenannte Tripperneurasthenie ist daher auch, wie ich schon an mehreren Orten bemerkte, häufig „mehr ein ankurirtes Leiden", mehr bedingt durch chronische Misshandlung der Harnröhre durch Lokalbehandlung (und die hiemit einhergehenden Gemüthserregungen), denn unmittelbare Folge der chronischen Urethritis. Manche dieser Kranken genesen schon, wie auch Fürbringer betont, wenn man die psychisch und somatisch schädigende Lokalbehandlung sistirt. Gegen die örtlichen Beschwerden dieser und anderer Patienten, welche nie an Gonorrhoe gelitten haben (Hyperalgesie, Schmerzen und Parästhesien der Hoden, Samenstränge, Dammgegend, Harnröhre, Harnbeschwerden — reizbarer Hoden, reizbare Prostata, reizbare Blase), erweist sich die larvirte Suggestion in Form der Franklinisation (elektrischen Luftdouche) oder sehr schwacher galvanischer Ströme wenigstens sehr häufig nützlich.

Bei den sexuellen Perversionen, insbesonders bei conträrer Sexualempfindung der Männer (Urningthum), erzielt die hypnotische Behandlung nach den Erfahrungen Bernheim's, v. Schrenk-Notzing's u. A. z. Th. sehr befriedigende Resultate.

VI. Krankhafte Zustände des weiblichen Sexual-apparates.

Unter den krankhaften Zuständen des weiblichen Sexual-apparates eignen sich für eine psychische Behandlung in erster Linie die neurotischen Affektionen desselben: Pruritus genitalis, Vaginismus, Hysteralgie, Ovarie (Ovarialgie), Genitalerethismus und sexuelle Anästhesie; unter diesen Störungen muss ich den Pruritus wegen seiner Folgen (Schlafmangel, gemüthliche Depression, sexuelle Reizzustände etc.) als die ernsteste und zugleich nach meinen Er-fahrungen als die einer ausschliesslich psychischen Beeinflussung am wenigsten zugängliche Störung betrachten; ich möchte daher Nie-mand empfehlen, bei länger bestehendem Pruritus die somatische causale und sonstige übliche Behandlung zu verabsäumen. Beim Vaginismus leistet die larvirte und die hypnotische Suggestion be-sonders in jenen Fällen sehr erspriessliche Dienste, in welchen Läsionen der Schleimhaut am Scheideneingange und der benach-barten Theile, wie sie durch ungeschickte Cohabitationsversuche mitunter verursacht werden, mangeln; manche Arten der Lokal-behandlung (Anwendung des Magneten in introitu vaginae nach Benedict, Dehnung, Excision des Hymens etc.) dürften ihren Erfolg zumeist dem suggestiven Faktor verdanken. Bei krankhaft gesteigerter sexueller Erregbarkeit (Genitalerethismus mit und ohne pollutionsartige Vorgänge) an sexueller Neurasthenie leidender Frauen und bei sexueller Anästhesie (Mangel des Wollustgefühles bei der Cohabitation) habe ich von der hypnotischen Suggestion in einzelnen Fällen sehr prägnante Erfolge gesehen[1]. Bei der Hysteralgie und Ovarie können sehr verschiedene Arten larvirter Suggestivtherapie zum Ziele führen (Hautreize, Einreibungen von Salben, Pflaster, elektrotherapeutische Proceduren, Franklinisation in Form von Spitzenströmung oder milden Funkenströmen, Galvani-sation etc.). Man hat aber auch bedenklichere und selbst direkt

[1] Vergl. die p. 153 mitgetheilte Beobachtung. In einem bereits anderen Orts mitgetheilten Falle von Genitalerethismus (vergl. Löwenfeld, Nervöse Störungen sexuellen Ursprungs p. 157) genügte wiederholt einmalige Hypnoti-sirung mit entsprechenden Suggestionen, um der Patientin Befreiung von der höchst lästigen sexuellen Erregung und ruhigen Schlaf für Wochen zu verschaffen.

gefährliche Arten psychischer Behandlung, allerdings z. Th. unabsichtlich geübt, so Scheinoperationen, wie wir sahen, in der Absicht, bei der Patientin durch Angst vor der Operation eine Art psychischer Umstimmung herbeizuführen, in manchen Fällen auch sehr ernste Operationen, so die Uterusexstirpation wegen Hysteralgie (Frank-Köln), die Exstirpation der Ovarien wegen hartnäckiger Ovarialgie. Bezüglich der Anwendung von Scheinoperationen haben wir unsere Ansicht bereits an früherer Stelle dargelegt; was die Vornahme so schwerer und gefährlicher Eingriffe wie der Uterus- und Ovarienexstirpation wegen neurotischer Beschwerden anbelangt, so können denselben die Erfolge, welche hiemit z. Th. erzielt wurden, noch nicht den Schein einer Berechtigung verleihen. Es ist einfach unverantwortlich, das Leben einer Patientin durch einen operativen Eingriff auf's Spiel zu setzen, wenn die vorhandenen Beschwerden durch eine völlig harmlose Behandlung zu beseitigen sind, wie in den hier in Rede stehenden Fällen.

Die Ansicht, dass bei anatomischen Veränderungen im Bereiche des weiblichen Sexualapparates und insbesonders bei Lageanomalien des Uterus die vorhandenen Beschwerden nicht immer in ursächlichem Zusammenhange mit den lokalen Zuständen stehen, scheint heutzutage in den Kreisen der Gynäkologen mehr und mehr an Boden zu gewinnen. Für die Lageveränderungen der Gebärmutter hat unser Münchener Kollege Theilhaber jüngst nachgewiesen, dass die bei denselben so häufig vorhandenen Beschwerden, insbesonders die Kreuz- und Leibschmerzen und Blutungen, nicht von denselben, sondern von gleichzeitig vorhandenen anderweitigen Veränderungen der Beckenorgane herrühren oder lediglich nervösen Ursprungs sind. Des Weiteren hat Theilhaber gezeigt, dass die Erfolge, welche die z. Th. geradezu zweckwidrige gynäkologische Lokalbehandlung (Pessarien, operative Eingriffe) bezüglich der erwähnten Beschwerden erzielte, jedenfalls z. Th. auf die suggestiven Wirkungen dieser Therapie zurückzuführen sind[1]). Dass auch die

---

[1]) Theilhaber bemerkt u. A.: „Zu mir kamen öfters solche Kranke, die von anderer Seite früher mit Erfolg orthopädisch behandelt worden waren. Sie gaben an, ihre Gebärmutter müsse wieder umgesunken sein, da sich die

hypnotische Suggestion bei Erkrankung der weiblichen Beckenorgane mit entschiedenem Vortheil Verwendung finden kann, lehren mehrere von H e r z b e r g (Berlin) mitgetheilte Beobachtungen. Eine von dem genannten Beobachter behandelte 38jährige Frau war seit 16 Jahren unterleibsleidend und hatte bereits eine Reihe von Krankenanstalten aufgesucht. Ihre Beschwerden bestanden hauptsächlich in heftigen brennenden Schmerzen in der linken Bauchseite und im Kreuze, so dass freie Bewegungen ausgeschlossen waren. Die Untersuchung ergab verringerte Beweglichkeit des Uterus (von vorne nach hinten), heftige Schmerzen bei Bewegung desselben, Verdickung beider Tuben, Anschwellung und hochgradige Schmerzhaftigkeit des linken Ovariums, etwas Dislokation des rechten Ovariums nach unten mit geringer Schmerzempfindlichkeit desselben. Die übliche gynäkologische Behandlung, absolute Ruhe, Umschläge, Ausspülungen etc., wurden etwa drei Wochen hindurch ohne jeden Erfolg angewendet. Die Patientin wurde nunmehr an G r o s s m a n n zur hypnotischen Behandlung überwiesen, „und nach der zehnten Sitzung konnte die Patientin vollständig frei von Schmerzen und mit blühenden Wangen nach Hause zu ihrer Familie zurückkehren." Dass die Menstrualblutung durch psychische Vorgänge beeinflusst werden kann, lehren alltägliche Erfahrungen. Wir sehen häufig, dass die Menses im Gefolge gemüthlicher Erregungen verfrüht auftreten oder auch ausbleiben, und wenn sie bereits eingetreten waren, plötzlich cessiren. Dass mitunter auch Vorstellungen des Wachzustandes den Eintritt der Menses hinauszuschieben vermögen, ergiebt sich aus der Mittheilung, welche F o r e l von einer Dame erhielt. Diese erzählte, dass ihre Freundinnen durch Umschnüren ihres linken Kleinfingers mit einem rothen Fädchen im Stande wären, den Eintritt der Periode zu verspäten, wenn derselbe am Vorabend eines Balles in Aussicht stehe; das Mittel wirkt nicht bei allen gleich sicher, bei einzelnen aber mit ganz pünktlicher Menstruation mit absoluter Sicherheit. Das Wirk-

Kreuzschmerzen etc. wieder eingestellt hätten. Meine Untersuchung bestätigte die Richtigkeit der Angaben der Patientinnen. Ich versicherte ihnen jedoch, die Gebärmutter liege ganz normal, gab irgend eine sonstige Verordnung, ohne die Lage des Uterus zu ändern, und siehe da, die angegebenen Beschwerden verschwanden."

same bei diesem Verfahren kann nur die Autosuggestion der Betreffenden sein. Aus dem p. 152 angeführten Falle ersehen wir, dass wir durch die hypnotische Suggestion, auch wenn dieselbe längere Zeit vor dem Eintritt der Menses gegeben wird, auf deren Dauer einwirken können. Lièbault, Voisin, Bernheim, Brunnberg u. A. gelang es, Menstruationsanomalien verschiedener Art zu beseitigen (zu häufige Wiederkehr und zu lange Andauer der Menses, übermässige Blutverluste und dysmenorrhoische Beschwerden bei denselben, zu langes Ausbleiben der Menses und vollständige Amenorrhoe). Gascard und Berillon berichten über den Fall einer 48jährigen, in Folge von Metrorrhagien dem Tode nahen Frau, bei welcher durch hypnotische Suggestion der Blutung sofort Einhalt gethan wurde[1]. So prägnant die Erfolge der Hypnotherapie bei Menstruationsanomalien in manchen Fällen sind, so dürfen wir doch keineswegs glauben, dass wir hiemit immer an's Ziel gelangen. Ich habe in mehreren Fällen, in welchen eine Einschränkung der allzu langen Dauer der Menses nothwendig erschien, die Menstruationszeit durch die hypnotische Suggestion nicht wesentlich zu verringern vermocht; wo sich eine Einwirkung in dieser Beziehung zeigte, handelte es sich immer um Personen, welche in Somnambulismus zu versetzen waren, so dass es mir scheint, dass die Tiefe des hypnotischen Zustandes für die Beeinflussung der Menstruation nicht ohne Belang ist[2].

Wetterstrand und Ringier berichten, dass sie den Fluor albus bei anämischen Mädchen durch hypnotische Suggestion beseitigten. Ihre Beobachtungen sind jedoch für die Wirksamkeit der Suggestion in dieser Richtung nicht hinlänglich beweisend.

VII. Störungen des Harnapparates.

Unter den nervösen Affektionen des Harnapparates ist die hysterische Oligurie und Anurie öfters durch larvirte Suggestion beseitigt worden. Französische Aerzte haben sich sogenannter

[1] Wetterstrand erzielte in einem Falle von Gebärmutterkrebs auf die gleiche Weise Cessiren der Blutungen.

[2] Gascard erwähnt, dass man bei der hypnotischen Behandlung der Amenorrhoe an die Möglichkeit einer Schwangerschaft und die Herbeiführung eines Abortus durch die Suggestion denken muss.

Blitzpillen bedient, pil. mic. pan., denen die fulminantesten Wirkungen zugeschrieben werden. Diese wurden nach gehöriger psychischer Präparation der Kranken verabreicht. Auch die hysterische Polyurie ist der Suggestivbehandlung sehr zugänglich; man hat gegen diese Affektion sowohl die hypnotische als die larvirte Suggestion in medikamentöser Form mit Erfolg angewendet. Bei einer Kranken Thiroloix's, welche Kochsalz in dem Glauben nahm, dass es sich um ein sehr intensiv wirkendes Medikament handle, ging die Polyurie von 25 auf 3 Liter zurück. Auch bei der bereits berührten, als „reizbare Blase" (irritable bladder) bezeichneten, bei Neurasthenischen und Hysterischen sehr häufigen Affektion (vermehrter Drang zum Uriniren, Harnzwang, Blasenschmerzen) und bei den hysterischen Lähmungszuständen der Blase leistet die larvirte Suggestion sehr erspriessliche Dienste (insbesondes in Form lokaler Elektrisirung).

Ungemein zahlreich sind die Mittel, welche man bisher gegen das nächtliche Bettnässen angewendet hat: Von innerlichen Mitteln Narcotica und Sedativa, Strychnin, Ergotin, Adstringentien, ferner diätetische, mechanische Mittel, elektrotherapeutische Proceduren verschiedener Art, chirurgische Eingriffe etc. Dass alle diese verschiedenen Agentien in einzelnen Fällen sich erspriesslich erweisen, spricht schon dafür, dass ihre Wirkung im Wesentlichen psychischer Natur ist. Die Erfahrungen Lièbault's, Berillon's, Ringier's, Wetterstrand's u. A. lehren auch, dass die Erfolge einer rein psychischen Behandlung durchaus nicht hinter denen der übrigen gebräuchlichen Behandlungsmethoden zurückstehen; die genannten Autoren haben in einer grossen Zahl von Fällen durch die hypnotische Suggestion Heilung der Enuresis nocturna erzielt. Es ist desshalb jedoch nicht nothwendig, dass wir bei dieser Affektion immer in erster Linie schon die Hypnose heranziehen. In vielen Fällen ist offenbar die larvirte Suggestivtherapie in der einen oder anderen Form ausreichend. Ich habe mich zumeist des konstanten Stromes bedient. Bei älteren Kindern kann man mit der larvirten Suggestivbehandlung eine erzieherliche Beeinflussung verknüpfen, indem man sie auffordert, Abends vor dem Einschlafen den festen Vorsatz zu fassen, während der Nacht einige Male zum Behufe des Wasserlassens aufzustehen oder

wenigstens bei der leisesten Empfindung von Harndrang das Bett
zu verlassen. Manche Aerzte gebrauchen elektrotherapeutische
Proceduren, welche Schmerzen oder wenigstens sehr unangenehme
Empfindungen hervorrufen; in diese Kategorie gehört auch das
von Seligmüller schon vor Jahren vorgeschlagene, in neuerer
Zeit von Köster wieder empfohlene Verfahren (Induktionsstrom,
Einführung des Drahtendes der Kathode in die Harnröhre, Anode
oberhalb der Symphyse, Strom anschwellend bis zu grosser Inten-
sität). Es ist begreiflich, dass derartige Massnahmen neben der
Heilsuggestion auch Furcht erregen und diese einen mächtigen
Stimulus für den kleinen Patienten bildet, seinen Willen aufzu-
bieten, um von der Neigung zum Bettnässen loszukommen.

Der Erfolg der hypnotischen Behandlung ist von der Art der
Suggestionen, die man giebt, abhängig. Dass es häufig nicht genügt, wenn man dem Patienten einfach suggerirt, er werde nicht
mehr in's Bett uriniren, wurde schon von verschiedenen Beobachtern
erkannt. Wetterstrand empfiehlt, die Suggestion dahin zu
formuliren, dass der Patient es fühlt, wenn das Harnbedürfniss
eintritt, und dann erwachen wird. Das „Fühlen" ist besonders
zu betonen. Aehnlich lauten die Suggestionen, welche Berillon
zunächst giebt. Wenn dieselben nicht ausreichen, so nimmt dieser
Autor an, dass das Kind zu fest schläft und suggerirt demselben
Schlaflosigkeit in folgender Weise: „Sie werden so sehr wünschen,
nicht mehr in's Bett zu uriniren, dass dieser feste Vorsatz Sie
Abends am Einschlafen hindern wird. Sie werden sich im Bett
herumwälzen, ohne zu schlafen, und nur daran denken, aufzustehen
und zu uriniren, sobald Sie das Bedürfniss dazu empfinden." Der
Erfolg ist, dass in vielen Fällen die Patienten thatsächlich nicht
schlafen und dadurch dazu kommen, ihre Blase zu überwachen.
Wenn dann nach einigen Tagen der Schlaf sich wieder einstellt,
macht sich auch während desselben die Gewohnheit, die Blase zu
überwachen, geltend. Bei Anderen ist nach Berillon zur
Heilung die Suggestion nothwendig, dass sie zu einer bestimmten
Stunde während der Nacht erwachen, aufstehen und uriniren
werden.

VIII. Alkoholismus, Morphinismus.

Dass die Heilung der Trunksucht durch Suggestivmittel möglich ist, lehren manche sonderbare Erfahrungen der letzten Jahre. In Preussen wurde ein Kurpfuscher wegen Betrugs processirt, weil er eine werthlose Mischung als unfehlbares Mittel gegen Potus zu hohen Preisen verkauft hatte; allein der Angeschuldigte war im Stande, eine Reihe von Personen beizubringen, welche bezeugten, dass sie durch sein Mittel vom Trunke kurirt worden waren. In Nordamerika machte in den letzten Jahren ein Dr. Keeley viel von sich reden, welcher in dem Orte Dwight in der Nähe von Chicago eine Trinkerheilanstalt errichtet hatte und Hunderte von Alkoholikern mit Injektionen und innerlicher Darreichung eines Mittels heilte, dessen Hauptbestandtheil „Goldbichlorid" sein sollte, das jedoch nach dem Ergebnisse chemischer Untersuchungen überhaupt kein Gold enthielt. Der Hauptantheil an diesen Kuren fällt jedenfalls der Suggestion zu. Ob man jedoch die larvirte Suggestivbehandlung oder die hypnotische gegen den Alkoholismus in Gebrauch ziehen will — sehr günstige Resultate mit letzterer erzielten Wetterstrand, Forel, Lloyd Tuckey, Hirt u. A. — jedenfalls wird diese Therapie am besten in einem Asyl geübt, in welchem der Kranke allen Verführungsgelegenheiten entrückt ist und sein Verhalten ausreichend überwacht werden kann.

Auch dem Morphinismus gegenüber hat sich die hypnotische Suggestion als ein sehr werthvolles Mittel erwiesen; Bernheim, Wetterstrand und Dizard berichten über Erfolge der Hypnotherapie bei Morphinisten, welche allseitige Beachtung beanspruchen. Dizard empfiehlt, den Kranken vor Beginn der Morphiumentziehung zu hypnotisiren und ihm Schlaf, Appetit, Ruhe und Abscheu vor dem Morphium zu suggeriren. Wetterstrand legt grosses Gewicht auf Erzielung eines tiefen und langen hypnotischen Schlafes; letzterer Autor hält die Anstaltspflege für überflüssig, welche Bernheim und Dizard für unentbehrlich erachten. Dass die hypnotische Behandlung dem Patienten die Leiden der Abstinenzperiode nicht erspart, erhellt aus den mitgetheilten Beobachtungen zur Genüge; nach Wetterstrand mildert die Suggestion dieselben jedoch mehr als irgend eine andere Art der Behandlung.

Ich habe öfters eine Erleichterung der Abstinenzbeschwerden nach längerem Gebrauche geringer Morphiumdosen durch Injektion von Lösungen erzielt, welche ich den Kranken als Ersatz für das Morphium präsentirte (z. B. des Cheron'schen artificiellen Serums, des Spermin Pöhl).

IX. Gelenk- und Muskelkrankheiten.

Zu den Leiden, bei welchen wir mit den üblichen somatischen Behandlungsmethoden recht oft Fiasko machen, während die Heilkräfte der Psyche bei denselben in glänzender Weise sich dokumentiren können, zählen die chronisch-entzündlichen Gelenkaffektionen, insbesonders der chronische Gelenkrheumatismus. In den verschiedenen Gnadenorten, an welchen gläubige Katholiken in ihren leiblichen Nöthen Hilfe suchen, sind die Krücken durchaus keine Seltenheit, welche die „Gichtbrüchigen" dort als Zeichen ihres Dankes für eine Wunderheilung zurückgelassen haben. Gewiss hat auch an den Kurerfolgen mancher vielgerühmter Bäder bei den in Frage stehenden Affektionen die Suggestion keinen untergeordneten Antheil. In jüngster Zeit ist insbesonders Grossmann warm für die hypnotische Behandlung der Gelenkkrankheiten, namentlich des chronischen Gelenkrheumatismus und der Gicht, eingetreten. Grossmann betont, und zwar gewiss mit Recht, dass es vor allem darauf ankommt, die Schmerzen bei den Gelenkleiden weg zu suggeriren, weil die Funktionsstörungen weit mehr durch diese als durch die anatomischen Gelenkveränderungen bedingt sind und durch die Beseitigung der Schmerzen auch die Rückbildung letzterer gefördert wird. Der Erfolg der hypnotischen Suggestion ist in den einzelnen Fällen verschieden, und man darf auch hier nicht allzu viel auf einmal anstreben. In manchen Fällen ist der pathologische Process im Gelenke ganz oder fast ganz abgelaufen, und der Schmerz, welcher verblieben ist, nurmehr autosuggestiven Ursprungs (nervöse Nachbilder nach Grossmann). In derartigen Fällen ist es möglich, sofort einen vollständigen und

dauernden Erfolg zu erzielen. Da die Schmerzen jedoch nach der
ersten hypnotischen Sitzung zumeist nicht ganz ausbleiben, ist es
auch rathsam, dies bei der Behandlung zu berücksichtigen und
nicht sogleich gänzliches Verschwinden, sondern nur seltenere
Wiederkehr und geringere Intensität der Schmerzen und erst nach
einer gewissen Zeit vollständiges Aufhören derselben zu suggeriren.
Auch die Gelenkanschwellung lässt sich suggestiv beeinflussen, indem
man mit der verbalen Suggestion leichte Streichungen des leidenden
Gelenkes verbindet, als ob man die Schwellung wegdrücken wolle,
oder während der verbalen Beeinflussung einen gewissen Druck
auf das Gelenk mit der Hand ausübt u. s. w.

Folgende Beobachtung Grossmann's mag die therapeutischen
Leistungen der hypnotischen Suggestion bei Gelenkkrankheiten
illustriren: „Maler Knötel, einer unserer bekanntesten Illustratoren,
hat drei Jahre, bevor er in meine Behandlung (Anfang Sept. 1894)
kam, eine periostitische Entzündung des rechten Handgelenks bekommen, wie er glaubt, in Folge von Ueberanstrengung beim
Zeichnen. Er begab sich sofort in ärztliche Behandlung, aber
ohne Erfolg. Die von Beginn an furchtbaren Schmerzen wollten
nicht weichen. Es kam zu starken Auftreibungen der Knochen,
zu so starken Difformitäten, dass er die Hand nicht mehr gebrauchen konnte, sondern mit der linken Hand malen lernen
musste. Alle erdenklichen Heilverfahren wurden versucht, zuletzt
noch durch neun Monate bei Professor Sonnenburg, der ihn
mit immobilisirenden Verbänden behandelte, alles mit durchaus
negativem Erfolg.

Bei seiner Aufnahme weist das rechte Handgelenk starke
Verbildungen, Knochenauftreibungen auf. Druck und passive Bewegungen, die nur in sehr beschränktem Maasse möglich sind,
sind so schmerzhaft, dass Patient, ein starker, robuster Mann,
laut aufschreit. Hypnose gelingt leicht. Die Schmerzen werden
fortsuggerirt und eine für das Malen ausreichende Beweglichkeit
des Handgelenks suggerirt. Die Suggestion gelingt und thatsächlich sind noch in der Hypnose und auch nachher ziemlich aus-
giebige aktive und passive Bewegungen möglich. Patient fertigt
sofort einige kleine Federzeichnungen an. Die Besserung nimmt,
trotzdem dass die Difformitäten weiter bestehen, zu. Nach acht

Tagen wird Patient als geheilt entlassen und noch eine Zeit lang mit Präventivsuggestionen in Bezug auf Recidive behandelt. Der Erfolg hat bis heute angehalten. Patient malt mit seiner rechten Hand so gut wie je zuvor. (Mitbeobachtet von Freudenberg, Romberg, Wegner.)" Vielfach ist von Suggestionstherapeuten auch der akute und chronische Muskelrheumatismus hypnotisch mit günstigem Erfolge behandelt worden. Ich kann diesen Leistungen der Hypnotherapie im Grossen und Ganzen kein Gewicht beilegen, da uns für die Behandlung der erwähnten Affektionen eine Anzahl zweifellos sehr wirksamer somatischer Mittel (Elektricität, Hydrotherapie, Massage etc.) zur Verfügung steht und wir, von vereinzelten Ausnahmsfällen abgesehen, bei denselben keine Veranlassung haben, von der Hypnose Gebrauch zu machen [1]).

X. Chlorose.

Von einer Reihe von Hypnotherapeuten (Lièbault, Wetterstrand, Ringier, Forel u. A.) ist die hypnotische Suggestion bei Chlorose in Anwendung gezogen worden. Man hat damit Verbesserung des Appetits, des Allgemeinbefindens und Aussehens, Beseitigung nervöser Beschwerden etc. erzielt. Diese Resultate sind jedoch nicht von einer Art, dass wir dieselben durch die üblichen somatischen Mittel zumeist nicht ebenfalls erlangen könnten. Ich kann daher vorerst in der Anwendung der hypnotischen Suggestion keine wesentliche Bereicherung der Therapie der Chlorose erblicken. Ringier hält „die (hypnotische) Suggestivbehandlung und zwar verbunden mit Eisenpräparaten" für das allein Richtige und Rationelle. Mir erscheint die Anwendung der

---

[1]) Auch die hypnotische Behandlung des akuten Gelenkrheumatismus ist empfohlen worden, so insbesonders von Stadelmann und Grossmann. Ersterer Beobachter scheint sich sogar dem Glauben hinzugeben, dass man durch hypnotische Suggestion Recidiven der Erkrankung verhindern kann. Dass sich durch hypnotische Suggestion die Beschwerden beim akuten Gelenkrheumatismus (Schmerzen, Schlafmangel etc.) mildern oder auch ganz beseitigen lassen, ist wohl nicht zu bezweifeln. Ob ausserdem die Suggestion einen Einfluss auf den Verlauf der Erkrankung äussert, ist jedoch sehr fraglich; die vorliegenden Beobachtungen liefern keinen Beweis in dieser Richtung.

Eisenmittel oder ähnlich wirkender Präparate in Verbindung mit
entsprechender Regulirung der Diät zunächst als das Rationelle,
und erst wenn damit keine Besserung des Zustandes herbeizuführen ist, insbesondere der Appetit sich nicht einstellen will, die
Anwendung der Hypnose gerechtfertigt.

XI. Anwendung der Psychotherapie in der Chirurgie, bei Augen- und Ohrenkrankheiten und in der Geburtshilfe.

Was wir an früherer Stelle bezüglich der psychischen Behandlung im weiteren Sinne bemerkten, gilt selbstverständlich für
die chirurgischen Erkrankungen in gleichem Maasse wie für das
Gebiet der inneren Medizin. Der Chirurg, dessen Hilfe so oft
bei schweren und lebensgefährlichen Zuständen in Anspruch
genommen wird, hat sicher nicht minder als der Internist Gelegenheit und Veranlassung, Psychotherapie zu üben durch sein
Auftreten, seinen Zuspruch und die Aufklärungen, welche er giebt,
den Muth des um sein Leben besorgten, oft schon verzagenden
Kranken zu heben und damit seine Lebenskraft und Widerstandsfähigkeit zu erhöhen und bei langwierigen Leiden seine Geduld
und Standhaftigkeit zu fördern. Ein amerikanischer Chirurg,
Ch. G. Davis, hat vor Kurzem darauf hingewiesen, dass der
Patient in den letzten Augenblicken vor einer Operation in besonderem Maasse für die beruhigende Suggestion empfänglich ist.
Wenn man ihm in diesen Momenten den Zweck der Operation
darlegt und ihn der Hoffnung versichert, die man bezüglich seiner
Genesung hegt, so wirken diese Worte wie ein mächtiges Tonikum
auf das Nervensystem und helfen wesentlich, den Kranken aufrecht zu erhalten. Man kann aber auch, bemerkt Davis, in der
in der Hypnose die betreffenden Suggestionen geben, dann ist
ihre Wirkung noch bedeutender und nachhaltiger.

Die durch die hypnotische Suggestion zu erzeugende Anästhesie ist vielfach zur schmerzlosen Vornahme kleinerer chirurgischer und zahnärztlicher Operationen verwerthet worden und
wird in dieser Richtung noch gegenwärtig häufig ausgenützt.

Einer Reihe von Aerzten ist es jedoch gelungen, auch grössere
und länger dauernde Operationen in der Hypnose schmerzlos auszuführen. So hat bereits Cloquet 1826 bei einer in Somnambulismus versetzten Frau die operative Entfernung des Brust-
krebses vorgenommen; die Patientin äusserte keinen Schmerz
während der Operation und hatte auch nachträglich keine Erinnerung von dem ganzen Vorgange. Guérineau (Poitiers) ampu-
tirte 1859 bei einem Manne unter Anwendung der suggestiven
Anästhesie während einer leichten Hypnose (der Kranke hatte
vollkommenes Bewusstsein von dem Vorgange und war nicht
amnestisch) den Oberschenkel. Esdaile (Calcutta) führte eine
erhebliche Anzahl grösserer Operationen unter Zuhilfenahme der
hypnotischen Anästhesie aus. Pozzi, Fort, Wood, Tillaux
u. A. berichten ebenfalls über grössere operative Eingriffe, welche
unter hypnotischer Anästhesie stattfanden. Es ist begreiflich,
dass trotz alledem die Hypnose die Chloroform- und Aethernar-
kose keineswegs zu verdrängen vermochte. Nicht alle zu Operi-
renden sind hypnotisirbar. Die hypnotische Anästhesie ist auch
keineswegs immer so tief und anhaltend, dass bei derselben auf
eine ungestörte Durchführung einer längeren Operation zu rechnen
wäre; das bei manchen Operationen nöthige absolut ruhige Verhalten des Patienten wird auch durch die Hypnose nicht
erzielt. Als Ersatz der Narkose kann daher die Hypnose nur in
Ausnahmsfällen in Betracht kommen; dagegen verdient die hypnotische (und die Wach-) Suggestion mehr Beachtung und Verwerthung als Mittel zur Unterstützung und Erleichterung der
chemischen Narkose. Wetterstrand bemerkte, dass man schon
bei leichter Hypnotisirung geringerer Menge von Chloroform zur
Erzielung der erforderlichen Anästhesie bedarf, und Davis
fand, dass bei Hypnotisirten die Narkotisirung tiefe Anästhesie
in der Hälfte der Zeit, die unter anderen Verhältnissen nöthig
ist, herbeiführt. Man hat auch öfters die hypnotische Suggestion
zur Erleichterung der Beschwerden von Kranken mit unheilbaren
chirurgischen Leiden, z. B. bei Carcinomen, mit Erfolg angewendet.

Die Verwerthung der Psychotherapie im Gebiete der Augen-
krankheiten beschränkt sich im Wesentlichen auf die nervösen

Augenaffektionen. In erster Linie kommt hier die bei Neurasthenischen und Hysterischen so häufig zu beobachtende nervöse Sehschwäche (Asthenopie) in Betracht, welche sich bekanntlich hauptsächlich durch rasches Ermüden und Auftreten von Schmerzen in
den Augen bei Anstrengungen derselben, insbesonders bei Nah-
arbeiten kundgiebt. Die nervöse Sehschwäche bildet oft ein recht
hartnäckiges und störendes Leiden, das jedoch psychischer Beeinflussung nach meinen Wahrnehmungen in hohem Grade zugänglich
ist. Zur larvirten Suggestivbehandlung dieser Affektion können die
Galvanisirung der Augen (oder des Kopfes) mit schwachen Strömen
oder die Franklinisation derselben (Spitzenströmung), Aufschläge
mit indifferenten Lösungen, Brillen etc. Verwerthung finden. Ein
besonders dankbares Objekt für die Psychotherapie bildet die
hysterische Amaurose. Die Wunderheilungen von Blinden an Wallfahrtsorten gehören wohl ausschliesslich in diese Kategorie. Dass
auch peinliche Gemüthserregungen sich bei diesem Zustande heil-
sam erweisen können, lehrt eine von Pitres mitgetheilte Beobachtung. Dieser Autor wurde zu einem Consilium zu einem
10jährigen Mädchen gebeten, bei welchem seit vier Jahren hysterische Blindheit auf dem linken Auge bestand. Pitres konnte,
als er zum Consil kam, nur die Wiederherstellung des Sehvermögens
konstatiren. Die Angst vor dem Consil hatte die Kleine von ihrer
Amaurose befreit. Es begreift sich bei der psychischen Natur
der hysterischen Amaurose, dass sich die verschiedensten Mittel
bei derselben schon erfolgreich erwiesen haben: Elektrisirung der
Augen, Anlegen von Magneten, Auflegen von Metallplättchen auf
dieselben, Waschungen mit Lourdeswasser etc.

Auch bei hysterischen Augenmuskelspasmen und bei Lid-
krämpfen kann uns die larvirte Suggestion in Form von Elektrisirung, Augendouchen, Aufschlägen etc. sehr entschiedene Dienste
leisten[1].

---

[1] Man hat in neuerer Zeit Besserung des Sehvermögens bei an Atrophie
nerv. opt. leidenden Rückenmarkskranken unter Suspensionsbehandlung beobachtet; inwieweit hiebei suggestive Einflüsse betheiligt sind, lässt sich vorerst
nicht bestimmen. Delboeuf berichtet über einen Fall von Retinitis und
Neuritis opt. auf beiden Augen, in welchem unter hypnotischer Behandlung
eine ganz auffällige Besserung des Sehvermögens eingetreten sein soll.

Von den Gehöraffektionen kommen für die psychische Behandlung neben der hysterischen Taubheit die nervöse Schwerhörigkeit und das Ohrensausen in Betracht. Die hysterische Taubheit kann, wie ich in einem im vorigen Jahre beobachteten Falle sah, ohne jede therapeutische Einwirkung plötzlich schwinden, sie ist natürlich auch durch Suggestivbehandlung in der einen oder anderen Form (Franklinisation des Ohres, Applikation eines Vesicans etc.) zu beseitigen. Das nervöse Ohrensausen und die nervöse Schwerhörigkeit sind öfters durch hypnotische Suggestion gebessert worden. Wetterstrand berichtet über den Fall einer 38jährigen Frau, welche seit 6—7 Jahren auf einem Ohre nicht mehr hörte und nach der ersten hypnotischen Behandlung, welche wegen Kopfschmerzen vorgenommen wurde, auf diesem Ohre wieder hörte.

Auch in der Geburtshilfe hat die hypnotische Anästhesie Verwerthung gefunden. Eine Reihe von Aerzten (Lièbault, Mesnet, Dumontpallier, Wetterstrand, Journée u. A.) haben durch die hypnotische Suggestion bei Entbindungen die Wehenschmerzen beseitigt; der hypnotische Zustand hat hiebei auf die Uteruscontractionen keinen oder nur einen etwas verlangsamenden Einfluss ausgeübt. Aus mehreren Beobachtungen erhellt, dass durch die hypnotische Suggestion der Verlauf der Geburtsthätigkeit beschleunigt sowohl als verlangsamt, der Eintritt der Wehen in bestimmten Intervallen erzielt werden kann (Beobachtungen von Fanton, Fraipont und Delboeuf). Lièbault erwähnt auch, dass es ihm mehrere Male gelang, durch hypnotische Suggestion einen drohenden Abortus hintanzuhalten.

XII. Die sogenannte moralische Orthopädie.

Wir wollen hier noch einer Verwerthung der hypnotischen Suggestion gedenken, welche in den letzten Jahren zu mannigfachen Erörterungen und Beanstandungen geführt hat. Von einer Reihe von Beobachtern, De Jong, Voisin, Dumontpallier, Bernheim u. A., insbesonders jedoch von Berillon und Lièbault wurde die hypnotische Suggestion zur Beseitigung fehler- und lasterhafter — z. Th. jedenfalls krankhafter — Angewöhnungen

und Neigungen bei Kindern und jungen Individuen angewendet
und nachdrücklich empfohlen, so bei unwiderstehlicher Neigung
zum Stehlen, Lügen, zur Masturpation, Hang zur Trägheit, Un-
reinlichkeit, Grausamkeit, Nägelkauen etc.

Der Erfolg dieses als „moralische Orthopädie" bezeichneten
Suggestivverfahrens war in einem Theile der mitgetheilten Fälle
offenbar sehr günstig. Mitunter genügten einige hypnotische
Sitzungen, um Heilung von der moralischen Perversität herbeizu-
führen. Gegen diese Verwerthung der Hypnose zu „pädagogischen
Zwecken" ist jedoch von mehreren Seiten Protest erhoben worden,
unseres Erachtens ganz mit Unrecht. Soweit es sich um Charakter-
fehler eines Kindes handelt, welche den gewöhnlichen pädagogischen
Einwirkungen zugänglich sind, wird man die Anwendung der
Hypnose allerdings nicht als das richtige Mittel anerkennen können.
Bei moralischen Mängeln und Angewöhnungen, welche entschieden
pathologischer Natur sind (wie z. B. die Neigung zum Stehlen,
zur Grausamkeit bei Kindern moralisch intakter Eltern, unwiderstehlicher Hang zur Onanie etc.) besteht jedoch kein Grund, von
der Anwendung der Hypnose abzusehen, wenn die zur Verfügung
stehenden erzieherlichen Mittel ohne Erfolg versucht worden sind.

Register.

17

17*

www.ingramcontent.com/pod-product-compliance
Lightning Source LLC
Chambersburg PA
CBHW021516210326
41599CB00012B/1278